【Web動画サービスに関するご案内】

本書に掲載されている内容の一部については，南江堂ホームページにおいて動画として閲覧いただけます．

 https://www.nankodo.co.jp/secure/9784524214693.aspx

パスワード：

ご使用のインターネットブラウザに上記URLを入力いただくか，上記QRコードを読み込むことによりメニュー画面が表示されますので，パスワードを入力してください．ご希望の動画を選択することにより，動画が再生されます．なお，本Web動画サービスについては，以下の事項をご了承のうえ，ご利用ください．

- 本動画の配信期間は，本書第1刷発行日より5年間をめどとします．ただし，予期しない事情によりその期間内でも配信を停止する可能性があります．
- パソコンや端末のOSのバージョン，再生環境，通信回線の状況によっては，動画が再生されないことがあります．
- パソコンや端末のOS，アプリの操作に関しては南江堂では一切サポートいたしません．
- 本動画の閲覧に伴う通信費などはご自身でご負担ください．
- 本動画に関する著作権はすべて南江堂にあります．動画の一部または全部を，無断で複製，改変，頒布（無料での配布および有料での販売）することを禁止します．
- 図書館等でのご利用にかかわる指針は弊社ホームページ（弊社著作物の利用について https://www.nankodo.co.jp/pages/crp.aspx）からご確認ください．

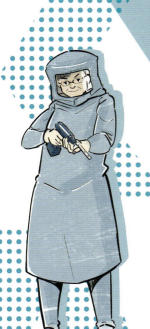

TKA/UKAの匠

思考と技巧

著
平中崇文　浜口英寿

南江堂

■ 執筆者一覧

平中 崇文　高槻病院整形外科，関節センター
浜口 英寿　我汝会さっぽろ病院整形外科

序 文

「早速ですが，TKAとUKAの本を一緒に執筆しませんか？」．平中先生からの突然のメールでした．「多少の偏りがあっても，一貫したphilosophyのもとで手術が行われていることを伝えたい」ので，多数の分担著書ではなく2人で書きましょうと．「孤軍奮闘しているドクターたちへ，語りかけるように，初心者の迷いが晴れるような」，2人の熱い気持ちを綴りましょうと．「次世代のために何かを残しませんか」というお誘いに，浜口が諸手を挙げて乗っからせていただいて出来上がったのがこの凛とした書名の本書です．

本書の最大の特徴は，同じテーマを2人が独立して執筆した点にあります．多分，世界にも類を見ない企画だと思います．ページ数の関係から分担執筆の項目もありますが，そこにはできるだけお互いのコメントを付記しています．テーマ以外の事前のすり合わせなどは行っていませんので，ガチで忖度なしで二人の意見が正反対！　という所があるかもしれません．そのような場合も，お互いなぜそう考えるかという理由が説明されているはずですので，どちらが「正しいか」ではなく「どう違うか」を皆さんで消化吸収していただければと思います．

われわれが本書に託するイメージは，経験と自信が少しだけ足りないドクターの傍らに寄り添う仮想指導医です．全国の関節外科医が指導者や環境に恵まれているわけではありませんし，そうそう頻回にオペ見学に行けるわけでもありません．本書は，そんなドクターが抱えている不安や心配を受け止めたうえで，「大丈夫，こうしてみようか」というvirtualな平中先生や浜口を感じていただけるような作りになっています．距離感の近さを感じてみてください．平中先生と浜口の医師経験年数を合わせると70年間を超えます．1人の医師が一生かかっても経験できない内容と量を，ギュッと1冊にして皆さんにお届けいたします．

私にとって本書は「遺言」だと思っています．膝関節外科医を志してからのほとんどを1人きりでやってきましたから，私の手技や考え方を，そばで見て引き継いでくれるドクターがいないのです．日本のどこかの病院の本棚に本書があって，誰かが見てくれて，私の追体験をしてくれるとしたら…と想像すると何だか少し嬉しくなります．このような機会を与えてくださった平中先生と，南江堂編集部の川島早苗様と矢﨑純子様に大感謝です．もうお1人，感謝をお伝えしたい方は阪和人工関節センター総長の格谷義徳先生です．私が勝手に「お師匠」として尊敬している格谷先生は，同門でもない私に今までたくさんの教えを授けてくださいました．また，本書を書くにあたり，先生の素晴らしいご著書のシリーズ（阪和人工関節センター TKAマニュアル，メジカルビュー社）を読み込んで随所で参考にさせていただきました．深く感謝申し上げます．

では，ラストの平中先生の熱い「あとがき」まで皆さんとご一緒できることを楽しみにしております．

2024年8月吉日　少し秋が感じられた札幌から

浜口英寿

CONTENTS

第1章 手術の前に

1	TKA と UKA の適応の考え方	浜口 英寿	2
2	アライメントと機種選択	平中 崇文	10
3	膝の手術が決まるまで	浜口 英寿	13

第2章 TKA

Dr. Hiranaka

1	機種の特徴と選択	18
2	術前計画	21
3	手術体位	29
4	アプローチ：皮切と展開	32
5	骨切りのコツ	41
6	軟部組織の処理のコツ	56
7	インプラント挿入のコツ	58
8	アライメント調整のコツ	61
9	縫合・術後管理のコツ	64
10	術中トラブル・ピットフォールへの対応	68
11	難渋症例への対応	71
12	こだわりの道具	77

Dr. Hamaguchi

1	機種の特徴と選択	81
2	術前計画	84
3	手術体位	90
4	アプローチ：皮切と展開	92
5	骨切りのコツ	98
6	軟部組織の処理のコツ	103
7	アライメント調整のコツ	106
8	縫合・術後管理のコツ	113
9	術中トラブル・ピットフォールへの対応	121
10	難渋症例への対応	126
11	こだわりの道具	135

第3章 UKA

Dr. Hiranaka

1	術前計画	140
2	手術体位	144
3	アプローチ：皮切と展開	149
4	インプラント設置への手順とコツ	151
5	縫合・術後管理のコツ	181
6	術中トラブル・ピットフォールへの対応	184
7	境界症例への対応	187
8	外側 UKA の手技とコツ	191

Dr. Hamaguchi

1	機種の選択	203
2	術前計画	209
3	手術体位	219
4	アプローチ：皮切と展開	222
5	インプラント設置への手順とコツ	226
6	縫合・術後管理のコツ	242
7	術中トラブル・ピットフォールへの対応	244
8	境界症例への対応	249

第4章 術後管理

1	合併症対策		
A	TKA・UKA に共通の合併症	浜口 英寿	258
B	TKA 特有の合併症	浜口 英寿	266
C	UKA 特有の合併症		279
	ゆるみ，骨折，ベアリング脱転，外側型 OA 進展，感染	平中 崇文	279
	術後前方インピンジメント	浜口 英寿	293
	fixed 型 UKA の edge loading とポリエチレン摩耗	浜口 英寿	296
2	UKA から TKA への再置換のコツ	平中 崇文	300
3	後療法のコツ	浜口 英寿	307
A	疼痛対策		307
B	リハビリテーションのコツ		311

索引 316

謹告 著者ならびに出版社は，本書に記載されている内容について最新かつ正確であるよう最善の努力をしております．しかし，薬の情報および治療法などは医学の進歩や新しい知見により変わる場合があります．薬の使用や治療に際しては，読者ご自身で十分に注意を払われることを要望いたします．　株式会社　南江堂

動画 CONTENTS

第2章 TKA

Dr.Hiranaka

[4] アプローチ：皮切と展開
- 動画 1　under vastus approach for TKA ……… 32

[5] 骨切りのコツ
- 動画 2　TKA のプレノッチ ……… 43

[9] 縫合・術後管理のコツ
- 動画 3　under vastus approach の縫合 ……… 64

Dr.Hamaguchi

[5] 骨切りのコツ
- 動画 4　大腿骨前方の骨切りのコツ ……… 98
- 動画 5　膝窩筋腱を保護するコツ ……… 102

[6] 軟部組織の処理のコツ
- 動画 6-a　4 の字脛骨脱臼のコツ ……… 103
- 動画 6-b　脛骨骨棘を後方までとるコツ ……… 103
- 動画 7　空キックで完全伸展させるコツ ……… 104

[7] アライメント調整のコツ
- 動画 8-a　膝の屈伸軸を探るコツ ……… 107
- 動画 8-b　Akagi's line と屈伸軸が一致 ……… 107

[10] 難渋症例への対応
- 動画 9　滑膜・関節包切除のコツ ……… 126

[11] こだわりの道具
- 動画 10　Curved Gap Gauge によるすきま測定 ……… 137

第3章 UKA

Dr.Hiranaka

[3] アプローチ：皮切と展開
- 動画 11　under vastus approach for UKA ……… 149
- 動画 12　patella auto lock ……… 150

[4] インプラント設置への手順とコツ
- 動画 13　OUKA 下垂ではストレスがかかっている ……… 155
- 動画 14　半月板切除 ……… 170
- 動画 15　エンドポイント ……… 173
- 動画 16　骨セメンティング（吸引 2） ……… 178
- 動画 17　カッコいいベアリングの入れ方 ……… 180

略語一覧

略語	フルスペル	和文
ACL	anterior cruciate ligament	前十字靱帯
AMOA	anteromedial osteoarthritis	前内側型 OA
BCR	bi-cruciate retaining	両十字靱帯温存
BCS	bi-cruciate stabilized	両十字靱帯機能代償（型）
Bi-UKA	bicompartmental UKA	—
CR	cruciate retaining	後十字靱帯温存（型）
CS	cruciate substituting/sacrificing	十字靱帯切離（型）
CTA	condylar twist angle	大腿骨の回旋角
FTA	femorotibial angle	大腿脛骨角
HKA	hip- knee -ankle-angle	—
HTO	high tibial osteotomy	高位脛骨骨切り術
ITB	iliotibial band	腸脛靱帯
JLCA	joint line convergence angle	関節面収束角
LCL	lateral collateral ligament	外側側副靱帯
LDFA	lateral distal femoral angle	—
MCL	medial collateral ligament	内側側副靱帯
MPFL	medial patellofemoral ligament	内側膝蓋大腿靱帯
MPTA	medial proximal tibial angle	—
OA	osteoarthritis	変形性関節症
OUKA	Oxford unicompartmental knee arthtroplasty	—
PCL	posterior cruciate ligament	後十字靱帯
PFJ	patellofemoral joint	膝蓋大腿関節（PF 関節）
PS	posterior stabilized	後十字靱帯機能代償（型）
RA	rheumatoid arthritis	関節リウマチ
TKA	total knee arthroplasty	人工膝関節全置換術
UKA	unicompartmental knee arthroplasty	人工膝関節単顆置換術

第1章

手術の前に

第1章 手術の前に

1 TKAとUKAの適応の考え方

Dr.Hamaguchi

1 TKAとUKAの適応の考え方（図1）

a 変形性膝関節症（膝osteoarthritis：OA）か？ 関節リウマチ（rheumatoid arthritis：RA）か？

RAなどの炎症性疾患は，基本的にTKAの適応となります．現在は多種類の生物学的製剤でRAをコントロールできる時代ではありますが，non responderや二次無効など将来の膝を予見することが難しいことには変わりありません．現状ではRAの寛解が得られてOA膝の症状だけが遺残したとしても，TKA以外の選択には慎重にならざるを得ません．

b OA膝の手術適応

半月板と関節軟骨の変性・損傷および骨髄内病変による疼痛が，保存療法に抵抗する場合に手術適応となります．この場合「まずUKAができないか？」という目で見ます．

1）UKAの適応

a）anteromedial OA

Oxford UKAの開発グループが提唱した前内側型OA（anteromedial osteoarthritis：AMOA）とよばれるタイプがUKAの適応となります．その具体的な要件を列記します（表1）．

表1の要件をすべて満たせば，UKAで良好な成績が長期間期待できることになります．UKA

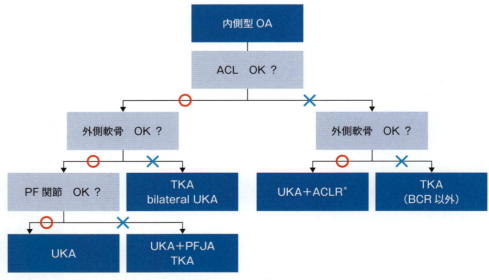

図1 TKAとUKAの適応の考え方〜フロー図
*：ACL不全だが外側軟骨とPF関節が温存されている場合，高齢者ではUKA単独で，若年者ではACL reconstructionとともにUKAの可能性あり．
ACL：前十字靱帯，ACLR：前十字靱帯再建術，BCR：両十字靱帯温存，PF関節：膝蓋大腿関節，PFJA：膝蓋大腿関節形成術．

表1　AMOAの要件

1. 内側の軟骨の全層欠損：bone on bone
2. 前十字靱帯（anterior cruciate ligament：ACL）が機能的に正常
3. 内側側副靱帯（medial collateral ligament：MCL）が機能的に正常
4. 外側の軟骨が保たれている
5. 膝蓋大腿関節（patellofemoral joint：PFJ，PF関節）のOAがあってもよいが，外側ファセットの骨欠損や亜脱臼がない

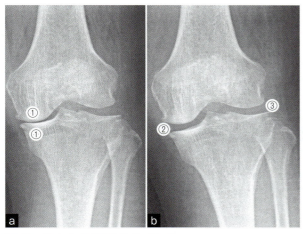

図2　ストレス撮影のポイント
撮影は屈曲15°〜20°として，内外反を徒手的に行う．コツは，圧迫力がかかる関節面に平行にX線を入射することである．a：内反ストレス撮影では内側 bone on bone（①）を確認する．b：外反ストレス撮影では内側関節裂隙の生理的な開大が可能であること（②）と，外側関節裂隙が温存されていること（③）が重要である．

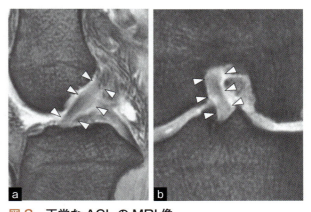

図3　正常なACLのMRI像
矢状面（a）も冠状面（b）も，低信号（白矢頭）の索状物としてACLが明瞭に描出されている．

は侵襲も少なく，術後回復も早く，より自然な感覚の膝を得ることができるので，選択肢としてはTKAではなくUKAを可能な限り優先します．

b）AMOAの診断

表1の要件を満たすかどうか確認します．この適応条件はOxford UKAに限らず，すべてのUKAに適用されるべき要件と私は考えます．

①bone on boneの診断：内反ストレス撮影や立位正面X線，Rosenberg viewなどを用いて証明します．ストレス撮影のコツは，圧迫力が加わる関節面に対し平行にX線を入射することです．内反ストレスであれば脛骨内側関節面に平行に，外反ストレスであれば脛骨外側関節面に平行にX線を入射して撮影します（図2）．

②ACLの診断：まずLachman testや前方引き出し試験で徒手的に診断をつけて，MRIで確認をします．正常なACLは，MRIで低信号の太い索状物として描写されますが（図3），滑膜損傷や縦方向のスプリットが入るとACLは高信号になり膨化して，輪郭が不鮮明になります．この場合の判断基準はACLの2束（前内側束と後外側束）の幅で線維の走行が追えるかどうかが重要で，この2束の線維の走行が同定できればUKAの適応内とします（図4）．実は，私が最も重視しているACLの判断基準はLachman testです．前後の振れ幅のストロークがしっかりあって，パンと止まるhard end pointを触知できれば，MRIの信号変化にかかわらずACLは機能的に正常である可能性が高まります．

③MCLの診断：外反ストレス撮影での内側関節裂隙の生理的開大を確認します（図2b）．MRIにてMCLの走行と信号変化の有無を確認します（図5）．

④外側軟骨の診断：外反ストレス撮影で外側関節裂隙が十分に保たれていることを確認します．

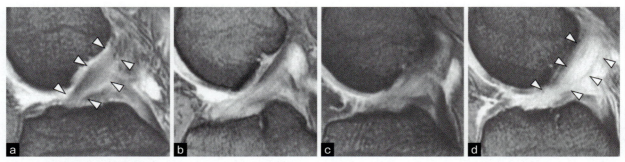

図4　滑膜損傷がある膨化したACLのMRI矢状断像
a：ACLは明瞭な低信号索状物として同定可能である（白矢頭），b：ACL基部の滑膜損傷と思われる高信号領域があるが，近位の線維ははっきりしている．c：全体的に膨化して境界不明瞭な高信号を呈しているが，その内部には2束の幅で線維の走行を追うことが可能である．d：ACL全体が高信号となっているが2束の幅で線維を同定可能である（白矢頭）．この状態は滑膜損傷による関節液の侵入とスプリットによる高信号を見ているが，滑膜なしでも2束が機能しているACLは十分に利用可能である．

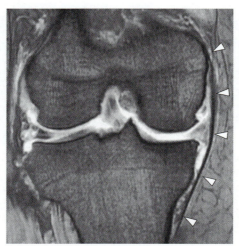

図5　MRIによるMCLの評価
MCL（白矢頭）の走行と連続性を確認する．

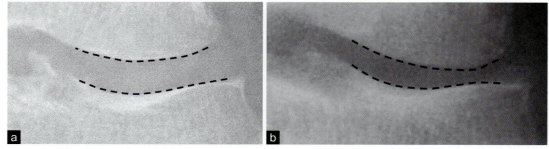

図6　外反ストレス撮影と評価のポイント
a：外側関節裂隙の幅そのものよりも，軟骨下骨の輪郭が大腿骨側と脛骨側でパラレルに（同じ幅に）なっているかが重要である．b：軟骨下骨の輪郭がパラレルではなく外側尻すぼみになっていると，外側半月や関節軟骨の摩耗・損傷が疑われる．

　Oxfordのテキストブックには，外反ストレス撮影時に内側関節裂隙が5mm以上開くことと，外側関節裂隙の厚さが5mm以上保たれていることが条件に挙げられています．しかし，ストレス撮影は拡大率の修正が行われていないことがままあるため，正確な厚さの計測は困難です．

　外反ストレス読影時の重要なキーポイントは，外側関節裂隙の幅そのものよりも，大腿骨外側顆と脛骨外側顆の軟骨下骨ラインがパラレルになっているかどうかです（図6）．もし尻すぼみに外側縁が狭小化しているようなら軟骨の菲薄化や欠損が疑われますので，MRIで異常の有無を確認してください．

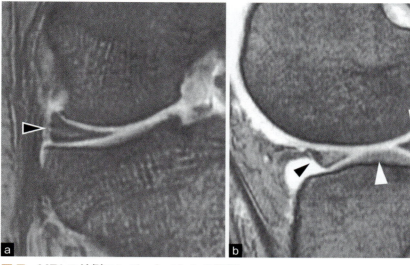

図7　MRIの外側コンパートメントの評価
a：冠状断像．軽度の内部変性による高信号を認めるが損傷・逸脱ともになく，機能的に正常な外側半月板（黒矢頭），b：矢状断像．脛骨外側顆の関節軟骨（白矢頭）が十分な厚さで保たれている．外側半月板（黒矢頭）も変性による内部高信号のみで断裂なく形態が保たれている．

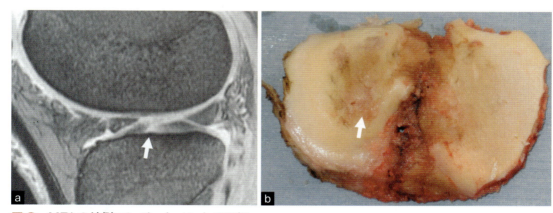

図8　MRIの外側コンパートメントの評価
a：脛骨外側顆の関節軟骨に高信号領域を認める（白矢印）．図6bと比較すると違いがよくわかる．b：術中所見でも同部に軟骨欠損を認めた（白矢印）．

　MRIでは外側半月板と外側関節軟骨の状態を確認します．MRIで外側半月板に内部高信号が認められても，変性のみで断裂がなければUKAの適応内です．関節軟骨が正常に保たれていることを確認します（図7）．もしも外側コンパートメントの荷重面に軟骨損傷があれば，UKAは禁忌となります（図8）．外側にある骨棘自体は適応には関係しません．

　⑤ PF関節の診断：X線軸写像にてPF関節にOAが認められても，外側ファセットに骨欠損や亜脱臼がなければUKAの適応内です[*1]（図9）．PF関節のgrinding testで疼痛誘発がある場合や，膝蓋骨亜脱臼によるapprehension testが陽性の場合などは要注意です．

c）UKAの適応外は？

　AMOAの5つの要件を満たさない膝がUKAの適応外となります．

[*1]：Oxfordグループは「適応内」としていますが，私はPFの外側関節裂隙の明らかな狭小化があればUKAの適応とはしていません．PFのOAは階段昇降や立ち座りで疼痛を誘発する可能性があり，さらに経年的な摩耗の進行も懸念されるからです．

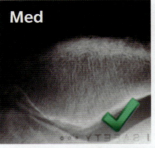
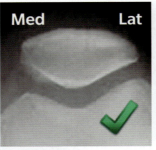
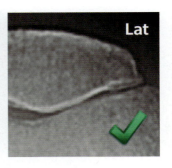
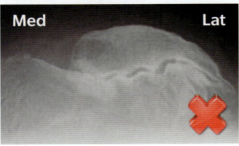

図9 Radiographic Assessment for Medial Oxford® Partial Knee Replacement から抜粋（Zimmer Biomet 合同会社）

Oxford グループは，内側ファセットは摩耗があっても骨欠損があっても UKA の適応内だが，外側ファセットに骨欠損や亜脱臼があるものは適応外としている．

Column

bone on bone でなければダメか？ なぜ面倒なストレス撮影を？

MRI が普及するはるか以前の 1982 年から，Oxford UKA は臨床供用されていました．MRI がない時代に「この膝の痛み」は「間違いなく膝から来てるよね」「それ以外あり得ないよね」という証拠として，bone on bone という条件に限定したのだと想像します．半月板からの痛みは別として，原理的には関節軟骨が摩耗しても軟骨が残っていれば疼痛は出ないはずですし，「膝が痛い」といっても腰椎や股関節からの関連痛だったり，L4 神経痛の症例の OA 併発例であったりと，膝 OA 以外の原因も考えられます．そんな MRI のない時代に，適応を X 線だけで確実に判断するための条件として bone on bone に限定したのだと推測します．MRI が気軽に撮れる日本では，MRI で判明した半月板損傷や骨髄病変を UKA の適応とする動きがみられます．慎重かつ詳細な経験の蓄積が必要ですが，近い将来に MRI クライテリアを日本で確立したいと考えています．

---

d) UKA に年齢や体重制限はあるか？

Oxford UKA に関しては，20 年生存率が 90％を超えており良好なこと[1]，年摩耗率が 0.01 mm/年であり[2] 摩耗を気にする必要はないことから，年齢制限は不要と言えます．その他の fixed 型 UKA も，近年はポリエチレンベアリングの改良により良好な長期成績が報告され始めており，年齢制限は不要とまでは言い切れませんが，かなりハードルは下がっていると感じます．

体重制限も必要なしと考えますが，要は個人のアライメントと骨強度，使用される UKA 機種の摩耗率の問題ですので，生来の膝内反が大きく，高度の肥満で基礎疾患による骨脆弱性があるような症例は避けるべきかもしれません．

e) ACL 不全膝に UKA は禁忌か？

ACL 不全膝には Oxford UKA のみならず UKA は基本的に禁忌です．では，なぜ ACL 不全は UKA の禁忌なのでしょうか？ 不安定性によるベアリング脱臼が危惧されるから？ では，fixed 型 UKA ならいいのでしょうか？ 答えは，ACL 不全膝に UKA を行うと，外側型 OA の進行が懸念されるからです．実際に，Oxford グループの Pandit らは 1,000 膝の Oxford UKA 中，外側型

OA の進行で TKA に conversion した 9 膝のうち 6 膝に ACL 断裂があったとしています[3]．OA の進行が先か ACL の損傷が先かは不明ですが，ACL 不全膝において OA の進行が危惧されるのは事実ですので，fixed 型 UKA にしたところで適応が拡大するわけではありません．しかし，高齢者の ACL 不全 OA 膝で基礎疾患があり，TKA をしたいがリスクが高い症例などは，上記のリスクを説明し承諾を得たうえで UKA を選択するケースもあり得ると思います．

2）TKA の適応

上記の UKA の適応を満たさない OA 膝が，TKA の適応となります．

a）TKA の使い分けの適応は？

では，TKA の使い分けはどうするのでしょうか？　正直申しますと，膝の状態によって最適な機種を選択していく，というスタンスはおすすめしません．理由は 2 つあり，1 つは百花繚乱のごとく各メーカーから上市されている多くの似たり寄ったりの TKA のなかから，一般的な TKA ドクターが膝ごとにベストな機種を選択するのはそもそも無理であること，もう 1 つはいろいろな TKA に手を出すとそのドクターの芯となる「TKA の勘」や「許容範囲の基準」，「ピンチのときの対処法」が育ちにくいからです．可能な限り 1 つの機種で繰り返し手術をして，ギャップの作り方や落とし穴の避け方，軌道修正の仕方を身につけるべきです．そのためには，まずは指導医の完全コピーをおすすめします．

b）特殊な TKA の適応

通常使用している，いわゆる primary TKA 以外の機種が適応となる場合もあります．
①骨欠損や骨脆弱性がある膝
②側副靱帯不全がある膝
③反張膝

①の場合，欠損部の補填や安定性を増すためのステムやブロックが必要となります．再置換用 TKA のシステムを使用します．側副靱帯の機能が保たれていれば，関節面は通常の PS（posterior stabilized）型が使用可能です．

②の場合，内外側不安定性がありますのでこれを TKA で代償しなければなりません．そのために post-cam 機構の post を幅広く高くして，大腿骨インプラントの顆間部と嵌合させて安定性を得る，拘束性の高い TKA システムがあります．注意すべきは，拘束性の高い関節面を使用するときには，とくに脛骨側にステムを追加すべきだということです．インプラントには回旋や内外反の大きなストレスがかかりますので，早期のゆるみを防止するために，ステムでストレスを分散させる必要があります．

③の場合，過伸展を防ぐ機構をもっているのはヒンジ型になります．侵襲は大きくなりますが，確実な効果が期待できます．

c）膝蓋骨置換の適応

膝蓋骨を置換すべきか否か，いまだに議論されていますが，置換しなくて済むのならもちろん誰もしたくありません．ポイントは大腿骨グルーブの形状です．私なりの結論は以下になります．
● 基本的に全例置換すべき．
● TKA の大腿骨グルーブがドーム型なら PS 型だろうが CR（cruciate retaining）型だろうが置換．
● TKA の大腿骨グルーブが V 字型で膝蓋骨の両側ファセットと接触していて congruency がよく，膝蓋骨の center ridge がグルーブと点接触していない場合は非置換もあり得る．

膝蓋骨置換の自験例と，他医からの症例を供覧します（**図 10**）．

いずれも PS 型膝蓋骨非置換から 10 年以上経過した症例です．立ち上がりや階段昇降での疼痛があり，いずれも膝蓋骨置換を追加しています．同一施設に 10 年以上勤務して 10 年以上前の患者をフォローする，というのはなかなかない状況だと思いますが，幸いにも私は同一施設に 15 年いましたので「15 年前に自分がやったことがどうなったか」を知ることができました．非置換の膝

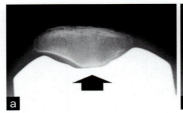 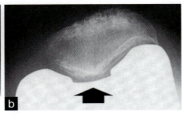 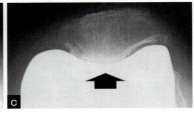

図10　PS型TKAの膝蓋骨非置換の10年以上経過例
a：術後15年経過した自験例．大腿骨グルーブは非解剖学的で，膝蓋骨のcentral ridgeが点接触してOA変化をきたしている（黒矢印）．膝蓋骨置換を追加した．b：他医でのPS型膝蓋骨非置換の術後10年経過例．central ridgeがノッチによって削られている（黒矢印）．c：一般的なドーム型グルーブの膝蓋骨非置換の術後12年経過例．やはりcentral ridgeのOAが進行している（黒矢印）．

蓋骨は，将来OAをきたす可能性があります．膝蓋骨非置換がエビデンスをもって許容される唯一の機種は，LCS（DePuy Synthes社）だと私は思います．

d）外反膝への適応

　外反膝への機種選択で注意すべきは，mobile型TKAを使用する場合です．術前の外反膝では大腿骨と脛骨の回旋異常がみられることが多く，これをself-alignしてくれるmobile型TKAを使用することは理に適っていますが，内側のゆるさを残してmobile型TKAを入れるとspin-outの危険性があり得ます．外反膝に対するmobile型TKAの私の適応基準としては，ストレス撮影にてMCLの弛緩がなく，かつ徒手的に大腿脛骨角（FTA）が180°のストレートまで矯正可能な膝としています．Gerdy結節からのiliotibial tractの剝離や切離，外側関節包の解離などを行っても，外側をゆるませるのは難しい場合もあります．ましてやMCLが弛緩していたり，膝窩筋腱や外側側副靱帯の解離を要する例では，mobile型どころかhigh constrained TKAが必要になってくるため慎重な術前計画が必要です．

Dr.Hiranaka

私の視点

- 手術の適応症例を見たら，まずUKAが可能かを考えることには大賛成です．TKAありきで，条件が許せばUKAというのでは，どうしても適応が限られてきます．ある程度の割合でUKAを行うことで，結局は合併症の少ない，安定した結果を得られます．
- UKAの適応を一言で言うと，「正常な外側軟骨，機能しているACL，そして許容範囲の膝蓋大腿関節病変」です．ACLを徒手検査やMRIで予想しようとすると，骨棘や軟部組織の拘縮で前方不安定がマスクされることがあり，術中に思いがけず不全ACLを発見することがあります．またMRIでは軽微な変化でも強調されて描写されることが多いです．その辺りが心配になると，UKAを行えなくなってしまいます．
- 解決策としては，心配であればバックアップのTKAを用意しておくことです．スタッフの準備は大変になりますが，術中に選べるのでとても安心です．
- ACL不全でUKAの成績が悪くなるという根拠は意外と乏しいです．最近では，fixed型でもmobile型でも，中期までは良好な成績が得られたとの報告があります[4～6]．また，ACL不全に対してUKAを行ったところ，再置換例はすべて脛骨コンポーネントの後傾角度が大きい症例で，5°以下のものでは再置換がなかったと報告されています[7]．ACL不全に対してUKAをおすすめするものでは決してありませんが，慎重に評価しても，ACLが損なわれていることが術中に発見されるケースがまれにあります．そのときに，上記を記憶の隅に留めていただければ役立つと思います．
- non-bone on boneでのUKAはこれからの課題です．後根損傷や半月板の逸脱で高率にOAが進行するという報告は多くありますので，このような症例ではUKAが行われてもよ

いと考えます．本当は，より正確に予後が予想できたらいいのですが…．

● TKAの機種選択について，なるべく同じ機種を使用するという意見には大賛成です．1つのインプラント，器械の感覚や癖を掴むには，同じ機種を使った手術を数多く経験することを強くおすすめします．私の適応能力に問題があるのかもしれませんが，たまにほかの機械を使うと調子が狂ってしまい，スムーズに手術を行うことができません．1つの機種で経験を積み上げたからこそ，他機種を使用するときにその感覚を転写できるのだと思います．私はPCL温存のCR（正確にはPCL温存のmedial pivot）をprimary TKAのほぼ全例に使用しています．それでとくに困った症例はありません．膝蓋骨も原則，非置換です．CRはPSのようにboxがありませんので，膝蓋骨の問題は出にくいです．亜脱臼を呈して外側ファセットが骨欠損のために全体的にへの字型になっている膝蓋骨や，溝形成がみられる膝蓋骨は置換しています．手技についてはp.54「第2章-5-5 膝蓋骨の骨切り」で後述します．

文献

1) Price AJ et al：A second decade lifetable survival analysis of the Oxford unicompartmental knee arthroplasty. Clin Orthop Relat Res **469**：174–179, 2011

2) Kendrick BJL et al：Polyethylene wear in Oxford unicompartmental knee replacement：a retrieval study of 47 bearings. J Bone Joint Surg Br **92**：367–373, 2010

3) Pandit H et al：Unnecessary contraindications for mobile-bearing unicompartmental knee replacement. J Bone Joint Surg **93**：622–628, 2011

4) Boissonneault A et al：No difference in survivorship after unicompartmental knee arthroplasty with or without an intact anterior cruciate ligament. Knee Surg Sports Traumatol Arthrosc **21**：2480–2486, 2013

5) Engh GA, Ammeen DJ：Unicondylar arthroplasty in knees with deficient anterior cruciate ligaments. Clin Orthop Relat Res **472**：73–77, 2014

6) Kikuchi K et al：Anterior Cruciate Ligament Deficiency is Not Always a Contraindication for Medial Unicompartmental Knee Arthroplasty: A Retrospective Study in Nondesigner's Japanese Hospital. J Arthroplasty **36**：495–500, 2021

7) Hernigou P, Deschamps G：Posterior Slope of the Tibial Implant and the Outcome of Unicompartmental Knee Arthroplasty. J Bone Joint Surg Am **86**：506–511, 2004

第1章　手術の前に

2　アライメントと機種選択

Dr.Hiranaka

TKA の黎明期から半世紀，Insall らの提唱した（neutral）mechanical alignment（MA）が TKA の gold standard とされてきました[1]．すなわち，

①まっすぐな下肢（neutral alignment）：hip-knee-ankle が一直線に並ぶ，すなわち hip-knee-ankle angle（HKA）が 0°，または大腿骨と脛骨の機能軸が平行

②機能軸に垂直なコンポーネント設置（mechanical alignment）

③等しく平行な屈曲・伸展ギャップ

です．

MA は機械的安定性を重要視してきました．そのため，最近はほとんどの national joint registry にて術後 10 年のインプラント生存率が 95% と報告されるに至っています[2~4]．

しかし健常者でも，下肢アライメントは必ずしも neutral でなく個人差があり，3° 以上の内反を示す constitutional varus のものがかなりの割合で存在することが明らかとなってきました[5]．また，関節面は機能軸に対しておおむね 3° 内傾しており（joint line obliquity：JLO），その程度にも個人差があることが指摘されています[6,7]．さらに，少なくとも屈曲ギャップは外側がゆるく，また屈曲時は伸展時よりも少しゆるいという報告もみられています[8]．

このような特性をもつ膝に対して，症例ごとに最適なゴールを目指そうという動きが出てきています．これらを総称して personalized alignment（PA）とよびます．最たるものは UKA です．人工物で resurfacing を行うことで，joint line も下肢アライメントもその人の pre-disease の状態とすることを目標としています．PA では，これと同じ考えで TKA を行います．しかし，PA には多種の方法が提唱されており，その用語もさまざまで混乱がみられます．本書は特定の方法を推奨するものではありませんが，現在のトレンドを正しく掴んでおくことも重要です．

1　kinematic alignment と functional alignment （図1）

kinematic alignment（KA）は Howell ら[9]によって提唱されたもので，その名前は広く知られています．一律同じゴールを目指す MA に対する患者個別アプローチの代名詞のようにいわれています．KA とはいわば究極の measured resection で，大腿骨も脛骨もコンポーネントの厚さだけ骨切りを行い，疾患前の関節面を再現するものです[10]．

対して functional alignment という方法があり，これは，ロボットなどを用いて術中に得られた laxity データをもとに，全可動域にわたって適切なギャップバランスが得られるようコンポーネント設置を調節するもので，いわば究極のギャップテクニックです[11]．

またその中間的なテクニックとして，大腿骨は KA に基づいて骨切りを行い，脛骨は適切なギャップが得られるよう骨切り面を設定する soft-tissue respecting KA[12,13]，同様に大腿骨は KA に基づいて骨切りを行い脛骨は一定の角度で骨切りを行う modified KA[14]，極端なアライメントを避けるために一定のアライメントの範囲（たとえば内外反 3° や 5° 以内）で骨切りを行う restricted KA[15,16]，脛骨はもとの関節面を再現するように骨切りを行い，大腿骨の骨切りを適切なギャップ

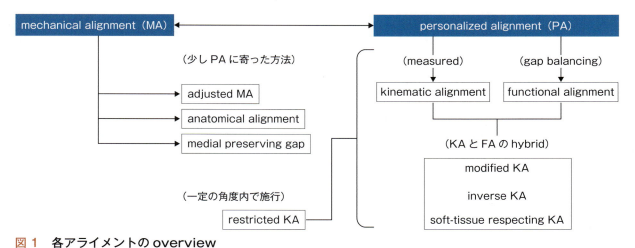

図1 各アライメントのoverview

となるように調節するinverse kinematic KA[17]などが報告されています．

　他方MAにおいても，少しPA寄りのものも報告されています．古くはHungerfordらによって報告されたanatomical alignment TKA〔機能軸に対して大腿骨は3°外反，脛骨は3°内反で骨切りを行い，HKAは0°とするもの〕があります[18]．manual器具で正確な3°の骨切りを行うことが難しかったので廃れていましたが，最近のコンピュータデバイスの発展により再度注目されています．また最近は，脛骨はMAで骨切りを行うが，大腿骨は3°までの内反を許容するように骨切りするadjusted mechanical alignment（aMA），MAの骨切りは行うが内側のギャップのみ合わせて外側のゆるさを許容するmedial preserving gap techniqueなどが提唱されています[19]．全体的に厳密にMAを行うのではなく，少しのアライメントやギャップの許容範囲を広める方向に向かっています．

　いずれの方法をとるにしても，骨切り量，アライメント，ギャップが意図したとおりになるような手技を確立することが大切です．また，すべての基本はMAですので，いかなる方法をとるにしても，正しいMAの骨切りが施行できるようにしておくことが大切であると考えています．

私の視点　Dr.Hamaguchi

　現在のTKAにおけるアライメント設定の分類と名称は多岐にわたり，そのすべての特徴を理解することは困難です．少なくとも私は追いつけていません．実は，大腿骨関節面の外反が強い例に限ってrestricted KAを試してみたことはありますが，20膝ほどで諦めてしまいました．理由は，術後経過を見てもMAと比べて差が感じられなかったことと，出来上がりのX線像の見た目のアンバランスさがどうにも気持ち悪く感じたからです．現在，私はMAとmedial preserving techniqueを用いてTKAを行っており，これが最も安全かつ安定した方法と考えています．今後もKAの研究結果が出てくると思いますが，私が少し不安を感じているのはKAの守備範囲が不明瞭なまま世にKAの施行例が増えていることです．「適応の限界」を意識しないで行われたKAは，failureの割合もそれなりに増えてくるのではないか？　熟練した術者によるKAに突出した利点があればもちろん素晴らしいのですが，一般的な術者にも広まると「得失点差」でマイナスに振れる症例もあり得るのでは？　と老婆心（老爺心？）ながら思います．

> **Column**
>
> ## 常識にとらわれていないか？
>
> 　私は，身の回りのことのほとんどは，確たるエビデンスもなく「これまでこうしてきたから」とか，「こうするのが当たり前といわれているから」という理由で行われていると考えています．また，エビデンスというのも 100% 信用できないと思っています．確固たるエビデンスがあれば，誰がメタアナリシスを行ったとしても同じような結果になるはずですが，しばしば逆の結果になることもあります．理に適っているか，患者さんの利益につながっているか，その結果に対して 100% の責任がとれるかに照らし合わせ，信じられる方法ならば行ってよいと考えています．正しければ継続できるし，正しくなければ続かないものであると思います．

文 献

1）Insall J et al：Total condylar knee replacement：preliminary report. Clin Orthop Relat Res **2001**：3–6, 1976
2）National Joint Registry 19th 2022 Annual Report n.d.
3）Australian Orthopaedic Association National Joint Replacement Registry Hip, Knee & Shoulder Arthroplasty 2022 ANNUAL REPORT n.d.
4）THE NEW ZEALAND JOINT REGISTRY 21 year Report n.d.
5）Bellemans J et al：Is neutral mechanical alignment normal for all patients? The concept of constitutional varus. Clin Orthop Relat Res **470**：45–53, 2012
6）Thienpont E et al：Bone morphotypes of the varus and valgus knee. Arch Orthop Trauma Surg **137**：393–400, 2017
7）MacDessi SJ et al：Coronal Plane Alignment of the Knee (CPAK) classification. Bone Joint J **103-B**：329–337, 2021
8）Okamoto S et al：Lateral soft tissue laxity increases but medial laxity does not contract with varus deformity in total knee arthroplasty. Clin Orthop Relat Res **471**：1334–1342, 2013
9）Lee YS et al：Kinematic alignment is a possible alternative to mechanical alignment in total knee arthroplasty. Knee Surg Sports Traumatol Arthrosc **25**：3467–3479, 2017
10）Howell SM：Calipered kinematically aligned total knee arthroplasty：An accurate technique that improves patient outcomes and implant survival. Orthopedics **42**：126–135, 2019
11）Chang JS et al：Functional alignment achieves soft-tissue balance in total knee arthroplasty as measured with quantitative sensor-guided technology. Bone Joint J **103-B**：507–514, 2021
12）Soda Y et al：Coronal alignment of three different types of implants in kinematically aligned total knee arthroplasty：A comparative study. Open J Orthop **11**：183–198, 2021
13）Ishikawa M et al：Effects of Unrestricted Kinematically Aligned Total Knee Arthroplasty with a Modified Soft-Tissue Respecting Technique on the Deformity of Limb Alignment in Japanese Patients. Medicina (Kaunas) **59**：1969, 2023
14）Matsumoto T et al：Intraoperative Soft Tissue Balance/Kinematics and Clinical Evaluation of Modified Kinematically versus Mechanically Aligned Total Knee Arthroplasty. J Knee Surg **33**：777–784, 2020
15）Almaawi AM et al：The Impact of Mechanical and Restricted Kinematic Alignment on Knee Anatomy in Total Knee Arthroplasty. J Arthroplasty **32**：2133–2140, 2017
16）Blakeney WG, Vendittoli P-A：Restricted Kinematic Alignment：The Ideal Compromise? In：Rivière C, Vendittoli P-A, editors. Personalized Hip and Knee Joint Replacement, Cham (CH)：Springer, 2020
17）Winnock de Grave P et al：Higher satisfaction after total knee arthroplasty using restricted inverse kinematic alignment compared to adjusted mechanical alignment. Knee Surg Sports Traumatol Arthrosc **30**：488–499, 2022
18）Hungerford DS, Krackow KA：Total Joint Arthroplasty of the Knee. Clin Orthop Relat Res **192**：23–33, 2006
19）Tsubosaka M et al：Comparison of Intraoperative Soft Tissue Balance Between Cruciate-Retaining and Posterior-Stabilized Total Knee Arthroplasty Performed by a Newly Developed Medial Preserving Gap Technique. J Arthroplasty **33**：729–734, 2018

第1章 手術の前に

3 膝の手術が決まるまで

Dr.Hamaguchi

　60歳代の患者が，膝痛を主訴にあなたのもとを受診したとしましょう．年齢的に，多少の膝OA変化があってもおかしくない年代です．診察室に呼び入れる前に膝のX線を見ると，案の定いくつかの変性変化の所見がありました．さて，どう診断していきますか？

1 本当に膝が悪いのか？　TKAが必要か？

a 視診と歩容の確認

　年齢と性別のほかに，歩容を確認しましょう．外来診察室へ入室するときの数歩でも参考になります．膝の変形や全体の姿勢，歩行スピード，バランスなどを把握できることはもちろんですが，入室してきた患者が「膝が痛くて動かせない」と股関節を動かさないようにしてそっと歩いていたら，実は「股関節OAの関連痛で膝は無実」かもしれませんし，「黙って寝ていても膝が痛い」と言いつつもheel strikeを躊躇なくできているようなら，実は「坐骨神経痛で膝は無実」かもと疑うことができます．

b 問　診

　大事なことは，「問診で診断が浮かばなければ，診察しても画像を見ても診断はつかない」ということです．5W1Hに倣って3W1Hで診断を絞っていきます．

- "Where?"「膝のどこが痛いですか？」に加えて「指でさしてみてください」が大事！
  - ➢ 内側？　→　半月損傷，内側側副靱帯損傷，膝蓋大腿靱帯不全
  - ➢ 外側？　→　円板状半月損傷，外側側副靱帯損傷，腸脛靱帯炎
  - ➢ 膝蓋腱？　→　膝蓋腱炎，膝蓋下脂肪体炎
  - ➢ 脛骨粗面？　→　Osgood-Schlatter病，滑液包炎，伏在神経膝蓋下枝障害
  - ➢ 膝蓋上嚢？　→　滑膜ひだ障害，滑膜炎
  - ➢ 鵞足部？　→　鵞足炎，脛骨内側顆骨壊死
  - ➢ 膝窩部？　→　半月後根損傷，後十字靱帯損傷
  - ➢ 指でさせずに漠然と手で膝全体をさする？　→　中枢感作
  - ➢ 大腿部や下腿外側をさする？　→　股関節由来関連痛や腰由来神経痛
- "When?"「いつからですか？」に加えて「痛み始めはどうでした？」が大事！
  - ➢ 急に痛くなったか？
    - ◇ 急性の場合「何をしていて痛くなりましたか？」
      - ● 思い当たる節がない　→　痛風や偽痛風など炎症性疾患
      - ● 普通の生活動作で急に　→　半月後根損傷など
      - ● 明らかな外傷機転あり
  - ➢ 徐々に痛くなったか？
- "What?"「何をしたら痛くなりますか？」に加えて「何もしないで安静にしていても痛みます

か？」も大事！

> 歩いたり，走ったりすると痛い？　→　荷重時の関節痛であることを確認
> 曲げと伸ばし，どちらが痛い？　→　曲げなら半月後節，伸ばしなら前節
> ひざまずくと痛い？　→　伏在神経膝蓋下枝障害，滑液包炎
> 夜に寝ていたり，黙っていても痛い？
>> 仰臥位で痛くなって側臥位で楽になる？　→　椎間板ヘルニアや坐骨神経痛の疑い
>> どの肢位でも痛い？　→　炎症性疾患，骨壊死，腫瘍類似疾患

- "How?"「どのように痛みますか？」に加えて「痛みは短時間？　長く続く？」も大事！
  > 動作で誘発される短い痛み？　→　運動時痛かつ関節痛であることを確認
  > 動作に関係ない持続する痛み？　→　血管病変，腰由来神経痛，骨壊死，炎症性疾患，腫瘍類似疾患

c 具体的な診察へ

ここまでで疑った病態を「順序立って」見て触って確認していきます．

- アライメント
- 水腫
- 熱感
- 可動域
- 圧痛
- 前後・内外側不安定性（Lachman test など）
- 屈伸・回旋させての異音・疼痛（McMurray test など）
- Patrick サインの有無．股関節病変が隠れているかもしれません．
- 下腿浮腫の有無．片側性の場合は深部静脈血栓症を疑います．両側性で浮腫の程度に日内変動がない場合は，心不全や代謝性疾患，腹腔内占拠性病変が疑われます．

d 画像確認

問診と診察で浮き彫りになった病態と「矛盾がないか」を画像で確認します．初診時の単純X線は3方向のほかに，ぜひ立位正面か立位下肢全長正面も撮りましょう．もしTKAやUKA適応であればCT，MRI，ストレス撮影を追加します．ストレス撮影は，ぜひ術者自ら行ってください．手応えとともに，より病態のイメージが鮮明になります．Rosenberg view や上顆軸撮影も，病態把握に有用です．とくに外側型OAでは中間屈曲面の摩耗が特徴になりますので，ほかの撮影法ではわからなかった外側関節裂隙の狭小化が Rosenberg view で明らかになることがあります．

e 血液・生化学検査

以上の検査所見から疑われる病態が膝の変性疾患ではなく，炎症性疾患や代謝性疾患の場合は，血液生化学検査や関節液検査を行います．RA，痛風性関節炎，偽痛風発作などを鑑別していきます．また，整形外科で頻用する non-steroidal anti-inflammatory drugs（NSAIDs）による腎機能障害の有無を，eGFR などで定期的に確認することが重要です．

Column

膝は濡れ衣その1

「膝が痛くて歩けません…」と車椅子で外来にいらした患者さん．膝X線ではKL分類3度のOA変化が確認できます．健側を軸に，患側の股関節を動かさないようにそーっとベッドに移動されてい

ました．この時点で股関節が原因であると疑い，ベッド上でPatrickサイン陽性を確認し，膝の圧痛がないことと，「股関節を動かさずに」膝だけを屈伸させて疼痛が誘発されないことを確認し，股関節のX線を追加したところ大腿骨頭壊死が判明しました！ THAをおすすめしました．患者さんの膝以外にも気を配りましょう．

Column

膝は濡れ衣その2

「膝がむくんで歩けなくなった」という主訴で受診した，恰幅のいい男性の患者さん．確かに両膝ともKL分類2度のOA変化に加え，水腫もありますが，両側性に下肢全体に高度の浮腫を認めました．特徴的なのは，仰臥位になっても出っ張った腹部が凹まないことです．腹部を触ると緊満感があり，波動も触れました．膝が原因ではないと思われることを説明し，急いでかかりつけ内科を受診していただきました．悪い予感は当たり，大腸がんが肝転移した結果の腹水貯留と，それによる下肢静脈還流不全でした．患者さんの膝以外にも神経を配りましょう．

f 診断から手術待機期間の注意点

通常のOAでは自然治癒は起こり得ませんが，症状には波があります．そのなかでも，骨壊死や骨髄内病変の経過観察には注意を要します．骨壊死はspontaneous osteonecrosis of the knee（SONK）とよばれていましたが，最近はsubchondral insufficiency fracture of the knee（SIFK）と総称されるようになっています．つまり，病態の本質は文字どおり「骨折」ですので，早期に条件が整えば治癒過程に向かう可能性があります．とくに，MRIにより早期発見できたSIFK例やSIFKによる信号変化の範囲が狭い場合などは，待機期間中の安静により治癒機転が働き疼痛が軽減し，画像的にもSIFK周囲の骨硬化が認められる場合があります．数ヵ月の手術待機期間中に軽快して，手術を要さなくなる例もあることを覚えておく必要があります．

最後に念を押しますが，問診の段階で診断が浮かばなければ画像を見ても診断はつきません．自分自身が納得のいく問診を心がけてください．その後の検査はあくまで「答え合わせ」です．

私の視点

診察での注意事項は，本項でほぼ網羅されています．股関節には全く症状がないのに，膝痛が主訴で受診する症例も数例経験しました．また，脊柱管狭窄症であるのにあたかも膝OAのような症状を訴える方もおられます．疑わしければMRIを撮影する（もしRosenberg viewやSkyline viewを撮影していないのであればそれを撮影する），そして股関節や腰椎の検査を行うことがとても大切です．

またSONK（SIFK）ですが，私は病的骨折と考え発症後3ヵ月間経過観察するようにしています．かなりの割合（体感的には半数）の患者で経過観察中に骨癒合が得られ，症状が消失します．

第2章

TKA

第2章 TKA

1 機種の特徴と選択

Dr.Hiranaka

　私の機種選択はシンプルです（**表1**）．まず，人工関節の適応かどうか判断します．その後，UKA の適応かどうか判断します．

　UKA の適応でなかったものが TKA となります．機種を使い分けることはなく，なるべく1つの機種を継続して使用して，その手技・特徴を熟知することが大切と考えています．ほとんどは単一のインプラントで対応できます．

　TKA を見ると，膝を蝶番と考えその機能を蝶番から post-cam で置き換えていく functional approach と，表面置換を行う anatomic approach という2つのアプローチがあります（**表2**）．

　私は UKA をほぼ60%の症例に行っていますので，健常部分をなるべく残して，表面置換を行うという考えに則って手術を行っています．

　kinematic alignment（KA）は，この考えの延長線上にある TKA の手技ですので最近好んで行っています．

　しかし，どのような機種・手術方法を選択するにしても，大切なことはどのような膝を理想として手術を行うかイメージすることです．そうして，その機種を熟知して習熟することです．機種の差よりも，習熟度，理解度の差が結果に直結すると思います．

　TKA の場合は，ほとんどの症例で Persona® MC（Zimmer Biomet 合同会社）を使用しています．

表1　人工膝関節適応決定のマトリックス

	ACL 機能膝	ACL 不全膝
lateral cartilage intact	UKA または TKA[*1]	TKA（または UKA +/− ACL 再建術）[*2]
lateral cartilage defect	TKA（または Bi-UKA）[*3]	TKA

[*1]：許容範囲外の PF の変化（骨欠損，亜脱臼，溝形成）．全層性の骨欠損（bone on bone）は許容されるが，外側の OA は注意．
[*2]：外側と PF に問題がなく，ACL のみ損傷されている場合は，高齢であれば UKA 単独で，若年であれば ACL 再建とともに UKA を施行する場合あり．
[*3]：ACL が明らかに正常であれば，ACL を温存して両顆置換を行うことあり．

表2　TKA の2つの系統

	functional approach	anatomic approach
手術コンセプト	reconstruction（再構築）	resurfacing（表面置換）
骨切りの方針	変形した膝をいったんリセットして新しい膝に作り直す（建て直し）	変形した部分のみ修復（リフォーム）
軟部組織	不要なものは切除	健常部分は可能な限り残す
PCL	切除	温存
骨切り法	gap balancing 現状の軟部組織状態に合うようにコンポーネントの位置を調節	measured resection コンポーネントの分だけ骨切り

これは medial pivot type のインプラントですが，PCL を温存しても，切除しても適応するよう設計されています．私は可能な限り後十字靱帯（posterior cruciate ligament：PCL）を温存するように心がけていますが，時に PCL 不全であったり，損傷されていたり，逆にリリースしてゆるめたりすることがあっても，Persona® MC なら安定性が確保できます．

Persona® の大腿骨コンポーネントは multi radius いわゆる J カーブとなっています．屈曲の関節面では，伸展時のものより曲率半径が少なくなり，ある程度の前後の動きの許容性が出ます．また前方の lip が高くなっており，前方への安定性が得られる設計になっています．implant メーカーから提供された資料では，PCL を温存した場合，CR 型よりも内側の制動，とくに中間屈曲位での制動が得られるとされています[1]．

また，KA で行う際には medial pivot + single radius を使用するのが理屈上の原則なので，一部 Medacta 社の GMK Sphere や Microport 社の Advance を使用しています．

膝の運動は medial pivot motion とよばれており，内側は深屈曲時に 2 mm 程度しか前後方向に動かないのに対して，外側は 10 mm 程度動くといわれています．しかし，われわれの研究では，ACL が正常な UKA においても約 8 mm 前後方向に移動します．また，その移動パターンにはいくつか種類があり，ほとんど動かないもの，よく動くもの，いったん前方に動いてその後後方に動くものとさまざまです（図1）[2]．したがって，kinematics は個人ごとに異なると考えています．ですので，内側であっても許容性をもたせたほうがよく，無理に medial pivot motion させると kinematics に conflict が生じることが危惧されます．逆に，TKA は少なくとも ACL 不全膝となっていますので，ある程度の拘束性が必要という考えも成り立ちます．私が使用している MC サーフェイスは，ある程度の拘束性をもちながらも，屈曲時には多少の許容性がありますので好んで使っています（図2）．

これらはすべて PCL 温存型のものです．

PS 型などの拘束性の高い機種はリビジョンであったり，PCL 不全など著しく不安定が予想されるものではバックアップとして準備していますが，実際には Persona® MC で行うことが多いです．しかし，PS 型でギャップテクニックを行っても非常に安定しますので，興味のある方はそのような文献，先生から学んでいただけたらと思います．

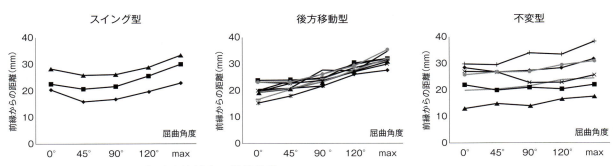

図1　Oxford UKA における接触点の前後移動
（飛田 祐一ほか：Oxford mobile-bearing UKA の二次元動作解析．中部整災誌 56：689-690, 2013 より許諾を得て改変し転載）

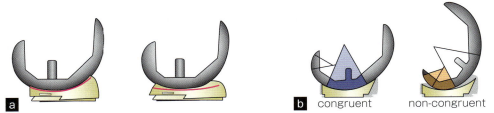

図2　Persona® MC サーフェイスの拘束性（Zimmer Biomet 合同会社）
a：MC サーフェイスの内側と外側の適合性，b：MC サーフェイス内側の屈曲時，伸展時の適合性．

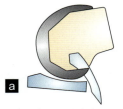 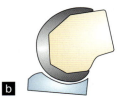 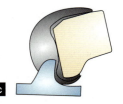

cruciate-retaining (CR) ／ cruciate sacrificing (CS) ultra-congruent (UC) ／ posterior stabilized (PS)

図3 TKAの代表的なサーフェイス
a：PCL，b：conformity，c：post-cam．

　本書の趣旨は，いろいろな手技をご紹介することではなく，私の行っている手技をご紹介することですので，それぞれの説明は割愛します．もしも納得されるインプラントがあれば，よいメンターを見つけて指導を受けられることをおすすめします．

　最後に，各種TKAのサーフェイスを図3に示します．CR型の安定性とroll back機能は，PCLによって得られます．CS（cruciate sacrificing）型〔UC（ultra-congruent）型〕は，サーフェイスの拘束性で安定性を得ます．PS型は，postとcamのエンゲージメントにより後方安定性と大腿骨のroll backを誘導します．最近のシステムでは，同一ブランドで複数のサーフェイスが使用可能になっています．しかしその起源，考え方は全く異なるものです．また，どちらが優れているというものでもありません．どのような膝を作りたいか，そのためにどのような機種を使ってどのような手技を行うか，常に考えておくことが大切です．

文献

1) Tsubosaka M et al：Mid-flexion stability in the anteroposterior plane is achieved with a medial congruent insert in cruciate-retaining total knee arthroplasty for varus osteoarthritis. Knee Surg Sports Traumatol Arthrosc 29：467-473, 2021
2) 飛田祐一ほか：Oxford mobile-bearing UKAの二次元動作解析．中部整災誌 56：689-690, 2013

Column

横着者ほど伸びる？

　上記は私の持論ですが，面倒なことでも手間を惜しまない人がいます．私はどちらかというと真逆で，面倒なことは大嫌いで，1つでも手間を省きたいと考えるほうです．ほんの一手間かければ済むことでも，何とかより手間のかからない方法はないか考えます．この性格が，常により良い方法がないか，より便利な器具はないかの追求につながっていると思います．

第2章 TKA

2 術前計画

Dr.Hiranaka

1 なぜ術前計画を行うか

正確な手術には，綿密な術前計画が必要といわれます．しかし，私自身はあまり術前計画を綿密に行っていません．真面目に計画を行っている先生方からは糾弾されるかもしれませんが，術前計画はある一定の範囲でしか役に立たないと思います．なぜなら，術前計画での骨切り線と，術中に設定した骨切り線が一致しているかどうか確認する手段がないからです．正確に確認するためには，ナビゲーションシステムやロボットが必要となります．

術前計画を行う目的は，骨切り線（面）の計画を立てることで，手術のシミュレーションを行う，インプラントサイズの目安をつける，アライメントを測定する，といったところではないでしょうか？　加えて，手術のシミュレーションに含まれるかもしれませんが，この骨棘を取ろうとか，この骨欠損をどう補おうとかいうことも，あらかじめ考えておくことができます．

さらに，骨切りの計画を立てておくことで，手術中の骨切り量で適切に手術が行われているかどうか確認することもできます．たとえばmechanical alignment（MA）で骨切りを行おうとした場合，外側から10 mm（軟骨の2 mmが含まれるので骨としては8 mm）で，機能軸に垂直に切ります．すると，内側の骨切りの厚さがわかります．そうして，術中には骨切り厚を必ず測定します．予定と大きく食い違うときには，骨切りが適切に行われていなかった可能性を示しますので，再チェックを行う必要があると判断できることになります（**図1**）．

X線の拡大率もあるため正確な数値を知ることはできませんが，内外側の厚さの比較は可能です．たとえば，予定では大腿骨の内側と外側がほとんど同じ厚さで切れるはずなのに外側のほうが厚めに切れたとか，脛骨で外側に比べて内側がかなり薄く切れるはずなのに似たような厚さで切れたとかがあれば，計画どおり切れなかった可能性があります．

2 （アナログ）テンプレートの使用方法

手術のシミュレーションを行うには，テンプレート（**図2**）を用います．以前はX線フィルムをシャーカステンにかけてテンプレートを当てていましたが，フィルムがほぼ絶滅した現在，電子カルテの画像管理通信システム（PACS）画面にテンプレートを当てています（**図3**）．もちろん，電子カルテ上に計画ソフトがある場合はそれを利用します．

PACS画面にはスケールが記載されていますので，テンプレートのスケールと合うように画面の拡大率を調節します．この，拡大率を調節できるようになったことが，電子化された大きなメリットです．X線フィルムの拡大率は一律10%前後として設定されているものが多く，X線フィルムを用いての計画はその拡大率の影響を大きく受けます．適切な拡大率で撮影されていないフィルムでは，サイズの信頼性が低いということになります．

さらに，PACSビューアーでは画面の上に自由に線を引くこともできますし，長さ，角度を測定

2 術前計画 21

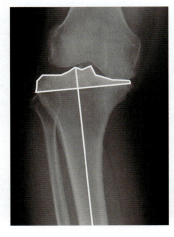

図1　術前計画の効用
術前計画を行っておくことで，骨切り厚のある程度の目安がつく．たとえば図のような膝の場合，外側に比べて内側の骨切り厚がかなり薄くなっている．もし内外側の骨切り幅が同じくらいになっていたら，骨切りのエラーが生じている可能性があることを術中に知ることができる．

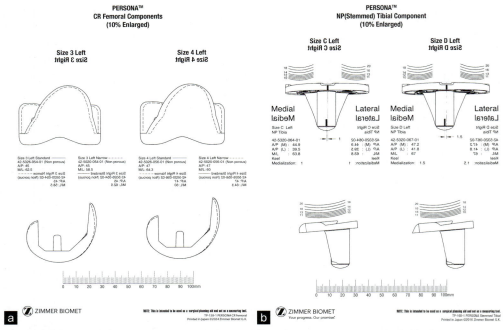

図2　TKAテンプレートの1例〔Persona®（Zimmer Biomet合同会社）〕
a：大腿骨テンプレート，b：脛骨テンプレート．

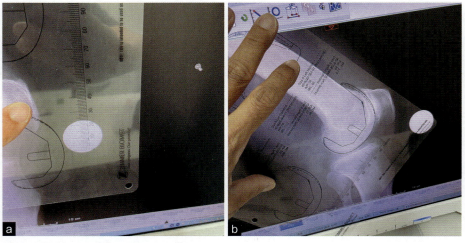

図3　TKAテンプレーティング
a：拡大率の調整．テンプレートの目盛りと，膝と同時に撮影した金属球（当院では2.5 cm）が合うように拡大率を調節する．b：テンプレーティング．テンプレートをモニターの画像に重ねてプランニングする．

することもできます．フィルムの時代は，直接線を引くことができなかったので，トレーシングペーパーに骨の輪郭を移し取り，シャウカステンにあらかじめセットしておいたテンプレートにトレーシングペーパーを被せて作図を行っていました．この操作を行ううちに，何となく手術のイメージが掴めてきますので，シミュレーションという意味では意義がありました．したがって，手術のステップごとの操作を確認して明確化するという意味では，はじめのうちは計画を行うのに大きな意味があります．

　計画を立てるうちに，膝周辺の骨の特徴が自分の意識のなかに蓄積されていき，感覚が養われます．自分の頭のなかに骨モデルが形成されて，この骨はどのような特徴があるか感覚的にわかるようになります．この感覚と，術中の骨のイメージを整合させていくことが手術上達のコツです．

3 術前計画に使用するX線写真

　術前計画には適切に撮影された正側二方向のX線写真が必要です．何が正しい正面で側面かは難しい問題です．なかなか信用できるランドマークはありませんし，厳密な意味での正面は手術によって変わります．たとえばMAでは上顆軸に垂直な方向が正面になりますし，kinematic alignment（KA）の場合は後顆軸に垂直になります．これらを厳密に知ることはできませんので，ざっくりと膝蓋骨が正面ということになります．しかし，なかには膝蓋骨が外側変異しているものもあります．この場合は膝蓋骨正面に合わせると内旋気味になります．このようなときは，屈伸軸と平行，すなわち膝を少し曲げてみて，膝が飛び出してくるほうを正面としています．

　脛骨に関しては前後面を決めるランドマークに乏しく，さらに前後軸の定義自体が複数存在します．大腿骨を正面に向けて，そこで計測するしかありません．また，脛骨に関しては関節面と平行にX線ビームを投射する必要があります．しかし関節面の後傾はさまざまであり，5°〜10°程度後傾している脛骨関節面に対して平行に入射するにはX線ビームをやや後傾させるか，脛骨を大腿骨に対してやや屈曲させねばなりません．しかし，こうすると画像の歪みが生じることになります．この辺りが2Dの計画の限界です．

　ともあれ，膝蓋骨が大腿骨の中央に写っているか，脛骨関節面が線として写っていることでおおむね適切な正面像であることを判断します．側面に関しては，大腿骨の後顆が重なって写っているかどうかで判断します．

4 テンプレーティングの実際

　図4のようにフワッとテンプレートを当てていませんか？　このような当て方では，計画した気になるだけで何の情報も得られません．そもそも既存のテンプレートそのままではあまり役に立ちません．少し手を加える必要があります（図5）．

　まず，テンプレート上に骨切り線を引きます．インプラントの内のりの部分です．次いで，この線と垂直にコンポーネントの中心から垂線を引きます．さらに6°の線も引きます．次に，X線上に大腿骨の解剖軸を引きます．これは髄内ロッドの入る方向です．ここでは顆間窩の上端から髄腔中心とします．骨髄中心の位置は，髄内ロッドを挿入する予定の長さが目安です．私はshort filmで確認できる最も近位の所に設定することが多いです．あまり深すぎると，髄内ロッドが大腿骨の前弯に沿って伸展し，伸展設置となります．6°とは，大腿骨機能軸と解剖軸の差です．一律6°で大半が±3°の範囲に収まるという報告がありますし[1,2]，経験上，著しいmalalignmentになることはありません．長尺X線やCTなどからこの角度を割り出して設定してもよいのですが，仮に3°

2　術前計画　　23

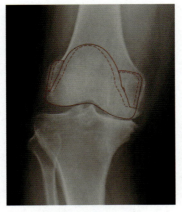

図4 間違ったテンプレートの当て方
何となくコンポーネントと骨の遠位を合わせているもの．MA だとしたら何の役にも立たない．

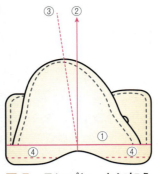

図5 テンプレートに加えるべき補助線
①骨切り線
②骨切り線に垂直な線（大腿骨機能軸）
③6°外側に偏位した線（大腿骨解剖軸）
④軟骨厚（2 mm）の線

や9°という値に測定されたとしても，そのまま従うのは躊躇されるため結局は5°〜7°程度に制限されることが多いのではないでしょうか．そうであれば，その中心の6°と一律設定することは合理的だと考えています．

こうして，テンプレートに引いた6°の線と，大腿骨解剖軸を合わせます．これでアライメントの調節ができました（図6）．

次に，骨切りレベルを設定します．私は，内側型 OA なら外側の関節面を一致させるように骨切りを行っています．それではテンプレートの表面を骨表面に合わせるかというと，そうではありません．正常側の骨の表面には約2 mm の関節軟骨が存在するからです．したがって，そこから2 mm 遠位にコンポーネントの表面が来るようにします．したがって，テンプレート上に2 mm の線を描いておけばわかりやすいです．

私は常々，軟骨分の2 mm の内のり面が点線で描かれており，骨切り面と，5°，6°，7°くらいの線が描かれたテンプレートがあれば便利だと思っていますが，お目にかかったことはありません．あまり術前計画をしなくなったせいかもしれないですね．

側面は，深く考えればさらに複雑です．両顆部が重なるように X 線を撮影しますが，どちらの顆部に焦点を当てるかで計画が変わってきます．私は外側基準で考えますので，これを外顆と考えて設定します（図7）．すなわち，後顆をコンポーネントと同じ厚さだけ骨切りします．このときは，正常な外顆の上には軟骨が載っていることを考慮して設置します．側面のテンプレートも，やはり軟骨分の2 mm の線があれば便利ですね．

これで，前方の骨皮質が大腿骨コンポーネントのフランジの内のりと一致するサイズが予定サイズということになります．しかし，これは外顆の話で，内顆は遠位も後顆ももう少し深く切ることになります．その程度は，大腿骨の回旋角度が大きくなればより深くなるはずです．結局は骨切りと異なる方向に X 線が入っているのが原因です．この辺りが2D テンプレートの限界ですね．また，さらにここでは前方フランジが前方骨皮質と一致するように計画しましたが，前方の骨切りの厚さをインプラントの厚さと一致させたほうがよい（anterior offset の概念）という考えも出てきています．

このような思考を組み立てることで，徐々に解剖と病理の理解が深まっていきますし，手術のイメージを組み立てることができます．

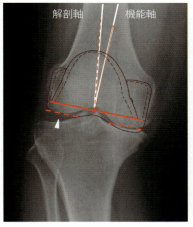 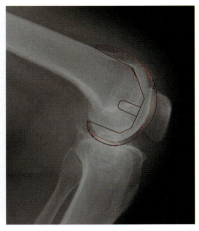

図6 テンプレーティングの完成
骨切り面（赤い太線），軟骨厚を考慮した骨表面（赤い太点線），骨切り面との垂線，6°の線を引いておく．
白矢頭：ジョイントラインを合わせる側の顆部．

図7 側面のテンプレーティング
やはり，軟骨厚を考慮する必要がある．

　脛骨は脛骨軸と垂直に骨切りを行いますが，骨軸には2種類あります．機能軸と解剖軸です．機能軸は足関節中心から膝関節中心（顆間隆起の中央）ですが，解剖軸は骨幹部の中心線，たとえば上1/3と下1/3の中点を結んだ線になります．しかし，short film での脛骨軸は，たとえば関節面から5 cmと10 cmでの中天を結んだ線，もしくは6 cmと12 cmを結んだ線などで決めることが多いのではないでしょうか？　これでは，やや内反で切れてしまいます．日本人は脛骨近位内反の方が多いからです．われわれの研究では，骨幹部軸と近位軸の差は3°～6°程度，anatomical と mechanical の差も 0.5°～1°程度みられます[3,4]．

　全下肢のX線写真があれば正確な機能軸が得られますが，テンプレートには不向きです．

　私は short film で写っている部分の脛骨骨幹部の下端の中心から，外側顆間隆起頂点のやや内側に線を引くようにしています．当院での検討により，おおよそ脛骨の解剖軸は外側顆間隆起のやや内側を通るからです．脛骨近位内反のある症例ではステムが内側骨皮質に近づきすぎることがあります．解剖軸を引いておくことで，やや外側寄りに設置したほうが安全かなと目安をつけておくことができます（図8）．ただ，この辺りの収まりのよい所は case by case ですので，症例ごとに最適位置を模索すればよいです．

　ここで大切なことは，大腿骨も脛骨も骨切りの厚さの目安をつけておくことです．術前計画においては，骨切りの厚さの計画が大切です．なぜなら骨切りの厚さは術中に確認できる，最も信頼できる指標だからです．

　そうして，術中に骨切り厚を，骨切りの前にもあとにも測定してください．そのために，ノギスと高さ可変式のスタイラスをぜひ用意しておいてください．

5 KAの場合

　KAの場合，アライメントは骨形態に依存しますので，術前計画は基本的に不要です．軟骨の厚みを考慮して，コンポーネントの厚さだけ骨切りが行えているかを確認します．ただし，手術患者の固有のアライメントを知っておく必要がありますので，長尺のX線を撮影して，lateral distal femoral angle（LDFA），medial proximal tibial angle（MPTA），mechanical HKA，後方傾斜を測定し，患者固有のアライメントである arithmetic HKA（aHKA）と joint line obliquity（JLO）

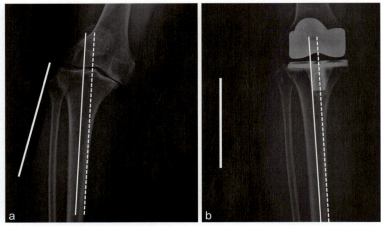

図8 脛骨近位内反例の脛骨軸
a：脛骨近位内反例．b：インプラントの中心は内側骨皮質に近づく．
実線：脛骨解剖軸，点線：脛骨プラトーの中心．

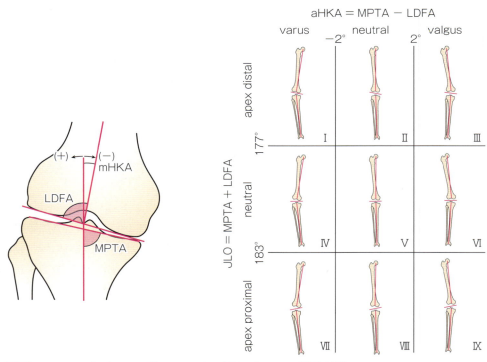

図9 coronal plane alignment of the knee（CPAK）

を計算して，CPAK分類を行っておきます（図9）．

aHKAはMPTA－LDFAから求められ，マイナス値であれば内反，プラス値であれば外反を示します．この値は，下記のような3つの意味をもっています（図10）．

1つめは，骨欠損がないと仮定した場合に，その膝のOAとなる前の健常な状態でのHKA（constitutional HKA）と考えられます[5]．この状態では，内側も外側も軟骨の厚さが同じであると考えられるからです．換言すれば，関節面収束角（joint line convergence angle：JLCA）が0°としたときのHKAともいえます．

2つめは，KAで制限を加えずに手術を行った場合の目標HKAです．KAでは健常な関節表面（≒骨表面）と平行に骨切りを行います．もし何らかの制限を加えた場合，またもとの関節面ではなく，現時点での軟部組織バランスを指標に骨切りを行ったfunctional alignment TKA[6]やsoft-tissue respecting KA-TKA[7]では異なった値になります．

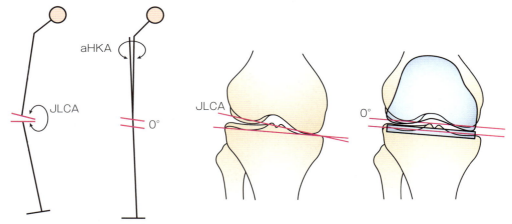

図10　aHKAの有用性
大腿骨と脛骨の骨表面（≒関節表面）と平行に設定することでJLCAは0°となり，全体のHKAはaHKAと同じになる．これは，OA前のアライメントとも，KA後のアライメントとも考えられる．

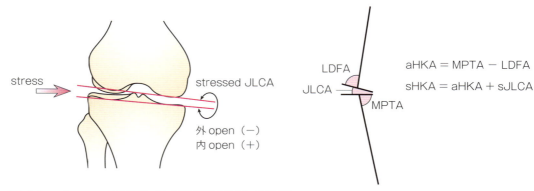

図11　stressed HKAによる術後HKAの予測

　3つめは，術後のHKAと術前のaHKAの比較による，意図したとおりの骨切りが行えているかどうかの確認です．MAの場合は，aHKAに関わりなく術後HKAは0°になりますし，KA-TKAの場合は術後HKAは術前aHKAと同じになるはずです．また，角度に制限を加えたrestricted KA-TKA[8,9]の場合は，予定骨切り角度から術後目標HKAが骨切り計画時のaHKAとして計算できます．

　JLOはMPTA+LDFAで計算され，180°がneutral，少なければ内方傾斜（apex distal），大きければ外方傾斜（apex proximal）と表現します．しかし，大腿骨と脛骨がともに同程度内反しても，外反してもneutralとなりますので，その解釈についてはもう少し検討の余地があります．

　関節傾斜に関しては，LDFA，MPTAを個別に評価する必要があると思います[10]．私はmHKA，MPTA，LDFA，JLCAを測定して，そこからMPTA－LDFAでaHKAを計算します．同時に外反ストレス時のJLCAを測定して，ここにaHKA値を加えることでstressed HKA（sJLCA）が計算できます．これは現時点でどの程度変形が矯正されるかを示しますので，これを考慮しつつ手術を行うことにしています（**図11**）．

　たとえば**図12**のような症例では，術前のHKAは5°なのですが，aHKAは84.6°－86.2°＝－1.6°で，本来のHKAは1.6°内反であると考えます．ストレスではまだ1.2°戻り切らないのですが，術中操作で解消できればそれでよし．もし解消できなければ1.6°＋1.2°＝2.8°（約3°）内反が残りますが，この程度であれば許容範囲かなと考えておきます．

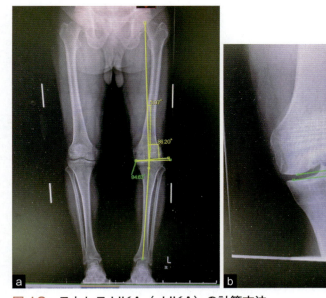

図12 ストレスHKA（sHKA）の計算方法
a：立位長尺X線写真，b：外反ストレスX線写真．aで求めたaHKA（MPTA－LDFA）とbで求めたsJLCAからsHKAが計算できる．

文献

1) Andrews SN et al：Fixed Distal Femoral Cut of 6° Valgus in Total Knee Arthroplasty：A Radiographic Review of 788 Consecutive Cases. J Arthroplasty **34**：755–759, 2019
2) Pornrattanamaneewong C et al：Accuracy of empirical distal femoral valgus cut angle of 4° to 6° in total knee arthroplasty: a randomized controlled trial. Eur J Orthop Surg Traumatol **32**：175–181, 2022
3) Yoshikawa R et al：The Medial Eminence Line for Predicting Tibial Fracture Risk after Unicompartmental Knee Arthroplasty. Clin Orthop Surg **12**：166–170, 2020
4) Suda Y et al：Mobile bearing orbit on the tibial component in Oxford unicompartmental knee arthroplasty. Knee **42**：136–142, 2023
5) Griffiths-Jones W et al：Arithmetic hip-knee-ankle angle (aHKA): An algorithm for estimating constitutional lower limb alignment in the arthritic patient population. Bone Jt Open **2**：351–358, 2021
6) Chang JS et al：Functional alignment achieves soft-tissue balance in total knee arthroplasty as measured with quantitative sensor-guided technology. Bone Joint J **103-B**：507–514, 2021
7) Ishikawa M et al：Effects of Unrestricted Kinematically Aligned Total Knee Arthroplasty with a Modified Soft-Tissue Respecting Technique on the Deformity of Limb Alignment in Japanese Patients. Medicina **59**：1969, 2023
8) Almaawi AM et al：The Impact of Mechanical and Restricted Kinematic Alignment on Knee Anatomy in Total Knee Arthroplasty. J Arthroplasty **32**：2133–2140, 2017
9) Vendittoli P-A et al：Restricted Kinematic Alignment, the fundamentals, and clinical applications. Front Surg **8**：697020, 2021
10) Hirschmann MT et al：Definition of normal, neutral, deviant and aberrant coronal knee alignment for total knee arthroplasty. Knee Surg Sports Traumatol Arthrosc **32**：473–489, 2024

3 手術体位

1 セッティング

　TKAでは，足板2つを使用して，膝90°屈曲位で垂直に自立するようにセッティングします．1つの足板は足部のストッパーとするよう，ベッドの長軸と垂直に固定します．足板の一部がベッドからはみ出すくらいがちょうどよいです（図1）．その理由は以下のとおりです．術中にはどうしても下肢が外側に倒れがちになります．そうすると操作面の露出が不十分となります．下肢を直立させるために余計な労力が必要となります．こうなったときは，足部を外側に移動させれば再度直立位に戻すことができます．なので足が少し外に置けるほうがよいのです．

　また，手術操作を側方ではなく足部方向から行いたいこともあるので，なるべく遠位に設置するべきです．しかし，下肢伸展位で踵がはみ出すことは避けたいです．伸展位で踵がベッドの端，もしくはそのやや近位に来るようにセッティングしています．

　もう1つの足板は，タニケットを押さえるように設置します．タニケットより遠位に設定すると，清潔野にかかるからです．また足板の角度は，膝を90°で自立させた際の大腿軸に垂直とします．こうすることで，深屈曲させても足板で効率よく押さえることができます．展開のためには膝蓋骨を外側に圧排せねばならず，そのためのカウンターフォースとして足板が有効です．設置の段階で90°屈曲位から深屈曲位までで膝を内側から外側に押して，カウンターがかかるか確認します．

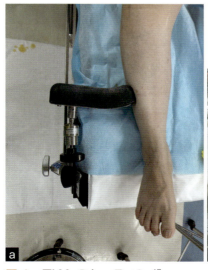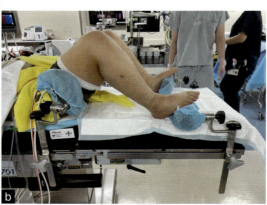

図1　TKAのセッティング
a：遠位の足板の設置．伸展位で足がテーブルからはみ出さないようにして，足板はなるべく遠位に設置．b：近位の足板の設置とセッティングの完成．膝は90°屈曲位で自立するよう設置．

2 タニケットの巻き方

私はいまだにタニケットを使用しています．最近はタニケットなしでの手術も盛んに行われているようですが，私はタニケットを使って完全な無血野を作成して速やかに手術を終えるよう心がけています．

タニケットの巻き方には工夫をしています．脂肪が多くて太い大腿では，脂肪を遠位に持ち上げるようにしてできた鼠径部の窪みに下巻きを巻き，遠位に絞り込むように巻き上げます．ここにタニケットを巻くと，脂肪がストッパーになって高位で安定します[1]（図2）．

3 術者の立ち位置について（図3）

右膝手術の場合，術者は患肢と同側（右側）に立ちます．左膝手術の場合は患肢の対側（右側）に立ちます．右利きの場合は，患肢の右側に立ったほうが圧倒的に操作がしやすいです．しかし，何らかの原因で対側に立てないときは，足元に立つようにしています．

また左膝の手術でも，インプラント挿入操作のときは患側（左側）に移動して，膝の正面に立ちます．

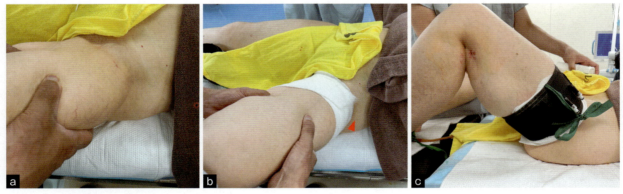

図2　ヨセアゲタニケット
a：大腿部の軟部組織を掴んで末梢方向に引っ張り，鼠径部近くにくびれを作る．b：鼠径部にできたくびれに，きつめにソフトベンダーを巻く．中枢から末梢に向かって巻くのがコツ．c：くびれにタニケットを巻くと，持ち上げた軟部組織（b，矢頭）がストッパーとなってずれなくなる．

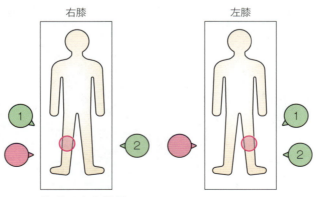

図3　術者の立ち位置
赤：術者，緑：助手1，2．助手が1人のときは1に，2人のときは2にも立つ．

4 助手の立ち位置について（図3，4）

助手は常に患肢側の頭側に立ちます．レトラクターなどで術野を展開して保持するためには，対側ではなく患肢側に立ったほうがやりやすいです．もう1人助手がいるときは，術者の対側に立ちます．大腿骨遠位部の操作のときに一時的に入れ替わることはありますが，一貫してこの位置での介助を行います．とくに脛骨操作のときは，PCLレトラクターと外側レトラクターの操作が大変重要になります．

それぞれのレトラクターをそれぞれの手で把持して，外側に倒れ込むのを肘，体幹またはレトラクター操作で支えます．

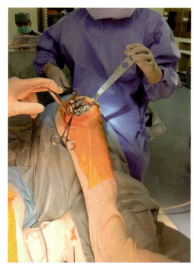

図4 助手の立ち位置
常に患肢側の頭側でレトラクター操作する．

5 助手なしでの手術

比較的やわらかい膝で展開に力が必要ない場合は，ピンポイントで看護師に介助してもらうことで，助手なしでの手術も可能です．骨切りのときには，片方の手でレトラクターを把持しながら，もう片方の手で骨切りを行います．しかし，片手でボーンソーを操作するためには，手技に習熟している必要があります．助手がついた状態で，両手で把持しながら安定して骨切りが行えるようになってから，十分慎重に行うようにします．

どうしても助手の手が欲しくなるのは，最初の段階で膝蓋下脂肪体を切除するときと，インプラントを挿入するときです．脂肪体を取るときは，鉗子でつまんで引き上げる手と，ハサミで切除する手が必要です．また，インプラント挿入時には，PCLレトラクター，外側レトラクターを把持する手が必要です．これらを保持するホルダーがあれば可能になると思いますので，当院にて現在開発中です．

> **Column**
>
> 医療経済的に最も効率がよいのは，術者1人で手術が完結することです．とはいえこの場合も，前述したように特殊なレトラクターを保持するホルダーを使用するか，一時的に看護師などに助手を頼むことになります．
>
> しかし教育という点では，若い先生に助手として入ってもらい，技術を習得してもらうことが必要になります．収益と教育のバランスが必要であると思います．

文献

1) 平中崇文ほか：大腿部駆血帯を高位で確実に装着する工夫—ヨセ・アゲタニケット法—．中部整災誌 **53**：457-458，2010

第2章 TKA

4 アプローチ：皮切と展開（▶動画1）

Dr.Hiranaka

1 基本的な考え方

　手術を行ううえでの私の基本的な考え方は，低侵襲です．私の考える低侵襲は，
①軟部組織の損傷を最小限に
②軟部組織を可能な限り修復
③手術時間を短く
の3つで，わかりやすくいうと「少しだけ切って・さっと手術して・もとどおりに縫い合わせる」ことを心がけています．

2 軟部組織の損傷を最小限にするには

a 短い皮切

　整容的な目的よりも，伏在神経膝蓋下枝の損傷リスクを最小限にするために心がけています．とくに経験上，関節面より下を切開することでそのリスクが高くなるので，なるべく短くします．短い皮切には，縫合時間が短くなるメリットもあります．

b 筋の温存

　初回手術ではUKA・TKAにかかわらず，改良型subvastus approachであるunder vastus approachを全例で行っています．この方法は，巽 一郎先生（現 一宮西病院）に教えていただき[1]，その後，改良を加えつつ15年以上，3,000例以上に使用しています[2]．要点は，内側広筋の筋膜を内側で切開したのち，筋腹のみを周辺から剥離して外側に圧排し，膝蓋上嚢の関節包を外側に向かって切開することです．膝蓋骨の外方移行の妨げとなるのは，伸長性のない組織すなわち筋膜と関節包ですので，これを筋腹とは別に適切に処理すれば，筋膜自体はよく伸びますので十分な展開が得られます．

c 軟部組織の温存

　TKAであればPCLは可能な限り温存します．ACLが健常な症例の大部分にはUKAを行いますので，結果的にACLも温存されることが多いです．TKAでもUKAでもMCLの剥離は原則行わず温存します．同様に，大腿骨前方の骨膜剥離や滑膜切除も原則行いません．
　軟部組織も完全に修復するよう心がけています．筋肉を切開すればその縫合は難しく，治癒にも時間を要しますが，筋膜や軟部組織であれば強固に修復できます．とくに関節包はwater tightな修復を目指しています．関節包の修復を完全にすることで，関節内圧の上昇による止血効果を期待できるとともに，筋肉内への関節内出血の漏出を防げますので，筋の腫脹と疼痛の大幅な軽減が期待できます．

d 手術時間の短縮

　手術時間の短縮は，手術侵襲を少なくする最も大きな要因だと考えています．手術時間が延長することで，侵襲は確実に増加します．このため手術の手数を最小とするよう，細かく工夫しています．たとえば，どうしても必要な場合を除いて，骨棘は骨切り後に切除することにしています．骨切りでかなりの部分が切除されるからです．また，軟部組織の剥離を最小限にすることや，器械出し看護師への器械の指示を前の処置の段階で行っておくことなどで，時間の短縮が得られます．また，手術機種はなるべく毎回同じものを使用します．同じものを使用することで，医師側・看護師側とも無駄な操作が減り，手術時間が短くなります．とくに年間症例数が100例以下の施設では，機種をあれこれ変えることはおすすめできません．私の手術時間の目標は以下のとおりです（ロボット使用は除く）．

- 片側UKA：40分
- 両側UKA：80分
- 片側TKA：60分
- 両側TKA：120分

3　皮膚切開（図1）

　TKA，UKAともに膝を屈曲させた状態でよく切開を行います．皮切の方向は完全に同一で，UKAでは関節面の1〜2cm下から膝蓋腱，膝蓋骨の内縁に沿って膝蓋骨上縁レベルまで，TKAではさらに近位に2〜3cmの皮切を作成します．TKAのコンバートは皮切を延長するだけで可能で，内部の処置は同様です．

> **Column**
>
> 　皮切がうまくできるかどうかで，手術が上手かどうか，ある程度判断できます．必要な長さ・深さだけ，一度に切開するよう心がけます．細かく何度もメスを入れる術者がいますが，余計な侵襲が加わるばかりでなく手術時間も延びます．一刀のもとに皮下組織まで切開できて，かつその下層の筋膜や支帯・関節包には切開が加わらないことが理想です．この深さは部位によって，また患者によって異なります．毎回の手術で，最小の手数で皮下組織まで切開できるよう意識して感覚を磨くことが大切です．

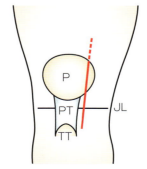

図1　皮膚切開部位（赤線）
JL：ジョイントライン，P：膝蓋骨，PT：膝蓋腱，TT：脛骨結節．

4 皮下組織の剝離（図2）

　皮下組織を十分剝離することで，展開は格段によくなります．剝離の目安としては，①膝蓋骨と膝蓋腱の周辺と，②内側広筋の筋膜を可能な限り広く剝離します（図2のピンク色の部位）．①の剝離は比較的容易ですが，②は皮膚に近く，かつ皮膚と強固に付いているため難しいです．とくに皮切から外側部分の筋膜は徒手的に剝離できないことが多く，その際はハサミを利用して剝離を行います．慣れても筋膜を破ってしまうことが多く，その場合はのちに行う筋膜切開の一部となるように筋膜切開線を調節します．

5 関節切開（図3）

　関節切開は，まず膝蓋腱のやや内側で行います．膝蓋腱の内縁がわかりにくいときは，爪の背で引っ搔くようにするとわかります．一気に関節内まで切開するようにしますが，この部分は膝蓋下脂肪体が厚く，また深層の滑膜も膝蓋下脂肪体につれて動きやすいため関節内に到達することは難しいです．関節面から下は直接骨表面が来るので，骨表面まで骨膜を含めて切開します．この少し近位を切開すると，関節面に達したメスが急に深くまで入ります．ここでさらに，関節液が出てくるまでしっかり奥まで切開を加えます．深くメスを入れることに躊躇する方もいますが，メスを縦に入れることでACLを切離したり，神経血管束を傷つけたりすることはあり得ません．

6 筋膜の切開（図4）

　内側広筋の筋膜のみを，その内側縁近くで切開します．この時点では，筋腹には切開を加えないようにします．この方法には2種類あります．

　1つは関節包切開部分から表層の膝蓋支帯部分のみを追って，内側広筋の内縁付近を切り上げていく方法です（図4の①）．狭い視野からでも可能な，UKAに適した方法ですが，下層の関節包を温存しながら筋膜のみ切開する層を見極めるのが難しいです．浅ければ筋肉を圧排できませんし，深ければ関節包ごと切開してしまいます．何度か繰り返して，切開する層を掴んでください．

　もう1つの方法は，先に筋膜に切開を入れて，それを関節包切開部とつなげていく方法です（図4の②）．内側広筋の表面を広く展開できる，TKAに適した方法ですが，筋膜の切開部分が大切

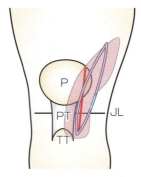 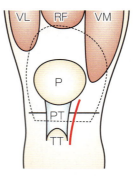 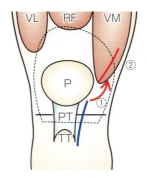

図2　皮下組織の剝離
ピンク色の範囲を剝離する．

図3　関節包切開（赤線）

図4　筋膜の切開
赤線：今回の操作，青線：前回の操作．

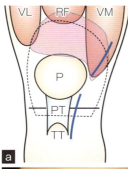
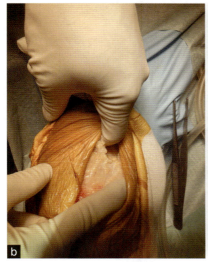
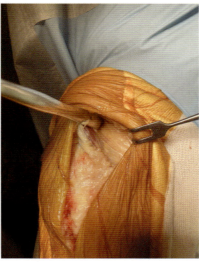
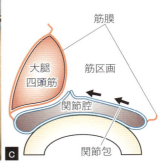

図5　筋肉の剝離
a：青線：前回の操作，ピンク色の範囲：筋の剝離領域．b：筋肉の挙上．c：シェーマ．

です．外側では筋膜は薄く，さらに筋腹との癒着も大きいので剝がしにくいです．

内側のほうが筋膜も厚く，筋肉との癒着も少ないので筋肉を剝がしやすいですが，近くに神経血管束（Hunter管）があるので注意が必要です．内側縁から1cmぐらいが適当です．

7　筋膜の剝離

　筋膜を切開したら，筋膜から筋腹を徒手的に剝離します．まずは筋膜の内側から，次いで筋腹の腹側（骨の前面）を，指が届く限り広く剝離します（図5a）．広く剝離したら，エレバトリウムを挿入して外側に圧排します（図5b）．すると，膝蓋上囊の関節包が明らかになります．この上に内側膝蓋大腿靱帯（MPFL）が走行しています．MPFLは幅1cm程度の帯ですが，薄い膜状であったり，明らかでなかったりすることもあります．このMPFLを切開すると，膝蓋骨は大きく外側に移動します．

8　関節包の切開

　膝蓋骨側面レベルまで関節包切開を行い，筋肉を外側に圧排すると，関節腔と筋肉区画との間の隔壁となっている膜（膝蓋上囊の関節包）が明らかになります（図6a）．この膜を，上外方に向かって切開します（図6b）．関節包を筋肉の下で切開するので，under vastusです．

　切開の方向は，筋肉を圧排しているエレバトリウムの先端です．関節包を十分外まで切開すると，

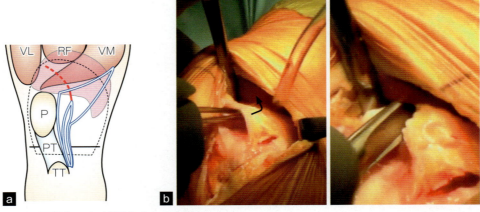

図6 関節包の切外側方向への切開
a：内側広筋（vastus）の下（under）で関節包を外側に切開．b：関節包を外上方に向かって（矢印）切開する．

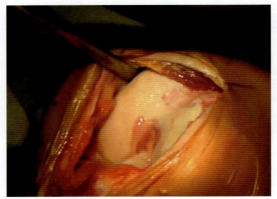

図7 大腿骨遠位の露出
大腿四頭筋と膝蓋骨を，大腿骨外側顆を乗り越えて外側谷まで移動させると良好な展開が得られる．

　外側谷まで膝蓋骨をもってくることができます．膝蓋骨を外側谷に圧排しつつ膝を屈曲させることで，大腿骨遠位を十分に露出させることができます（図7）．もし十分に露出できないときは，エレバトリウムを梃子のようにして四頭筋腱の辺りを外にもってきます．膝蓋骨を外側谷にもってくることがコツであり，こうすることで伸展機構はshort cutでき，膝蓋骨も四頭筋も外顆に隠れて術中にほとんど見えなくなります．

　膝蓋骨を外側移動できない原因はいくつかあります．1つめは，筋肉の剝離不足です．筋腹を背側，腹側，内側と可能な限り広く剝離してください．2つめは膝蓋上嚢の切開不足です．圧排に使用しているエレバトリウム目がけて，十分外側まで切開してください．3つめは筋膜の切開不足です．筋腹を十分剝離すると，中枢の腹側にピンと張った筋膜を触れます．これを十分に近位まで切開します．

　"subvastus"は展開が悪い！　と思われがちですが，以上の点を踏まえれば，筋肉を切り裂いてその間から展開するmuscle split系のアプローチよりも，筋肉を一塊にして外に置いておけるunder vastus approachのほうが，むしろ展開がよいと考えています．

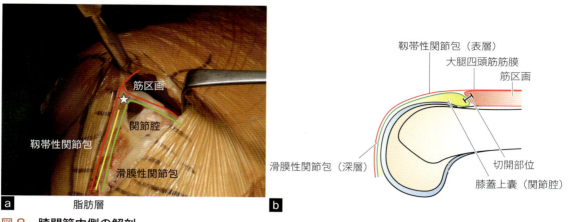

図8 膝関節内側の解剖
赤い膜は線維性の筋膜・靱帯組織，緑の膜は滑膜性の関節包．前者は分枝して浅層の靱帯性関節包（膝蓋支帯）と膝蓋上囊を裏打ちしている筋膜に分枝する．分枝部付近の関節包上（☆）には，内側膝蓋大腿靱帯（MPFL）が存在する．

Column

under vastus approach に必要な解剖（図8）

under vastus approach を行うには，膝蓋骨内側から膝蓋上囊の辺りの解剖を十分理解する必要があります．図8 は，内側の関節包を切開して，筋肉を外側に圧排したところの図です．エレバトリウムと筋鈎の間の空間が筋区画（muscle compartment）で，隔壁を隔てた下の空間が関節腔（joint cavity）です．筋区画は筋膜で覆われており，関節腔は滑膜で裏打ちされています．その間の隔壁は，分厚い関節包と薄い筋膜で構成されており，ここを外側に向かって切開します．大腿四頭筋の表層の筋膜は遠位では分厚くなっており，膝蓋骨だけでなく大腿骨内側顆を広く覆ういわゆる膝蓋支帯とよばれる分厚い線維性組織に移行しています．また大腿四頭筋の腹側の筋膜は膝蓋上囊を薄く覆っていますが，遠位部分では靱帯性関節包と合流しています．

これらが合流した図8a の☆の付近の関節包上には幅5〜7 mm 程度の内側膝蓋大腿（MPFL）が走行しており，関節包を上から締め付けています．MPFL は時に不鮮明で，筋膜や関節包と見分けがつかないこともありますが，この部分を切開すると膝蓋骨は一気に外方化しますので，ここに MPFL があったことを知ることができます．

膝蓋腱レベルでは，浅層の靱帯性関節包（支帯）が分厚くなるのとは逆に，関節包は急激に薄くなり，膝蓋下脂肪体を裏打ちする滑膜性関節包となり，同定は困難となります．そして両者の間には脂肪層（膝蓋下脂肪体）が存在します．この辺りの構造は股関節と似ています．

四頭筋をエレバトリウムなどで外側谷に落とし込むと，良好な展開が得られます（図8）．

9 関節の展開

TKA では，外側も含めて十分展開する必要があります．上記まで行った時点で膝蓋骨が外側谷部分まで移動して，外側谷に落とし込めるようであれば，その後の展開は十分です．膝蓋骨が十分に移動しない原因とその対策は，①関節包の切開が十分外側まで行えていない⇒関節包を十分外側まで切開します，②筋膜の切開が十分近位まで行えていない⇒指で筋膜を触れると緊張した膜として触れることができるため，筋膜を十分近位まで切開します．切開が外側すぎると筋肉が剝がしにくく，内側すぎると神経血管束に近づくので，ちょうどその中間となるように注意が必要です．

膝蓋骨が十分に外に寄ることが確認できたら，次は脛骨外側部の展開に移ります．膝を再び伸展

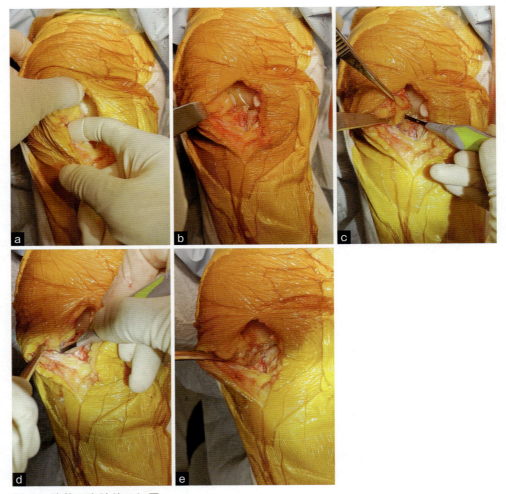

図9　膝蓋下脂肪体の処置
a：膝蓋腱と膝蓋下脂肪体の間を指で剥離する．b：aでできたすきまにレトラクターを挿入して，膝蓋腱を外側に牽引する．c：膝蓋下脂肪体を電気メスやハサミで切除する．d：腸脛靱帯（ITB）の前縁を剥離して，エレバトリウムをその下に潜り込ませてITBを持ち上げ，その付着部の一部をGerdy結節から剥離する．e：脛骨外側が全周性に剥離できた．

させたあと，膝蓋腱の裏側に付着している，膝蓋下脂肪体を切除します．脂肪体の切除には賛否両論ありますが，外側の展開が不十分であると，あとで切除困難な骨片が外側プラトーに残りやすいです．また，膝蓋下脂肪体には意外と硬い線維が含まれているので，展開そのものにも支障が出ます．うまく剥がしてよけるという方法もありますが，切除するほうがやりやすいです．

　膝蓋下脂肪体を切除するにはまず，膝蓋腱と膝蓋下脂肪体の間の間隙に指を挿入して，膝蓋腱と分離しておきます（図9a）．この間隙がわかりにくいときは，少し脂肪体を切開することで見つけることができます．剥離した脂肪体を鉗子などでつまんで持ち上げ，膝蓋骨側，脛骨側をハサミで切ります（図9b，c）．そうしてなるべく奥まで切ったら，脛骨前外側との付着部で切除します．完全に切除することは難しいし，その必要もありませんが，脛骨の前外側は十分展開しておくことが必要です．

　脂肪体を必要な分だけ切除したら，膝蓋腱を前方に圧排するように先端がGerdy結節に当たるまでエレバトリウムを挿入し（図9d），その後，脛骨前外側の骨膜を，関節面から1cm下まで電気メスで丁寧に剥がすようにします．Gerdy結節まで剥がしたら，脛骨骨皮質とGerdy結節の間にエレバトリウムを挿入して，ITBを持ち上げます．そうして関節面から約1cm下まで丁寧に剥離します．ITBの下にうまくエレバトリウムが入ればITBがGerdy結節に入る所がよくわかるので，ITBの線維を傷つけないようにして剥離します（図9e）．この部分を十分に剥離しておくと，そ

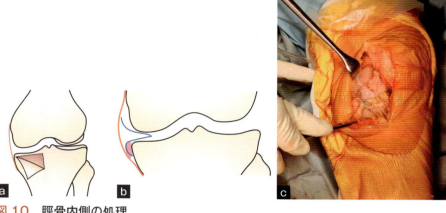

図10 脛骨内側の処理
a：骨膜の剝離部位．展開で関節包とともに切開した骨膜切開線の遠位から，内側プラトーの内縁を結ぶ直線まで三角形に骨膜を剝離する（三角剝き）．b：レトラクターの挿入部位．半月板の下の脛骨内側プラトーと半月板にあるスペースに，レトラクターを挿入する．c：剝離完成．1枚の膜を破らないようにして剝離する．

れより後ろにはあまり線維はついていないので，一気に後方までエレバトリムを挿入させることができます．

次に内側の剝離に移ります．脛骨の前内側の骨皮質から，内側の関節包，骨膜を一体化させて剝離します．脛骨のカッティングブロックが当たる部分を剝がす感覚であり，剝がすのは図10a にある三角形の範囲です（三角剝き）．骨膜を破ることなく，1枚の膜を剝がすように剝離します．ちょうどこの部分には骨棘があることが多いので，丁寧に剝がします．剝がし終えたら，半月板の下に脛骨プラトーの内縁とMCLの間のすきまがありますので，ここにエレバトリウムを滑らせるように挿入します．OAの初期〜中期で骨欠損がない症例ではエレバトリウムの挿入は容易です．エレバトリウムの幅分下まで剝離しておくようにしています．この部分は一部MCLのdeep fiber も付いている所ですが，おおむねこの範囲であればギャップに影響を与えません．むしろ，剝離が不十分でレトラクトが十分できなければMCLを傷つけることになり，その被害は甚大です．MCLを保護するためにMCLを剝がすのです．骨欠損がある場合，このエレバトリウムが入るスペースが失われているので，とくに慎重に剝離する必要があります．

10　骨膜の剝離部位：レトラクターを入れるスペース

ここまで剝離を行えば，膝蓋骨を外側に脱臼させて外側顆外壁に押さえつけたまま膝を屈曲させると，十分な視野が得られます．コツは，膝蓋骨および大腿四頭筋を十分外側顆の外側まで持ってくることです．骨が大きい場合はエレバトリウムを使って，梃子の原理で外側に落とし込みます．膝蓋骨や大腿四頭筋を外側谷に落とし込むと，むしろ伸展機構が短縮できるために安定した展開が得られます．十分な展開が得られた場合，手術中に筋肉が見えることはあまりなく，ほとんど外顆に隠れた状態になります．

膝蓋骨は，反転させずに外側にスライドさせるほうがはるかに軟部組織の侵襲が少なく展開できます（私は，反転なしで困ったことはほとんどありません．もっとも，膝蓋骨の処理をするときは，伸展時に反転させる必要があります）．膝蓋骨の保持には，PCLレトラクターを使用します．これ

4　アプローチ：皮切と展開

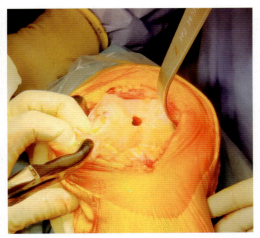

図11 PCLレトラクターによる膝蓋骨の牽引
PCLレトラクターを外側上顆，外側側副靱帯をまたぐようにかける．

であれば，ほとんどのシステムに標準器械として入っています．コツは二股の部分で外側上顆，外側側副靱帯の付着部をまたぐことで，外側側副靱帯が上，または下へのPCLレトラクターのズレを防止してくれ，膝蓋骨の芯をとらえて圧排することができます．大腿骨側の操作を行うときは，このPCLレトラクターを常時使用するとよいです（図11）．

> **Column**
>
> ### 入り口は狭く奥は深く
>
> 　展開のコツはこれに尽きます．big surgeon, big incisionという考え方もありますが，傷は一生残ります．傷が少ないに越したことはありません．「良い手術をするから，傷が残ってもいいだろう」というのは外科医の奢りだと思います．もちろん，小さな皮切では限界があり，そのために不正確な操作になってはいけません．しかし，小さな皮切から始めて奥を広く展開する習慣をつけることは有用です．
>
> 　手術は1つ1つが挑戦です．「より早く，より正確に，より傷を小さく」と，1回1回の手術で目標をもってチャレンジするのがよいと思います．
>
> 　これは何も関節の手術ばかりでなく，骨接合でも，抜釘でも，腱鞘切開でも同じです．ビジネスマネジメントの世界では，PDCA（Plan-Do-Check-Act）というサイクルが大切といわれます．われわれ医療者の世界でも，目標を立て，実行し，それを評価して改善点を考える，このサイクルを1回1回の手術で回していくことで，大きな向上が認められます．たとえば手術時間でもいいですし，皮切の長さでも構いません．毎回時計を見ていますか？　それを意識するだけでも手術手技は大幅に向上します．

文献

1) 巽　一郎：Under vastus approach MIS-TKA －その方法と影響（解説）－．整外最小侵襲術誌 **54**：75-82, 2010
2) Hiranaka T et al：A Modified Under-Vastus Approach for Knee Arthroplasty with Anatomical Repair of Soft Tissue. Clin Orthop Surg **11**：490-494, 2019

第2章 TKA

5 骨切りのコツ

Dr.Hiranaka

1 大腿骨遠位骨切り

髄内ロッドを挿入して設定された角度で骨切りを行う方法と，パドルを大腿骨遠位に当てて骨切りを行う方法の2つがあります．前者は mechanical alignment（MA）のときに，後者は kinematic alignment（KA）のときに使用しています．

a MA

骨切り角度を6°とし，正常な顆部の骨切り厚が9mm（コンポーネントと同じ厚さ）となるように設定します．関節面は大体3°内傾していますので，内側のみパドルが当たるはずなのですが，外側にも当たっていることも多いです．この場合はそのまま骨切りします．しかし外側が浮いている場合には，そのすきまを計測して，その分内側を多めに骨切りします．すきまは angel wing（カニの爪）やボーンソーの刃，Persona® MC であれば脛骨インサートトライアルのシムを用いて計測します．また大抵のカッティングブロックは，ピン穴をずらすことで2mm多めに切ることができますので，この機能を利用することもできます．外側型OAのときは内側に合わせます．要は，正常な側の顆部の骨切り厚をコンポーネント厚とするということです．

b KA（図1）

骨表面に平行にコンポーネントの厚みだけ骨切りを行います．内側型OAでは外側の骨表面に約2mmの軟骨が存在しますので，内側は2mm少なめに切ります（内側7mm，外側9mm）．もし両側とも軟骨が正常に残っている場合（TKAでこのような状況はまれだと思いますが）は，両側とも9mmで骨切りを行います．逆に両側とも軟骨が消失している場合は，両側とも7mmで骨切りを行います．時に軟骨が一部残存していることがありますので，この場合は鋭匙で軟骨を削り落として，7mmとします．

このような骨切りをするためのパドルが利用できることもあります（図1a，b）．軟骨摩耗顆部に当てるパドル（worn）は，軟骨正常部分に当てるパドル（unworn）よりも2mm嵩上げした構造になっています．髄内ロッドに通して使用するのですが，内外反は自由度がある一方，屈伸は制限されており，このパドルに大腿骨遠位骨切りブロックを装着して骨切りを行います．

もし，このようなパドルが使用できない場合はどうすればいいでしょうか？　角度可変式の場合は，パドルの軟骨摩耗側が2mm浮くように角度をセットします（図1c）．調節できない場合は髄内ロッドの入り口部分を横に広げ，ロッドを浅めに挿入します．こうすることで，髄内ロッドの内外反を調節して骨切り厚を調節します．

遠位の骨切りを行う際には，PCLレトラクターで膝蓋骨を外側に圧排するようにしています．これを外側上顆を挟むように挿入することで，レトラクターが上にも下にもずれずに安定します．同時に，後顆を切る際の外側側副靱帯を保護するレトラクターにもなるので便利です（p.37，図8参照）．

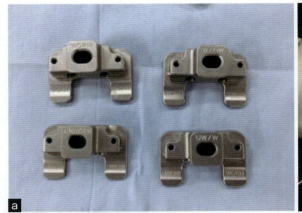
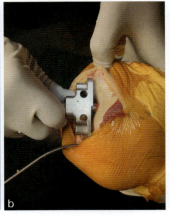
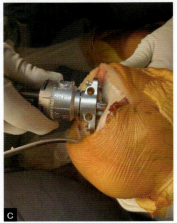

図1 kinematic alignment を行うためのパドル
a：表面にWORN，UNWORNと刻印されており，WORNは軟骨が摩耗消失している顆部に，UNWORNは軟骨が残存している顆部に当てる．b：UNWORN側ではコンポーネントと同じ厚さだけ骨切りできるが，WORN側は2mm厚くなっているため，2mm薄く骨切りされるようになっている（軟骨摩耗分を差し引いて骨切りを行い，結果的にOA前の関節面からコンポーネントの厚さだけ骨切りを行うことになる）．c：これらのパドルがない場合は，軟骨摩耗側に2mmのすきまができるように骨切り角度を調節する．

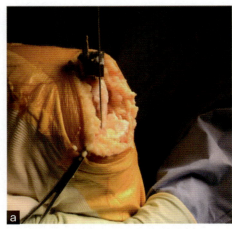
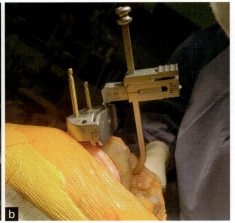

図2 骨切り前の骨切り厚の評価
a：angel wing．b：厚さ可変式スタイラス．

　内側については，エレバトリウムをMCLと顆部の間に滑り込ませます．
　近位の展開が不十分なときは，もう1本のエレバトリウムを四頭筋と外側顆の間に潜り込ませ，四頭筋を外側谷に落とすことで展開は安定します．
　遠位カッティングブロックを大腿骨に設置する際は，スクリューピンを用いるか，ドリルで下穴をあけてピンを刺すことで，スムーズにかつブロックをずらすことなく挿入することができます．さらに正確に下穴をあけるときには，月光プレミアムドリル（ビックツール社）を使用することをおすすめします．このドリルは先端が特殊構造となっており，硬い骨の表面でも滑ることなく狙った位置に骨孔を作成することができます（p.77「第2章-12 こだわりの道具」も参照）．
　骨切りを行う前には必ず骨切り量をチェックします．angel wing（図2a）でもよいのですが，

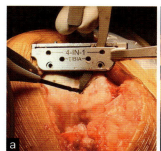 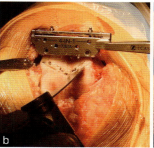 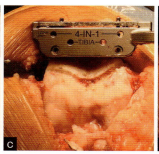 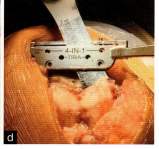

図3　skiving予防のためのプレノッチ法
a：骨切り面を電気メスでマーク．b：マーク部の骨に骨切り面と垂直に少し切り込みを入れる．c：この部分の骨を切除してノッチを形成する．d：ボーンソーの刃が骨切り面と垂直に当たり，skivingを防止することができる．

スリットとの遊びが多いことと，目盛りがないのでやや不正確なことが欠点です．厚さ可変式スタイラスがあれば便利です（図2b）．

カッティングブロックを正確に設定しても，硬化した骨の表面でボーンソーの刃が蹴られて薄い骨切りとなることがあります（skiving）．これを予防するには，図3に示すようなプレノッチ法が有用です（▶動画2）．

> **Column**
> ### ソーブレードはスリットと平行ですか？
> ボーンソーはスリットの方向と完全に一致させて進める必要があります．ボーンソーがスリットと平行に入れば，ソーをドライブしたときの抵抗がなく，音もクリアです．少しでも方向が異なると，やや鈍い音になり，カッティングブロックが揺れてきます．ボーンソーを使用する際に平行に入った感覚，ずれたときの感覚を早く掴む必要があります．ボーンソーで一切りするたびにそこから何かを学び取り，自分のなかに蓄積させてゆくという姿勢が大切です．

骨切り後は，必ず骨切り量をノギスで測定します．ボーンソーの厚さを差し引いて，予定より1mmちょっと薄く見積もって評価します．もし意図した厚さでの骨切りが行えていない場合は，その原因が何であったか，ブロックの設置の問題かボーンソーの使い方の問題かを考えるとともに，それが許容範囲であるか，リカットが必要か，その後の骨切りでリカバーが可能かを考えます．

同時に，両顆部が等しく切れているかどうかを平らなもの，たとえばangel wingなどで確かめます．多くは中央部が盛り上がっていることが多いです．この部分は軟骨下骨に相当することが多いため，浅く切れやすいのです．もしこの位置が盛り上がっているようであれば，ボーンソー，ヤスリで削ります．感覚としては，この部分がむしろ凹むくらいに削るほうが安定します．私はこのとき，「第2章-12 こだわりの道具」（p.78）で紹介するボーングレーターを最近は用いています．

私は基本的にmeasured resection techniqueで行っており，大腿骨の四面カットを先に行うようにしていますので，次に大腿骨のサイザーを挿入します．サイザーには前方リファレンスと後方リファレンスがありますが（図4），私は前方リファレンスを好んで使用しています．その理由は，後顆の骨切り量，前方の骨切りレベルの両方を調節できるからです．目盛りをあるサイズにちょうど合わせたら，後顆骨切り厚はインプラントと同じ厚さになります．少し前に（サイズが小さいほうに）ずらすと骨切り量は多くなり，逆に後ろに（サイズが大きいほうに）ずらすと骨切り量は少なくなります．目盛りが中間値を示せば，大きいサイズを選択すると骨切り量は少なくなりますし，小さいサイズを選択すると骨切り量は多くなります．このように，サイザーの特性を理解していれば前方リファレンスのほうが融通がきくのです．

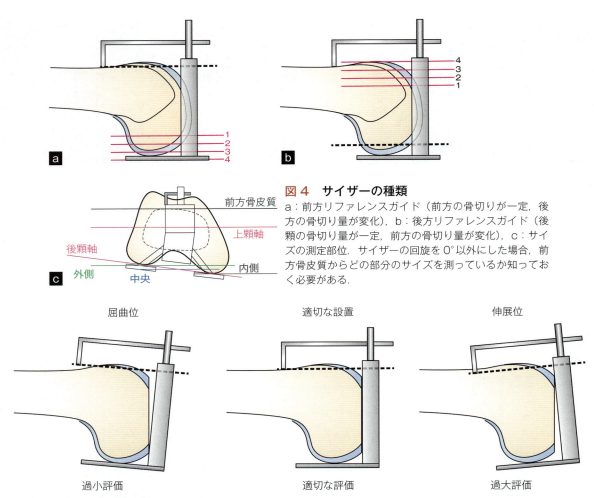

図4 サイザーの種類
a：前方リファレンスガイド（前方の骨切りが一定，後方の骨切り量が変化），b：後方リファレンスガイド（後顆の骨切り量が一定，前方の骨切り量が変化），c：サイズの測定部位．サイザーの回旋を0°以外にした場合，前方骨皮質からどの部分のサイズを測っているか知っておく必要がある．

図5 サイザーの設置角度と測定されるサイズ
サイザーを正しく骨切り面に当てないと，過大または過小評価となる．とくに伸展位ではノッチ形成の危険がある．

　サイズとともに回旋角度を決める必要があります．KAでは回旋は0°に設定します．MAでは大抵3°に設定しています．本来ならMAではCTにてPCA（posterior condylar axis：後顆軸）とSEA（surgical epicondylar axis：上顆軸）を結んだ線の違いから角度を設定するのがよいのでしょうが，この角度にはかなり個人差がありますし，測定時のスライス面でかなり変わりますので，安定性を重視して用いていません．ただし，あまりにも解剖学的にかけ離れている場合，たとえば外側型OAで外側顆の低形成がみられる場合，whiteside lineなども参照しつつ0°〜5°程度まで回旋を調節しています．

　また，サイジングに際してはそのサイザーがどこのサイズを計測しているかを知る必要があります．センターか？　内側か？　外側か？　それは機種によって異なります．自分が使用するサイザーの種類は何なのか，あらかじめ知っておく必要があります．

　また骨切り面が完全にフラットになっているかどうかも確かめておく必要があります．時に後顆部分に切り残しがあり，ぴったりと合わないこともあります．その場合は伸展位設置となります．また，skivingが生じるとやはり伸展位設置となります．伸展位設置となるとサイジングが過大評価されるばかりでなく，ノッチ形成のリスクが高くなります（図5）．

　骨切り面が明らかに伸展位の場合はリカットが必要ですが，ノッチ形成がわずかだがサイズアップはしたくないときは以下の方法でノッチを解消しています（図6）．

　まず，カッティングブロックの前方を少し浮かせて，屈曲位で設置します．このときカッティングブロックの後方が骨表面に接していることが必要です．angel wingで前方のノッチが生じてい

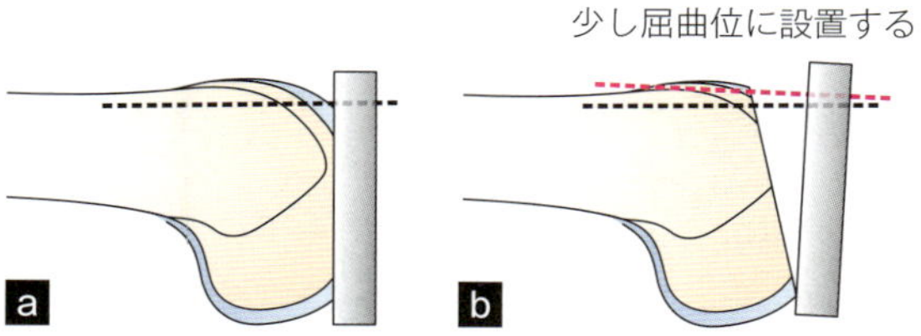

少し屈曲位に設置する

図6　前方のノッチの回避方法
a：ノッチができそうであれば少し屈曲位に設置する．b：少し屈曲位で設置することでノッチを回避することができる．

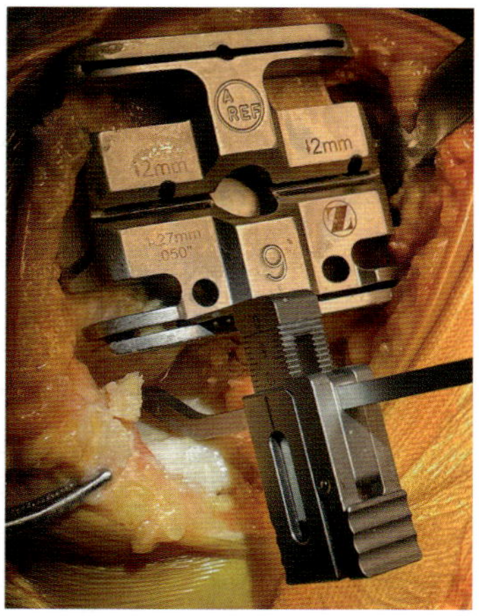

図7　後方の骨切り量の評価

ないことを確認します．この位置を保持しつつ，慎重に前方の骨切りを行います．前方のスロットと骨切り面に angel wing を挿入します．これで骨切り面が固定されますので，ここでブロックをピン固定します．そのあと，四面カットを完成させます．この方法ではノッチ形成は防ぐことはできますが，後顆の骨切り量がやや多くなるので，その分を見越したサイズ決定が必要です．

またサイジングに際して，以前は骨皮質前面と骨切り面が一致するように設定していましたが，フランジの張り出しが大きいものでは，前方の骨切り量が多くなりすぎ，インプラントの groove が深くなります．こうなると伸展機構の効率が悪くなったり，kinematics に影響を与える可能性があります．前方の骨切りが深ければノッチが入りますし，浅ければ前方骨皮質とインプラントの間に大きな dead space ができるため，その調節の幅は限られています．骨切りブロックの前方スリットに可変スタイラスを挿入して，可能な限りインプラントの前方フランジ分骨切りを行うようにしています．

四面カットを行う前に，後顆の骨切り厚をスタイラスで確認します（図7）．両顆部とも過大，または過小であればブロック自体を後方または前方に移動させます．また，内外側の一方のみ厚すぎるまたは薄すぎるようであれば，回旋を調節しなければなりません．大抵はカッティングブロックの位置を調節する機能がついています（ある程度慣れてきたら，目視でも大体の骨切りの厚さは見当がつきますが，術中信頼できるのは骨切り量だけです．納得いくまで調節しましょう）．

ブロックの位置が決まったら骨切りを行いますが，その順番は前方→後方→後方チャンファー→前方チャンファーの順に行っています．その理由は，ブロックと骨との接触面積をなるべく多く確保するためです（図8）．

前方の骨切りにおいては，エレバトリウムなどで大腿骨前方の筋肉や皮膚を持ち上げて保護するようにしています．私は図9a のようなカスタムメイドのレトラクターを使用して，前方の軟部組織を持ち上げて保護しています．前方の骨切りに際して，骨膜は剥離せずに骨切りを行うようにしています．そして，切離した骨片から前方の骨膜を剥離するようにしています（図9b）．

後方の骨切りに際しては，軟部組織を十分保護する必要があります．外側には PCL レトラクターが入っているのでこれで保護されます．問題は内側です．内側には骨棘が張り出しており，そこに MCL が密着しています．この骨棘と MCL の間にレトラクターを挿入せねばならないのですが，結構きついです．もし MCL の上に入ってしまったら，MCL 損傷を生じることになります．どうしても入りにくいときは，骨棘の前方をリュエルで切除することで多少入りやすくなります（図10）．

5　骨切りのコツ　　45

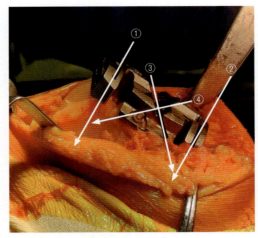

図8 骨切りの順番

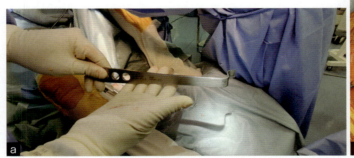
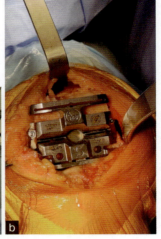

図9 カスタムメイドの前方レトラクター（フジフレックス社）
a：全体としてL字型の形状である．b：先端を前方の骨皮質に押し当てて支点とし，前方の軟部組織を持ち上げることで空間を作り，スタイラスによるサイジングや骨切りを容易とする．

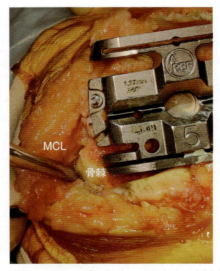

図10 MCLの保護（レトラクター挿入）
後方骨切りの際のレトラクト．外側はPCLレトラクターが入っているため，これだけでレトラクトできる．内側は，MCLと内側の骨棘の間にエレバトリウムなどのレトラクターを入れる必要がある．

Column

手が危ない！

　カッティングスロットがオープンになっているときは，ボーンソーをしっかりコントロールする必要があります．端を切ろうとする際に，ブレードが弾かれて横滑りし，そこに助手の指があった場合怪我をすることがあるからです．術者がボーンソーを使用しているときは，ボーンソーの付近には手を置かないよう習慣づけることが非常に大切です．同様に，先の尖った固定ピンやメスなどの鋭利なデバイスは直接手渡しせず，パレットの上などで受け渡しするようにします（ニュートラルゾーンの導入）[1]．

　骨切りを行っているときに，もう少し骨切りを横に広げたいときがあります．そのときはブレードをいったん骨から抜いてから横にずらして，再度前から骨切りを行う必要があります．ボーンソーが骨の中にある状態でボーンソーを横にずらすと，骨の端で骨折を生じることになります．横にずれたブレードが，骨の側面を押すことになるからです．

2 骨棘の切除

　私は大腿骨の骨切りをする前にあまり骨棘を切除しません．なぜなら四面カットを行うことでほとんどの骨棘は除去されるからです．しかしながら，とくに KA においては，大腿骨内側前方の骨棘のため関節面にパドルが当たらず浮くことが多いので，この場合は切除しておきます（図 11）．

3 脛骨骨切り

　脛骨骨切りの調節は，内外反，後傾，回旋，骨切りレベルの 4 つを合わせて行う必要があります．

　私は，脛骨の骨切りには髄外ロッドを使用しています．最も大切なことは，骨軸に対して，冠状面も矢状面も脛骨に平行に髄外ロッドを設置できるようにしておくことです．これができれば，もし内反骨切りを行うようになったとしても，どの程度の内反であるか感覚でわかります．人間の目は平行，直角には敏感ですので，この感覚を養っておくことがとても大切です．

a 脛骨の髄外ロッドの設置

　どのような骨切りを行うにしても，まず髄外ロッドを正確に脛骨軸に合わせることが必要です．私は髄内ロッドを解剖軸に合わせるようにしており，その骨性のランドマークを脛骨稜にとっています．脛骨の解剖軸は脛骨稜の上下 1/3 を結んだ線と報告されていますが[2]，私はカッティングブロックの固定ピンを脛骨稜に押し当ててこれを参照しています（図 12）．

　カッティングブロックを近位に，足関節部品を遠位に固定しますが，髄外ロッドを骨軸に確実に平行に設置させるときの感覚は，機種によってかなり異なります．私がいつも同じ機種を使ったほうがいいとおすすめするのは，このためです．

b 後傾の決定

　後傾は，機種の推奨する後傾角に従います．推奨角度と著しく異なる角度で設置すると，ステムやキールが骨皮質と干渉する可能性があるからです．長いステムを使用する場合は，角度の許容度はさらに低くなります．

　多くの器械には推奨後傾角度が build in されていますので，脛骨稜と平行に髄外ロッドを設置すれば適切な後傾角度になります．これを確かめるには，2 本の指を髄外ロッドの間に入れて上下さ

5 骨切りのコツ

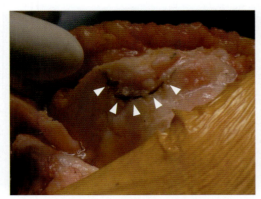

図11　kinematic alignment で切除すべき骨棘（矢頭）

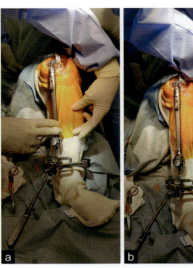

図12　脛骨の anatomical axis の参照法
脛骨の anatomical axis は脛骨稜と平行である．上1/3，下1/3の骨稜の2点を触れたり（a），前方の脛骨稜にピンを当てたりして（b）anatomical axis を参照する．

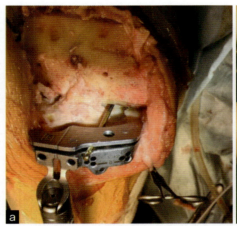
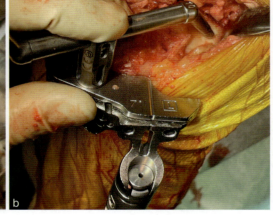

図13　脛骨の骨切り面の決定方法
a：後傾の決定，b：骨切りレベルの決定．

せ両者のすきまを計測する2フィンガーテクニックが有用です〔p.156「第3章-4-3 脛骨髄外ガイドの装着」をご参照ください〕．

　CR型などPCLを温存するタイプでは，術前の後傾角度に合わせるのが理想です．後傾角度を減じると，屈曲がタイトになるからです．しかし，後傾角度をつけすぎるとゆるみや不安定性の原因ともなりますので9°〜10°を限界と考えます．後傾角度を骨に合わせるには，ピンや angel wing をカッティングスロットに入れて合わせます（図13）．通常内側に合わせますが，内側に明らかな骨欠損がある場合は外側に合わせます．そのうえで，髄外ロッドがあまりにも脛骨に対して後傾しているときは，適切な位置に戻します．近位と遠位の髄外ロッドと脛骨稜の間隔の差が，大体2横指を超えない範囲で調節しています．極端に後傾角度を減じたときには，大腿骨後顆の骨切り量を少し多めに設定するようにしています．

　逆にPS型などPCLを切除するタイプのものでは，PCL切離により屈曲ギャップが開きますので，後傾は0°〜3°程度とすることが多いです．しかし，どの程度屈曲ギャップが開くかは症例によって大きく異なるので，理想的にはPSでは gap balancing のほうが理に適っています．

c 脛骨の骨切りの高さの決定

　脛骨の骨切りの高さは，外側プラトーから10 mm下（最薄脛骨ベアリング10 mmの場合）としています（内側型OAの場合）．こうして，外側のジョイントラインを合わせるようにしています．ただし，外側プラトーは凸型に盛り上がっていることが多いので，その最も高い位置に合わせるようにしています．

　MAで骨切りを行うときは，これで固定に移ります．内側の骨切り厚が薄くなりますが，いったんはそのままで切ります．

　KAで行う場合は，以下のようないくつかの方法があります．

1）caliperで行う場合

　髄外ロッド遠位の足関節部分を外側にずらして，脛腓関節の前方ぐらいに合わせます．この状態で内反角度が約3°となります．ここで，再度高さを外側から10 mm下になるように調節します．この状態を保ちつつ，内側骨切りの高さを見ます．このときの参照点は，顆間隆起から連続して存在している軟骨がちょうどなくなる所です．ここが疾患前の関節面の2 mm下と考えられるからです．もし，こことスタイラス先端の間隔が2 mm以上であれば内反が少ないので，もう少し外側にずらします．しかし，過大な外反を避けるためにロッド先端は外果を越えないようにします[3]（図14）．

2）soft-tissue respectingで行う場合

　少し聞き慣れない用語ですが，日本で広く行われている方法です．簡便な方法としては，大腿骨骨切り後に脛骨を遠位に牽引して（in-line traction），脛骨前面に大腿骨骨切り面と平行な線を引き，これと平行に骨切りを行います（図15a）．この線は内外反の目安であり，内外反を決定したあとで，ロッドの長さを調節することで，骨切りレベルを外側プラトーに合わせるようにします．もう1つの方法（図15b）は，大腿骨トライアルを装着して，軽度外反をかけるというものです．ここではMCLを伸長させるのではなく，あくまでたるみを取る程度にします．そのスペースを専用の厚さゲージ（curved gap gauge：CGG）で計測します．こうして，できたすきま分を外側から差し引いて，内側の骨切り量を決定します．たとえば，4 mmのCGGが挿入できた場合は外側は10 mm，内側は10 − 4 ＝ 6 mmの厚さとなるように設定します．この際，スタイラスは2本用意しておくと便利です．

　いずれの方法をとるにしても，内側プラトー，外側プラトーからどれだけ骨を切除するか骨切り前にスタイラスで再確認して，骨切り後にはノギスを用いて再度測定する必要があります．

　次に脛骨の骨切りを行いますが，3本のレトラクターを用いてしっかりとレトラクトする必要があります．

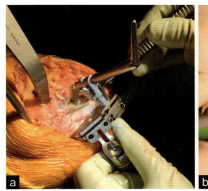 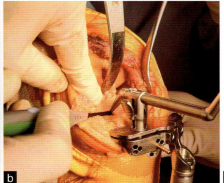 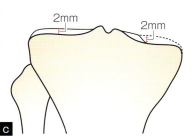

図14　脛骨の骨切り厚の決定方法
a：外側のプラトー中心に10 mmのスタイラスを当てる．b, c：内側は顆間隆起からの軟骨が消失する所から8 mmとなるように設定する．

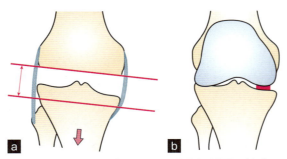

図15　STR KA法による脛骨骨切り面の決定
a：in-line traction法．大腿骨骨切り後に脛骨を牽引して，大腿骨骨切り面と平行に脛骨骨切り面を設定する．b：大腿骨トライアル＋CCG法．大腿骨骨切り後にトライアルを装着して外反をかけ，できたすきまをCGG（curved gap gauge）で計測し，その分を差し引いて脛骨骨切り量を決定する．

a）PCLレトラクター

　PCLをまたぐように脛骨後方骨皮質にかけます．よく生じるエラーは，PCLレトラクターが後方骨皮質にかからずに骨内に刺入されることで，骨切後に再挿入する際に生じやすいのでとくに注意が必要です．また，この付近には半月板の後根が付着しているうえ，大腿骨も脛骨も骨棘ができやすい所ですので，この辺りを処理しなければ挿入しにくいことも多いです．

　しっかりと後方の骨皮質にかけるには，PCLレトラクターを水平に把持して，先端をプラトーの上を滑らせながら，後方の骨皮質を探ります．後方の骨皮質を感じたら，先端を少し下にずらして後方骨皮質に引っ掛けて，大腿骨遠位骨切り面を梃子の支点として脛骨を前方に引き出します．

　同時に，顆間隆起部分を電気メスで前から後ろに剥離していきます．大抵の症例ではACLの線維の一部が残っていますので，剥離するにしたがって脛骨は前方に移動してきます．完全にACLが切離されたら脛骨が前方に移動してきます．

　私はさらにPCLの一部も剥離しています．しかし，ACLが脛骨の上面に付着しているのに対して，PCLは脛骨の後面に付着しています．そのため，ACLを剥離したまま，水平方向に後方まで電気メスを進めるとPCLの実質部を傷つけてしまいます．

　剥離が後面に達したら，メスを立ててPCLを垂直に剥離します．私は，インプラントの厚さだけ剥離しておくことにしています．

　かつてはPCL付着部付近の骨を半円形ノミで掘り出し，bony islandを温存する方法をとっていました．しかし，この部分がしばしば骨折し結局PCL不全を生じるケースや，逆にbony islandが大きすぎて脛骨コンポーネントと干渉するケースが多く発生したため，最近は剥離する方向で行っています．しかし，それでも後方の骨皮質は温存するように心がけています．方法は後述します．

> **Point**　顆間隆起部分を剥離するにつれて，脛骨が前方に移動してきて完全に剥離が終了すると，プラトーが亜脱臼したようになる感覚を掴んでください．

b）外側レトラクター

　エレバトリウムをITBのGerdy結節への付着部のやや後方に挿入して，外側の骨皮質を保護します．このレトラクターも不用意に挿入すると，脛骨関節面（骨切り面）に刺入されやすいので注意が必要です．関節面に沿って外側に水平に滑らせてゆき，外側の骨皮質に達したら，ここを支点にエレバトリウムを立てるようにします．エレバトリウムを刺入する点は，膝蓋骨の下辺りになるので大変窮屈なことが多いですが，しっかり奥まで挿入して外側の骨皮質をとらえることが大切です．

また，エレバトリウムの刺入部やその前後方向の傾斜によって視野は大きく異なってきます．エレバトリウムで膝蓋骨をとらえて外側に圧排することで，良好な視野を確保することができます．

> **Point**
> エレバトリウムの刺入部位，傾斜を色々と変えて，視野が最大限得られるポジションを確保しましょう．膝蓋骨を外にレトラクトするというよりも，レトラクターの先端で脛骨を内側に押すという感覚が大切です．すると，脛骨を外傾させずに直立させることができます（図16）．

c）内側レトラクター

後方と外側のレトラクターは立てて入れるのに対して，内側は水平に，プラトーの内側に沿って挿入します．

内側半月の下，MCLの付着部と内側プラトーの縁の間にはちょうどエレバトリウムが1本分入るすきまがあることが多く，比較的容易に入れられることも多いです．しかし，拘縮が強度である場合や，骨欠損がMCLの付着部にまで及んでいる場合は，この空間がないことも多いです．この場合は，必要な部分だけ慎重に剝離します．目的はMCLを守ることであり，軟部組織をゆるめることではありません．

このときのコツは，前方の骨骨膜・靱帯を広めに剝離して，ここを取っ掛かりにしてMCLを内方に浮かせながら丁寧に剝離することです．根気が必要ですが，この操作を丁寧に確実にしなければ，骨切りの際にMCLを傷つけてしまいすべてが台無しになります．

この3本のエレバトリウム（後方縦，外側縦，内方横）が確保できたら骨切りを開始します．

①内側型OAの場合，骨切りはまず，後外側方向から行います．外側のエレバトリウムとPCLレトラクターの間を狙います（左膝なら野球でいえば1-2塁間，右膝なら3遊間）．ボーンソーが抜けた手応えと，エレバトリウムやPCLレトラクターにボーンソーが当たる感覚で，完全に切れたことがわかります．しかし，後外側の角はブレードの長さが足りずにどうしても切り残しができます．この場合は，いったん骨片を取り出してから改めてボーンソーで切除します．

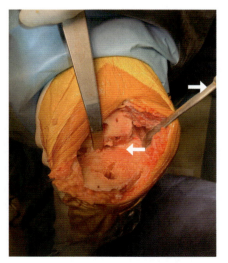

図16 外側およびレトラクターの使用方法
後方レトラクターで後方骨皮質をとらえて，脛骨を亜脱臼させて骨切り面を露出させる．外側レトラクターは脛骨外側骨皮質をとらえ，一方で膝蓋骨を外側に圧排する．レトラクターを骨内に刺入しないことと，膝蓋骨を外に押すよりも先端で脛骨を内側に押すことがコツ．

外側の骨切りを先に行う理由は，一種のカッティングスロットになり，硬化した内側を切除するときもボーンソーを安定化させるのに役立つからです．

②次に，外側の前方まで骨切りを行います．エレバトリウムをもう1本追加して，膝蓋腱を前方に避けて，前方の骨皮質を直視下に切っていきます（左膝なら1塁線上，右膝なら3塁線上を狙う感じです）．この部分に脂肪組織が残っているときは，十分に除去して完全な視野のもと骨切りを行ってください．

③後方のPCLレトラクターに向かって骨切りを行います．しかし，後方の骨皮質まで切らずに，後方の骨皮質を感じた時点でボーンソーを止めます．後方の凹み（ハート型の凹み）の部分の骨皮質は残して骨切りを行い，その両端はしっかり切るようにします．

④内側は最後に切ります（左膝なら3塁線上，右膝なら1塁線上）．内側のPCLレトラクターを挿入して，骨切り面がレトラクトされているか確認します．

内側の骨切りは横向きに挿入したレトラクターに半ば押し付けるように行いますので，私は自分自身でレトラクターを把持して，ボーンソーの刃がレトラクターに当たってしっかりとMCLが保護されていることを確認しながら骨切りを行っています（図17）．

①〜④までの骨切りが終わったら，骨片の摘出を行います．骨切面にノミを入れて，骨片を持ち上げます．ノミは徒手的に挿入します．ハンマーを使うと骨切り面を傷めるからです．

持ち上げた骨片の前内側部分を大きめの鉗子で把持して，前方に引きます．骨切りが完成していて，軟部組織が完全に剥離できていれば，骨片の内側部分が前方に移動して出てきます．

もしも出てこないときは，エレバトリウムなどで骨片の後方の凹み部分を前方に押し出します．後内側から順に，内側半月の後根部分，PCLの一部，外側半月の後根を剥離してゆきます．後方のハート型の凹み部分が剥離できたら，内側部分を前方に回し込むように骨片を回転させて摘出します．最初の後内側部分が出てこないときは，ここに軟部組織が付着していることが原因です．電気メスも入れにくい所ですので，ハサミを骨表面に添わせて付着する軟部組織を切ると剥離できます．

凹み部分が剥離できているにもかかわらず骨片が摘出できないときは，外側プラトーを取り囲むように存在する壁状の骨棘（traction osteophyte）ですので，膝角度を色々と変えて回転させることで必ず摘出できます．

しかし，骨片を摘出してもITBの一部がGerdy結節に付着していることが多いです．そうして骨片は，この部分を中心に回転している感じとなります．最後にこの部分を慎重に骨片から剥離す

Column

電気メスの切開モードと凝固モード，そして通常のメス

組織を切開する際に，これらの違いを意識して適切に行うことが必要です．

電気メスの切開モードは，比較的高周波の電流を連続的に出力して切開するためシャープに切れます．周辺組織の損傷も比較的少ないですが，止血効果は得られません．

電気メスの凝固モードは，電流を間欠的に流して，低温で周辺組織を凝固していきます．止血効果がある代わりに，周辺の組織の熱損傷は多くなります．

通常のメスは，熱による損傷は全く起こりませんが，切開するには力が必要で，勢い余ってほかの部分を損傷させることがあります．とくに硬さが極端に変わる所では注意が必要です．

私は，骨膜を剥離する際には熱変性が比較的少なく，また力を入れなくても切れる電気メスの切開モードを使用することが多いです．

整形外科において最も重要な操作の1つは骨膜下剥離です．骨の表面から軟部組織を剥離する限り，あまり危険性はありません（もちろん大切な靱帯—たとえば膝蓋靱帯などの付着部を剥がさなければですが！）．

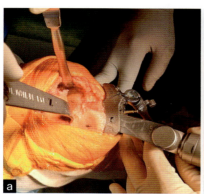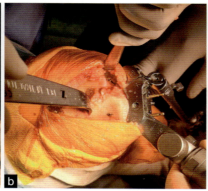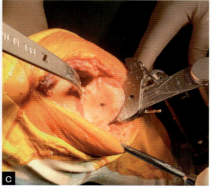

図17 脛骨の骨切り
a：外側レトラクターと内側レトラクターの間の骨切り．b：外側前方骨皮質の骨切り．c：内側の骨切り．

るようにします．

この手順に従えば，骨片の摘出で困ることはあまりありません．

4 ギャップの評価方法

ギャップの評価ツールには，スペーサーブロックとテンサーデバイスの2つがあります．スペーサーブロックは定性的で，伸展と屈曲の2点の評価しかできませんが，簡便であり，関節面を引き離さないゼロテンションのギャップを評価することができます．一方，テンサーデバイスは定量的な評価ができ，さらに大腿骨コンポーネントを挿入してコンポーネントギャップを測定することでさまざまな角度でのギャップを測定することができます．しかし，引き離し力をかけるためにギャップを過大評価する可能性があります（図18）．

私は積極的に何かのギャップのデータをとるとき以外は，スペーサーブロックでギャップを評価しています．簡便で，実態に近い評価が得られるからです．また，私の使用するテンサーはセンターギャップを測定するため，ギャップが非平行である場合は，内側・外側測定値よりギャップが狭く，予定したコンポーネントが入らないことがあるからです．しかし，ここは感覚的なところが大きいので，実際にコンポーネントを入れたときの感覚をより得られやすい方法を選べばよいと思います．

MAで行った場合には，かなりの症例で内側タイトになります．以前はこれを剝離で調節していたこともありますが，剝離の手技自体が難しく，また意図したギャップが得られないことも多くありました．さらに当院ではUKAを半数以上で行っていますので，軟部組織を剝離しない方法がデフォルトになっています．TKAになって急にバリバリ剝離することにも抵抗がありますので，今はほとんど行っていません．

KAをよく行うようになってからは，ギャップの不均衡で悩むことはほとんどなくなりました．あっても許容範囲となるものがほとんどです．また，中間屈曲位での不安定性も劇的になくなりました．

ただし，あまりに内反が強いものはある程度制限をかけますので（restricted kinematic alignment），内側がきついギャップができ上がることもあります．このときは少しだけ内反をつけてリカットします．

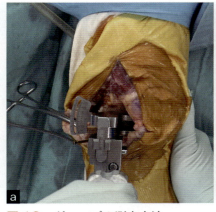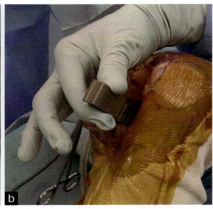

図 18 ギャップの測定方法
a：テンサーデバイス．骨切り面間の距離と角度が表示されるので，定量的なギャップ評価が可能．また，大腿骨コンポーネントを挿入して計測すると，さまざまな可動域でのギャップを測定することができる．しかし，靱帯が生理的な状態（ゼロテンション）のギャップに引き離し力による周辺軟部組織の伸長分が加わるので，ギャップが過大評価される可能性がある．b：スペーサーブロック．定性的で主観的な評価になるうえ，伸展と屈曲（大腿骨遠位骨切り面または後方骨切り面と脛骨切り面が平行な状態）の 2 点の評価しかできないが，ゼロテンションのギャップ測定が可能．内外反を加えることで，ある程度の laxity の評価もできる．

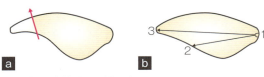

図 19 膝蓋骨の骨切りのコツ
a：facetectomy．外側の関節面が凸型になっているものなどでは，外側関節面の一部を切除して全体として凸型の膝蓋骨とする．b：膝蓋骨の骨切りのコツ．骨切りは膝蓋骨内側縁（1）から外側縁（3）に向かって行うが，一気に 1 から 3 に向かって切りにくいことが多いので，いったん外側関節面（2）に向かって薄めの骨切りを行い，ここから改めて（3）の方向と深さを見極めて骨切りを行う．

5 膝蓋骨の骨切り（図19）

　私は，約 90％ で膝蓋骨を置換していません．その理由は，あまり上手に切れないため不適切な骨切りとなることが多いことと，意図した厚さでの骨切りがなかなかできないことです．色々とジグは開発されていますが，結局はフリーハンドで切ることが多いです．
　膝蓋骨置換の基準は，
①膝蓋骨の骨欠損が著しく，全体的に凹んだ煎餅のような形になっているもの
②大腿骨滑車が低形成，または表面に溝形成をきたしたもの
としています．そのほか外側のファセットが少し凹んでいるものでは，facetectomy を行っています（図 19a）．リュエルまたはボーンソーで外側をトリミングして全体を凸型にしています．
　膝蓋骨置換を恒常的に行っている先生からすればややまどろっこしいかもしれませんが，初心者でも安心してできる方法だと思いますのでご参考ください．
　膝蓋骨の骨切りは，以下の手順に従って行っています．
　①まず，膝蓋骨の厚さを測ります．膝蓋骨が残っている場合は，その厚さから膝蓋骨インプラントの厚さを引いた値を目標の骨切り後の厚さとします．

②膝蓋骨の上縁と下縁の骨棘を十分にとります．膝蓋骨の上縁と下縁に鋭の敷布鉗子をかけて反転させます．反転した膝蓋骨の内縁の軟部組織を鉗子で掴み，下に引き下げます．膝蓋骨の内縁を電気メスなどで剥離します．

③膝蓋骨の内縁の中央を，電気メスでマーキングします．膝蓋骨の変形が強いものでも，内側は軟骨が保たれていることが多いです．膝蓋骨の軸写像を見ながら，ボーンソーのエントリーを探ります．電気メスのマークを入り口（ソーガイド）として，骨切りを開始します．

目標は膝蓋骨外側端ですので，一気に適切な方向にまで切り込むのがよいのですが，その自信がないことと，骨欠損や外側端の骨棘があるものではどの方向に切ればよいかわからないことも多いことから，私は，いったん膝蓋骨中央辺りまでプレカットすることが多いです．その後，骨片の内側と外側の厚さを測りつつ，最終骨切りを行います（場合によってはプレカットを2，3回行うこともあります）．このほうが，脛骨内側部分はすべて海綿骨となっていてボーンソーの方向を定めやすいことと，内外側の厚さを確かめながら骨切りできることからエラーを生じにくいのです（図19b）．

文献

1) 中井　毅ほか：安全で効率的な人工関節置換術を施行するためのタイムアウト，ニュートラルゾーンと手術キットの導入．中部整災誌 **55**：1393-1394, 2012

2) Nishikawa K et al：Accuracy of Proximal Tibial Bone Cut Using Anterior Border of Tibia as Bony Landmark in Total Knee Arthroplasty. J Arthroplasty **30**：2121-2124, 2015

3) Hiranaka T et al：The Lateral Malleolus Is a Simple and Reliable Landmark that Can Be Used to Reliably Perform Restricted Kinematically Aligned Total Knee Arthroplasty-Anatomical and Clinical Studies in Japanese Population. J Knee Surg **37**：37-42, 2024

第2章 TKA

6 軟部組織の処理のコツ

Dr.Hiranaka

　軟部組織に関して，基本的に私は剝離してギャップバランスを合わせることは行っていません．ただし，MCLをレトラクトする際に，レトラクターを挿入するすきまを作るために多少剝離することはあります．これはあくまでMCLを守るためで，ギャップバランスを合わせるためではありません．

　ギャップの調節は，おもにリカットで行っています．ほとんどは内側がタイトですので，脛骨を内反に切り足すことが多いです．

　また，適切にコンポーネントの厚さだけ骨切りが行えている場合は，多少伸展障害が残っても半年〜1年でほとんど解消します．拘縮していた軟部組織が，もとに戻る傾向にあるからです．UKAではしばしば経験することですが，kinematic alignment（KA）で行うようになってからTKAでもしばしば経験するようになりました．

　屈曲拘縮が強い症例に対して骨切りを増やして完全伸展を得ることは，よほどでなければ行っていません．もし，屈曲拘縮が周辺軟部組織の拘縮によるものであり，可逆性の変化であるならば，将来的に過伸展や不安定性が生じる可能性があります．ゆるすぎる関節よりは少し硬いほうが安全という考えで行っています．

　また内側型OAの場合，外側の解離は原則必要ありません．しかし，コンポーネントを挿入するためには少なくともコンポーネントの厚さ分だけ，関節面から下で骨切りする必要があります．内側に比べ，外側の軟部組織はゆるく骨に付いていますが，ITBはGerdy結節に強固に付着しているため，ここを剝離する必要があります．

　「第2章-4-9 関節の展開」（p.37）でも述べたとおり，手術の最初の段階で，伸展位で，関節面から約1cm下まで剝離しておく必要があります．さもなければITBを損傷するか，この部位に骨の壁が残ることになります．これをあとから除去するには，非常に苦労することになります（**図1**）．

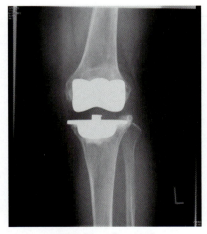

図1　脛骨外側に残った壁

1 半月板の切除方法（図2）

半月板の切除は，大腿骨の骨切りが終わったあとで行うようにしています．しかし，多くの場合は後方の処理が不十分になりやすいので，この部分は脛骨の骨切りが完了したあとに処理します．

a 内側半月板

①前角を切離します．

②そのあと，前方の骨膜を剥離して浮かせて，前方から中節部分を切っていきます．このとき，半月板を1mmぐらい残すようにします．あまり完全に切除しようとすると，MCLを不用意に傷付けることがあります．また，大抵は中節部に放射状断裂がありますので，一塊にして切除することはできません．いったん前方部分だけ摘出します．

③次に，後方部分を把持して切除を続けますが，今度は後内側に向かって切開していきます．実質部分が完全に切れると，半月板は関節包のみが付着するようになり突然前方に移動します．

④切開を外側に変えて，半月板と関節包の間を切開します．後根部分までアクセスすることは難しいので，いったんここまでを切除してもよいです．

b 外側半月板

①この時点まで前角部分が残っていることもあるので，もし残っていたらまず前角部分を切離します．

②内側と異なり，骨膜を剥離しないので，上に持ち上げて切開を始めます．内側と異なり，半月板の外側縁で切離します．

膝窩筋腱溝の所で関節包との連続性は途切れますので，ここまで切離が進むと，内側と同様に半月板が前に出てきます．

③切離を内側に向けて継続します．内側と同様，後根部分は切除困難なことが多いので，いったんここで切除してもよいです．

最後に残った後根部分は，脛骨の骨切り後に前方亜脱臼させた際に明らかになることが多いです．

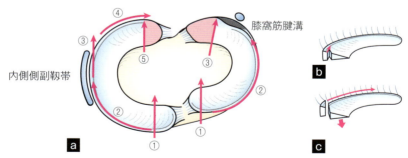

図2 半月板の切除方法
a：半月板の切開方法．内側半月の場合，①前角を切離して，②中節部を関節包から1mmの所で後方に切り，③半月実質が切れたら，④後節部を関節包との移行部で切り，⑤最後に後根付近を切る．外側半月の場合，①前角を切離して，②中節部を関節包との移行部で切り，③膝下筋腱溝まで切れば半月板が前方に移動するので，④後根部分を処理する．
b：中節部での半月切除．関節包の付着部から1mm程度実質部を残して切除する．
c：後節部での半月切除．中節部が切れたら，そのまままっすぐ後方に切開を進める．後内側部で半月実質が切れたら半月板が前方に飛び出してくるので，外側に向かって半月実質と関節包の移行部を切開する．

第2章 TKA

7 インプラント挿入のコツ

Dr.Hiranaka

　インプラント挿入に際しては，十分なスペースを確保することが大切です．とくに，脛骨コンポーネントを挿入するスペースを確保する必要があります．このスペースは，インプラントの形状を底面とした，脛骨骨切り面と垂直な円柱状の空間です．この空間に大腿骨が入らないようにすれば，インプラントはスムーズに入ります（図1a）．

　そのためには，大腿骨遠位もしくは後方チャンファーが脛骨骨切り面と垂直になるように膝屈曲角を調節します．そのうえで，PCLレトラクターで脛骨を前方に，大腿骨を後方に押し，外側のレトラクターで脛骨を内側に，膝蓋骨を外側に押します．そうして先の空間を広げる感覚でこれらのレトラクターを操作すると視野が確保できます（図1b, c）．

　このとき，脛骨が外傾すると視野の確保が悪くなります．脛骨が外傾する原因は，膝蓋骨を外に押す感覚で外側レトラクターを使用するからです．むしろ外側レトラクターの先端で脛骨を内側に押して垂直に保つ，もしくは内傾させる感覚で保持すれば，外傾せずに空間を確保しやすくなります（図2）．

　また同様に，PCLレトラクターで脛骨を前方に押す感覚では膝が伸展して空間が確保できません．むしろ脛骨を支点にして大腿骨を後方に押し込める感じにすれば，結果的に脛骨の前方引き出しが得られることが多いです．このためには脛骨を固定しなければなりません．助手が伸展しないように足首付近を押さえてもよいのですが，助手が1人しかおらずPCLレトラクターと外側レトラクターで手がいっぱいのときは，術者のお腹で足部を支えて伸展しないようにするとよいです．

　インプラントが入る空間が確保されているかどうかは，トライアルを置いた脛骨の上から見るとよくわかります．トライアルの一部でも大腿骨で隠れると，そこが干渉して入らない可能性があります．その場合の対処法は以下のとおりです．

　①より力を入れる．PCLレトラクターが脛骨を前方に押す力がすべてです．助手は，PCLレトラクターに全神経を集中すべきです．ほかのレトラクターに気をとられたり，吸引を行ったりすると，力が入らずレトラクトが十分できません．助手はレトラクターの操作に注力すべきです．

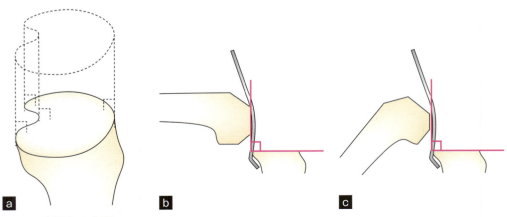

図1　確保する空間
a：インプラントを底面とする円柱の空間を確保．b：90°屈曲法．大腿骨遠位骨面が垂直．c：135°屈曲法．後方チャンファーと骨切り面が垂直．

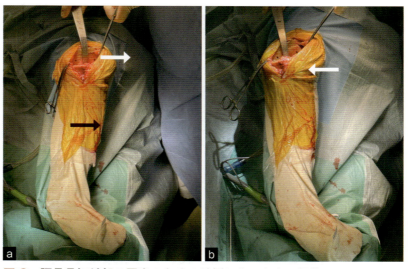

図2 脛骨骨切り部の露出のための外側レトラクター操作
a：膝蓋骨を外側に引く感覚（白矢印）では脛骨が外傾してしまい（黒矢印），良好な展開ができない．b：レトラクター先端で脛骨近位を内側に押す感覚（白矢印）で使用すると，脛骨が直立して良好な展開視野が得られる．

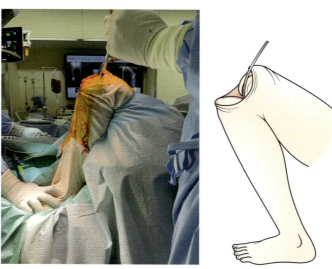

図3 深屈曲による展開
最大屈曲で，レトラクターを用いて脛骨を前方に引き出す．

②PCL レトラクターをかけている部分を少し外側にずらす．多くの場合，外側部分が大腿骨に隠れています．意識して脛骨の外側部分を前方に押すことでインプラント挿入スペースを確保できます．

③膝蓋骨，四頭筋を十分外側に圧排する．こうすることで，伸展機構が short cut するため筋がゆるみ，空間が確保しやすくなります．

④深屈曲して，脛骨を前傾させて，脛骨の近位を創部から出すようにします（図3）．

⑤インプラントの先端のみ入れた状態で，全力で前方引き出しします．

⑥最終的には，大腿骨の外側の骨切面を数 mm 削りながら挿入します．外顆を破壊さえしなければ，固定性に問題はありません（最終手段）．

脛骨が挿入されれば，PS 型以外であればベアリングを先に挿入します．そのうえで大腿骨コンポーネントを挿入します．手順は以下のとおりです．

まず，膝を深屈曲させて，ベアリングと後顆の空間を確保します（図4a）．大腿骨インプラン

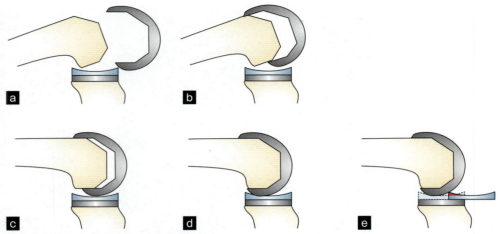

図4 大腿骨インプラントの挿入法
a：深屈曲して，インサートと大腿骨後方骨切り面との間にすきまを作る．b：この後方のすきまに大腿骨コンポーネントの後顆を挿入する．c：挿入されたら90°に戻す．d：この位置で打ち込む．e：インサートをあとから入れると，インサートの後方リップ（赤い部分）を傷める可能性がある．

トの前方フランジ部分を先に挿入して，インプラント後顆を先に確保した空間に入れます（図4b）．SVA（subvastus approach）で展開した場合は，大腿骨が外側に挿入される傾向があるので，先に開けたペグホールの所にペグが来ているか確認してから挿入します．インプラントの後顆が骨とベアリングの間に入り，ペグがペグホールまで半分くらい入ったところで，90°まで膝屈曲を戻します（図4c）．この位置で最終的にインプラントを打ち込みます（図4d）．

こうすることで，ベアリングの後方にストレスをかけずに大腿骨インプラントを施入することができます．他方，先に大腿骨を入れると，少なくとも後方のjumping height分だけギャップが広がる必要があります．このときに，ベアリングの後縁を無理に押し込むことでこれを傷付ける可能性があります（図4e）．

8 アライメント調整のコツ

Dr.Hiranaka

　どのアライメントでの骨切りを行うにしても，アライメントの肌感覚を保つことが大切です．熟練した術者ではアライメントのoutlierがロボットと変わりないとの報告がありますが，機械で表示された数値よりも，自分の目や手の感覚のほうがある意味信頼できるところもあります．一方で，人間の目は簡単に錯覚を起こしますので，当てにならないところもあります．感覚にプラスして，何らかの基準となるランドマークを決めておくことが肝心です．

　アライメントの感覚は，メカニカルに行うときにとくに重要になります．最近はナビゲーションシステムやロボットなどによるコンピュータ支援手術が増えてきていますので，初心者でも正確に骨切りを行うことが可能となってきています．しかしその場合でも，アライメントに関しては，mechanical alignment（MA）で行うのかkinematic alignment（KA）で行うのかで変わります．

　私は，最近はKAで骨表面を重要視して骨切りを行い，全体のアライメントはあまり意識せずに行っています．他方，MAで行うためには，アライメントの感覚を身につけておくことがとても大切です．

　脛骨に関しては，「第2章-5 骨切りのコツ」で述べたとおり脛骨稜の上下1/3の点を結んだ線，脛骨稜に置いた固定ピンなどで直接参照できます（p.48, 図12, 13参照）．しかし，大腿骨の機能軸を直接知ることはできません．私は，恥骨結合上縁と上前腸骨棘を結んだ中点が骨頭中心のやや内側であることを利用して，アライメントロッドにて確認しています（図1）．

　また，大腿骨内側顆と骨頭の内側縁がほぼ機能軸と平行であること[1]を利用して，恥骨部の横の陥凹部分を触れることでおおよその目安をつけることもできます．

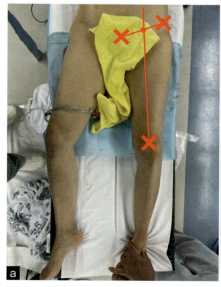 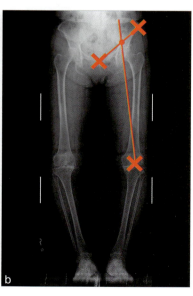

図1　大腿骨頭を示すランドマーク
a：恥骨結合と上前腸骨棘の中点と膝を結ぶ線．b：この線は大腿骨頭中心よりやや内側を通る．

1 脛骨回旋アライメントについて

脛骨コンポーネントのアライメントに関しては，伸展時に大腿骨脛骨の回旋アライメントが一致するように調節しています．いわば伸展位 ROM 法です．

サーフェイスと大腿骨コンポーネントの適合性は，両者の回旋が一致する所が最良となります．両者の回旋不一致があると，インサートの摩耗，破損の原因となり得ます．両者の回旋不適合があると，ベアリングと大腿骨コンポーネントの間にすきまがみられます．回旋不一致の状態ではしばしば伸展障害が残ります．脛骨トライアルの回旋を調節して，両者の回旋を一致させるとすきまがなくなり，完全伸展可能となります（図2）．もしもこの状態で屈曲時の関係が不良になるとき，たとえば外側顆部や膝蓋骨が亜脱臼する場合などや，明らかにアライメント不良の場合は，回旋許容範囲で修正します．回旋アライメント不良については Akagi's line も指標にしますが，簡便なものとして，足部の長軸は脛骨 AP 軸〔ここでは surgical epicondylar axis（SEA）に直行する線と定義します〕より 20°ほど外旋していることや，脛骨結節レベルでの脛骨外側骨皮質の方向が AP 軸とほぼ一致する[2]ことなどを利用して確認しています（図3）．

もし mobile 型を使用されるのでしたら，self-alignment 機構で大腿骨とインサートの回旋アライメントは常に最良となります．

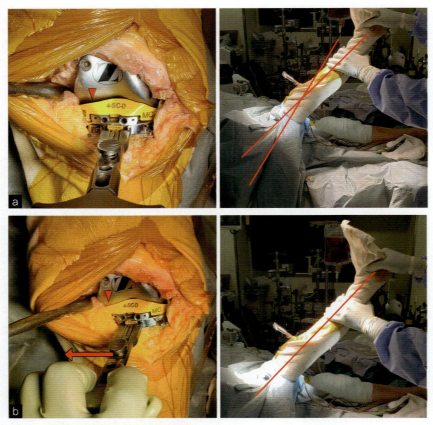

図2　脛骨コンポーネントの回旋
a：大腿骨コンポーネントとインサートの回旋が一致していないと両者間にすきまがみられ（赤矢頭），完全伸展できない．b：脛骨コンポーネントの回旋を調節（矢印）して大腿骨との回旋を一致させるとすきまは消え（矢頭），完全伸展可能となった．

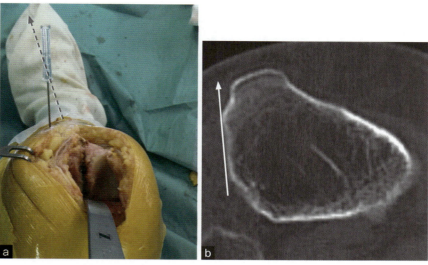

図3 脛骨外側線を参照した回旋の評価
a：脛骨結節レベルで外側骨皮質に針を刺すと，これが脛骨の前後軸を示す．足部長軸（点線）は，脛骨の前後軸から20°ほど外旋していることも参考にできる．b：CT画像．矢印が外側壁の接線であり，前後軸を示す．

文献

1) Hiranaka T et al：Medial femoral head border is a reliable and reproducible reference for axis determination for femoral component of unicompartmental knee arthroplasty. Knee Surg Sports Traumatol Arthrosc **21**：2442-2446, 2013
2) Hiranaka T et al：The tibial lateral axis is a novel extraarticular landmark for detection of the tibial anteroposterior axis. Surg Radiol Anat **42**：1195-1202, 2020

9 縫合・術後管理のコツ

第2章 TKA

Dr.Hiranaka

1 縫合（▶動画3）

　関節包は可能な限り解剖学的に修復し，water tight な閉鎖を行うように心がけています．こうすることで，関節内の出血が外に漏れず，出血量を抑えることができます．さらに，関節内圧が上昇することも止血に有利に働きます．

　また，出血が関節外の筋区画内にリークすると，筋を刺激して炎症を誘発し，疼痛や腫脹の原因になります．こうなると膝周辺〜大腿部までの腫れが大きくなり，筋力や可動域の改善の妨げになります．腫れを制御することで，術後リハビリテーションは極めて順調となります．

　とにかく，いかに腫れを少なくするかを心がけています．

　縫合は，
①関節包の修復
②筋膜の修復
③皮下縫合
　の3段階で行います．

a 関節包の修復（図1）

　この縫合には，V-Loc™（Medtronic 社）や STRATAFIX（Johnson & Johnson 社）などの糸が便利です．この糸は，逆行防止の小さな返しがついているのでゆるみません．締めすぎに注意する必要がありますが，助手なしで縫合する際にも便利です．もちろん通常の糸でも可能ですが，常に緊張をかけておかねばならないことがやや不便です．

　大腿四頭筋を持ち上げ，膝蓋上嚢を広げることで，外側に切り込んだ関節包の端を確認することができます．四頭筋のみを持ち上げ，その裏に存在する切開した関節包は持ち上げないことがコツ

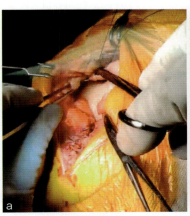
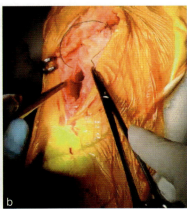
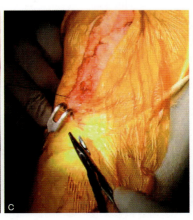

図1　関節包の縫合
a：四頭筋の裏で関節包を縫合，b：膝蓋腱の横では深層と浅層を同時に縫合，c：完成．

です．こうすることで，関節包が四頭筋から離れて同定しやすくなります．持ち上げるには，筋鉤ではかかりが悪く，二双鉤では持ち上げる範囲が狭いです．そこで，私はK-wireを曲げた鉤を使って持ち上げるようにしています．最初は苦しいのですが，徐々に縫いやすくなってきます．

膝蓋骨レベルに達すると，関節包は急激に薄くなり，脂肪組織（膝蓋下脂肪体）を裏打ちする薄い滑膜組織になります．浅層には筋膜から続く厚い線維組織，ちょうど内側膝蓋支帯（靱帯性関節包）に相当する層が存在します．

そして，その間には脂肪層が存在して3層構造となっています．このレベルに達したら，浅層から深層まで3層を一度に下端まで縫合し続けます．最後は関節包から骨膜組織の縫合となって終わります．

関節包を縫合したら，トラネキサム酸（トランサミン®）を関節内に注射します．関節包が完全に修復されていれば，関節外に薬液が漏れてくることはありません．

関節包の縫合を正確に行うためには，大腿骨全面のフランジから前方骨皮質の骨膜を温存する必要があります．滑膜切除も兼ねてこの部分の軟部組織を全切除する術者もいますが，そうすると関節包が修復できず，出血が骨表面に沿ってかなり近位まで広がることになります．万一感染を生じた場合も一気に広範囲に広がりますので，私は可能な限り温存して修復するようにしています．

b 筋膜の縫合（図2）

次に，表層の筋膜組織を縫合します．筋膜も中枢から縫合しますが，筋膜は中枢ほど，また外側ほど薄く，皮膚や筋肉に密に付いています．この部分の縫合は必ずしも容易ではありませんが，遠位に行くにしたがって急速に厚くしっかりした組織になります．

膝蓋骨の付近では筋肉側も，そこから切離した筋間中隔側も組織が厚くなりますので少なくともこの部分はしっかりと縫合します．この付近は内側膝蓋大腿靱帯（MPFL）の走行部に一致しますので，それをしっかりと修復するようにして糸を多めにかけて縫合します．

subvastus approachであっても，膝蓋骨が外側偏位する傾向がみられることがあります．この場合は，筋膜に非吸収性のstrong sutureで縫合を追加します．

筋膜を縫合したら，今度は内側広筋内にロピバカイン（アナペイン®）と水溶性ステロイド〔デキサメタゾンリン酸エステルナトリウム（オルガドロン®）〕を注入します．目的は，疼痛と腫脹の軽減です．関節包と同様に筋膜も，なるべくwater tightに縫合することで注射液の漏れを防止できますが，関節包と異なり完全な縫合は難しいです．

c 皮膚縫合

皮膚については，私は3-0 V-Loc™で皮下縫合を行っています．STRATAFIX®でも吸収糸での結節縫合でもいいのですが，1人で速やかに縫合できて，かつ，もし縫合糸が皮膚上に露出した場

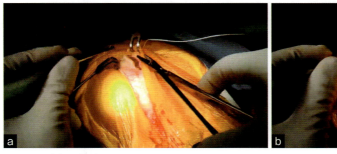
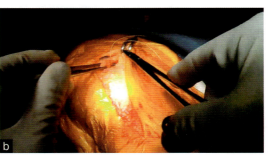

図2 筋膜の縫合
a：内側広筋の筋膜（非常に薄く，筋や皮膚と強固に結合しており縫いにくい），b：膝蓋骨に近づくと急に厚くなる．MPFLとともに縫合．

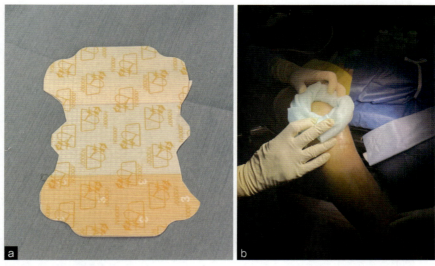

図3 皮膚の被覆
サージカルテープで止め，波型にカットしたIV3000で被覆する（a）．さらにドーナツ状に丸めたソフトベンダーを弾性包帯で巻いて圧迫する（b）．

合でも何とか引き抜きが可能なV-Loc™を用いています．

他方，皮膚縫合やステイプラーは用いません．皮膚を貫いた縫合糸が露出することで，その周辺に菌が増殖しやすくなるからです．また，縫合糸部分の瘢痕も整容的に問題があります．

皮膚縫合の代わりに，サージカルテープで表皮を保護してIV3000を貼付します．IV3000は防水性，通気性，可視性に優れているうえ比較的安価なので使用しています．しかし伸縮性がなく，皮膚が腫脹したときにその境界部分に水疱が形成されます．そこで，図3aのように波型にカットして，皮膚の伸張にある程度追随できるように工夫しています．

ドーナツ状に丸めたソフトベンダーを膝蓋骨の周囲に配置して，ソフトベンダーおよび弾性包帯で圧迫します（図3b）．この固定は3日間継続し，除去したのち本格的な可動域訓練を開始します．

関節包が完全に修復されていて，圧迫も適切に行われれば，腫脹はほとんど生じません．

2 術後管理

a ドレーン

私はドレーンも全く使用していません．ドレーンを利用することにより関節内圧が下がり，さらなる出血を誘発するからです．そのほか，ドレーンが抜けたと夜間に病棟から連絡が来ることがない，逆行性の感染が生じないなどの利点があります．また，ドレーンホールおよびそれを固定した縫合糸の瘢痕も意外と目立ちますので，整容的にも有利です．

b 疼痛管理

1）神経ブロック（図4）

当院では，全身麻酔時に麻酔科医がエコー下大腿神経および坐骨神経ブロックを行ってくれますので，これで術翌日までほとんど疼痛を防止することができます．現在は全例麻酔科医が対応してくれていますが，もし何かの事情でお願いできなくなったときには自分で行いたいと考えています．

2）鎮痛薬

術後，1週間は鎮痛薬（セレコキシブ）内服および，3日間のアセトアミノフェン点滴静注を行っています．

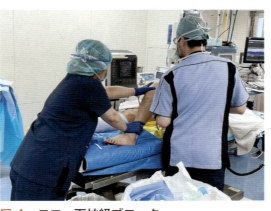

図4　エコー下神経ブロック

　そのほかには特別なことは行っていませんが，1週間を過ぎる頃にはあらかたの術後疼痛は治まり，リハビリテーション後の痛みに落ち着きます．もし，この時点でなお痛みが持続している場合は，一応は感染や骨折などの合併症を疑います．

C 血栓対策

1）抗凝固薬の継続
　抗凝固薬は最近は，原則休薬せずに行っています．周術期に継続しても問題ないとのエビデンスが増えつつあります[1,2]．

2）早期運動
　術翌日より，とくに歩行訓練を開始しています．

3）抗血栓薬の使用
　エドキサバン（リクシアナ®）を術後2週間使用しています．

文　献
1) Tsukada S et al：Continuing versus discontinuing antiplatelet drugs, vasodilators, and/or cerebral ameliorators on perioperative total blood loss in total knee arthroplasty without pneumatic tourniquet. Arthroplast Today 4：89-93, 2017
2) Oscarsson A et al：To continue or discontinue aspirin in the perioperative period: a randomized, controlled clinical trial. Br J Anaesth 104：305-312, 2010

10 術中トラブル・ピットフォールへの対応

Dr.Hiranaka

　私のように，measuredで，コンポーネントの厚さだけ骨切りを行うという方針をとっている限り，さほど大きな問題は生じません．しかし，いくつか注意すべきピットフォールがありますので順番に紹介したいと思います．

1 十分な展開ができない場合

　膝蓋骨低位の場合，膝蓋骨の圧排が困難なことがあります．そのときの対処方法は以下のとおりです．

a 膝蓋骨下端の骨棘を切除する

　膝蓋腱から出ている部分はすべて骨棘と考えて，切除しています．また，膝蓋骨下端部分が盛り上がっていることもあるのでこれを切除します（図1）．

b 膝蓋下脂肪体を十分切除する

　膝蓋下脂肪体には意外と硬い線維が含まれています．展開が不良なときは，しっかりと切除します．

c 内側広筋腱に pie crust または snip を入れる（図2）

　筋肉が硬くて，どうしても筋肉を外側谷に落とし込めない場合があります．このような場合，大抵は内側広筋の再内縁の線維の突っ張りがみられますので，この硬い線維に18G針で pie crust を

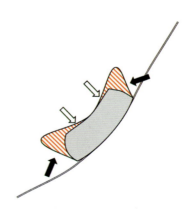

図1　膝蓋骨周辺の骨棘の切除
膝蓋骨の上端下端の付着部からオーバーハンギングしている所は切除する（黒矢印）．また，膝蓋骨はしばしば凹型に変形しているので少し丸みを帯びるように形成する（白矢印）．

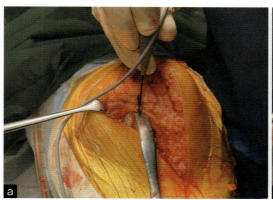 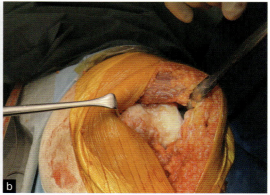

図2 under vastus approach

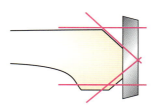

図3 大腿骨リカット
前方リファレンスでは後顆と後方チャンファーのみ骨切りされる．

入れます．それでも硬い場合は，内側広筋の膝蓋骨付着部付近に1 cm程度のsnipを入れます．そして，ここにエレバトリウムを入れて外側に圧排することで膝蓋骨をレトラクトできます．もっとも，このような症例は数百人に1人程度です．

2 屈曲がきつい場合

　CR型を使用していると，時に屈曲がタイトとなります．そもそもスペーサーブロックすら入らないときや，伸展時に比べて2 mm以上タイトと考えられるときは，大腿骨リカットが必要です（図3）．前方リファレンスの場合には，同じピンの穴を使用して後顆のみ切り足せるので便利です．
　スペーサーブロックやトライアルは入るものの，屈曲時に軋み音がしたり，脛骨トライアルの前方が浮き上がる程度のきつさの場合は，PCLのpie crustや部分剝離で対処することもあります．
　しかし，大腿骨の骨切りレベルやPCLの緊張はなるべく変えたくないので，フリーハンドもしくはジグを用いて後傾をつけます．
　フリーハンドで骨切りする場合は，まず脛骨の横軸をマーキングして，これと垂直に，前方は同レベル，後方はボーンソーの厚さ分だけ切り込むように設定します．もしくは最初の骨切りと同じ角度で髄外ロッドを設置して，ロッドの遠位部を1 cm程度前方に移動させます（図4）．

3 内側がきつい場合

　骨切り後に，外側にはスペーサーが入るものの，内側がきつくて入らないときがあります．この場合は，①軟部組織をリリースする，②脛骨または大腿骨を平行に切り足すとともに，③脛骨または大腿骨の内反リカットを行うという方法があります（図5）．内反リカットというより，内側の

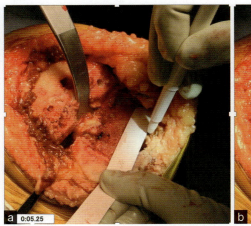
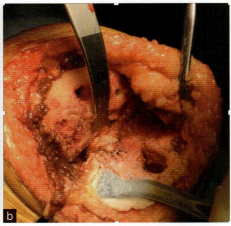
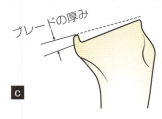

図4　フリーハンドでの骨切り方法
a：横軸のマーキング，b：プラトーの後方部分の骨切り，c：骨切りは，前方は同じレベル，後方はボーンソーの厚みだけ骨を切除する．

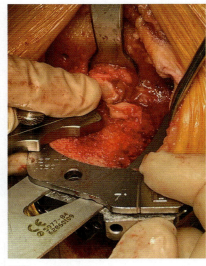
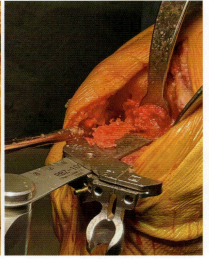

図5　内反リカット
a：angel wingをスリットに通して外側の骨切り面に合わせ，内側の骨切り面をブロックの上面に合わせる，b：この位置でカッティングブロックを固定してリカットを行う．MCLをしっかりと保護する必要がある．

み切り足すという感覚です．屈曲伸展ともに内側がきついときは，脛骨の内側を，伸展のみきついときは大腿骨遠位内側を切り足します．

　内側のみを切り足すときには，カッティングブロックを用いてリカットを行っています．まずangel wingをカッティングブロックのスリットに通し，骨切り面外側に押し当てます．こうすることで，外側の骨切りレベルと骨切り面の後傾（大腿骨では屈曲）が保持されます．そうして，このままカッティングブロックの内側の表面（スリットの上面）を骨切り面に合わせます．この位置を固定ピンで保持しつつ骨切りを行うと，内側のみ2mm切り足したリカットが完成します．リカットの骨切り面が中途半端で終わり，骨切り面が山型となることがありますので，この場合はヤスリを用いて平らにします．

　少しのリカットでもギャップは大きく変わりますので，最大2mmのリカットにとどめるべきです．

第2章 TKA

11 難渋症例への対応

Dr.Hiranaka

1 拘縮膝への対処

時に，可動域がほとんど得られない症例がみられます．このような症例に対しては subvastus approach は無理ですので，medial parapatellar approach を使用します．1つ1つのステップを的確にこなせばこのような膝でも大丈夫です．

拘縮膝の対処で難しいのは，第一に伸展機構に伸長性が全くないので膝の展開が得られないことです．通常より大きめの皮切として，大腿四頭筋腱の内側縁に沿って数 mm 腱の中に入るように切開を行います．膝蓋上嚢が癒着していますので，丁寧に大腿骨から剥離します．

良好な展開のコツは，展開部の両側部分を十分剥離して，骨部分を展開部から突出させることです．

まず伸展位で，内側の骨膜部分（p.39，図 10 の三角部分参照）を幾分広めに剥離します．MCL の剥離は最小限としますが，少なくとも関節面からエレバトリウムの幅程度の剥離は，MCL を保護するという意味でも必要です．同様に伸展位で膝蓋下脂肪体を切除し，ITB を Gerdy 結節から剥離します．通常よりも多めに剥離するとよいでしょう．

このあと，徐々に膝を曲げていきます．時に関節内の激しい癒着がみられることがありますので，これを徐々に剥離しながら行います．内外側のフラップを両側谷に落とし込めれば，骨切りを行えるだけの骨の露出が得られます．外側のフラップは膝蓋骨を含んでいますので，外側側副靱帯（lateral collateral ligament：LCL）などの外側の支持組織を痛めない程度に外側谷を十分に剥離します．内側のフラップも結構硬いことがありますので，内側谷や膝蓋上嚢の内側部を丁寧に剥離します．

両側のフラップを落とし込めると，骨切りできるだけの屈曲が可能となります．後顆部分が後方関節包と癒着していることが多いので，これも丁寧に剥離します．伸展機構が硬くてどうしても屈曲位が得られないときは，四頭筋腱にピンク針で pie crust を加えることもあります．しかし，硬くなった組織は術中にも時間とともにある程度伸びる傾向にあるので，丁寧に，徐々に剥離します．

屈曲が 90° で，膝蓋骨を外側に圧排（PCL レトラクターが便利です）して大腿骨遠位骨切りガイドのパドルを大腿骨遠位面に当てることができれば，骨切り可能です．骨切りを行うたびに展開は楽になってきます．私はこのような症例でも，measured で MC サーフェイスを用いて手術を行っています．ただし，通常より 1 mm 程度多めに骨を切ることが多いです．

遠位の次は四面カットを行います．拘縮膝は骨が脆く，また軟部組織をあまり強く牽引すると骨ごと剥離することがありますので，愛護的に牽引します．効果がなお癒着していることが多いので，エレバトリウムで後方まで剥離（とくに MCL や LCL 付着部）するとともに，内側顆と MCL の間を十分に剥離しておくことが大切です．四面カットを完了させれば，かなり展開は楽になります．

脛骨に関しては，p.49 で述べたとおり3本のレトラクターを上手に使うことがコツです．まず PCL レトラクターを正しく PCL の両端にかけます．脛骨を梃子の原理で前方に引き出すのですが，PCL レトラクターを確実に後方骨皮質にかける必要があります．後方の癒着が強い場合が多く，PCL レトラクターの先端を後方骨皮質ではなく，骨内に突き刺すというエラーが生じやすいです

（とくに骨切り後）．時に電気メスなどで後方を剥離する必要があります．また，PCLレトラクターを大腿骨の骨幹部に相当する硬い部分に当てておく必要があります．

次いで，外側レトラクターもしっかりと外側骨皮質をとらえる必要があります．展開の初期の段階で，伸展位でしっかりと剥離しておけば，その外側骨皮質と軟部組織の間に外側レトラクターの先端を挿入させることができますが，ここに十分なすきまがない場合はこの時点でも結構ですので，電気メスで剥離して空間を作ります．

p.58の図1で述べたとおり，大腿骨骨切り面と脛骨の関節面が垂直になるようにして，PCLレトラクターと外側レトラクターをしっかりとかければ，必ず必要な展開は得られます．拘縮した組織であっても，最終的には必要な分だけ伸びてくれますので，この状態を確保するようにしてください．

この状態でなら脛骨の骨切りは容易ですが，MCLをしっかり保護することを忘れないでください．トライアルを入れて，伸展可能か確認します．どうしても得られない場合は，屈曲もきつければ脛骨側を，伸展のみきつければ大腿骨をリカットします．屈曲のみきつい場合は，ワンサイズ小さいコンポーネントでリカットします．Persona MC（CR）型でPCLを温存＋前方リファレンスであれば，きつい所をリカットで広げていくことで調節できます．PCLを切除していきなり制御不能な屈曲ギャップとなるリスクがなくなりますので，私にとっては組みしやすいのです．

最後の難関は脛骨コンポーネントの挿入です．p.58の図1で述べたとおり，90°法（遠位関節面が脛骨骨切面と垂直）か，135°法（後方チャンファーと骨切面が平行）の，どちらかより展開が得られる方法で行います．2本のレトラクターで挿入空間を確保しつつ，術者が前方引き出しを行って挿入させます．

最終的な屈曲角度が十分でなければ，四頭筋のpie crustを加えることがあります．

2　膝蓋骨恒久脱臼例

膝蓋骨恒久脱臼とは，全可動域において膝蓋骨が外側に脱臼している状態です．膝蓋骨の外側の支持機構が拘縮・短縮しており，また滑車の低形成を伴うこともあります．

このような症例に対しては，lateral parapatellar approach（図1）で展開します．皮切は，脛骨結節の外側縁から膝蓋腱外側に沿って近位に切り上げ，膝蓋骨の外側縁に少し入って，大腿四頭筋腱の外側縁に沿って少し大きめのものとします．

次いで，脛骨結節とGerdy結節の間から膝蓋腱とITBの間を切開していき，膝蓋骨外側の関節

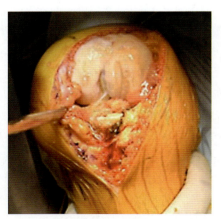

図1　膝蓋骨恒久脱臼例に対する外側アプローチ

包を切開したあとに外側広筋と四頭筋腱の間を切り上がります．四頭筋腱を持ち上げて膝蓋上囊を内側に切開することで膝蓋骨は整復され，さらに内側に脱臼させることが可能になります．また，ITB を Gerdy 結節から十分に剝離しておくことが大切です．

屈曲させたら十分な展開が得られますので，あとは通常の操作が可能です．ただし内側の脛骨のアプローチ，とくに内側後方のアプローチが不十分となりやすいです．また，内側の軟部組織が余って十分に膝蓋骨が内側谷に落とし込めないことがあります．このような場合には，内側関節切開も追加することで良好な展開が得られます．

3 難治性のリビジョンの展開

リビジョンの際には，軟部組織の拘縮，伸展機構の短縮など多くの困難が待ち受けています．良好な展開を得ることが，手術成功の秘訣です．「1 拘縮膝への対処」（p.71）に書いたテクニックで何とかなることが多いですが，どうしても良好な展開が得られないときは，伸展機構に何らかの操作を加えなければなりません．quadriceps turndown 法[1] は，四頭筋腱を V 字状に切開して膝蓋骨を反転させる方法です（図2）．私も感染を頻発する1症例に対して行ってみましたが，感染のせいか四頭筋腱を再建することができず，大きな欠損部を作ってしまった経験があります．軟部組織をしっかりと修復するのには，本法では限界を感じています．

そこで，図3のような症例に対して脛骨結節骨切りを行いました．展開は十分で，いったんはワイヤーで固定しました．しかし，ずれをきたしたため結局プレート固定して骨癒合を得ました．ここまで必要な症例にはなかなか遭遇しませんが，最後の手段として記憶に留めておいていただければ役に立つと思います．

骨切りは膝蓋腱の幅で，長さは 3〜4 cm とします．内側骨皮質に垂直な骨切りと，それに垂直な外側の骨切りとします．そうすると，内側の交点に少し海綿骨が付着した状態で骨が取れます．これを膝蓋腱の外側も切開して中枢に反転させると，非常に大きな視野が得られます．

修復の方法にはワイヤー縫合，スクリュー固定などがありますが，過去の経験からロッキングスクリューがよいと思います．四頭筋の牽引力にも耐える必要がありますので，強固な固定が求められます．

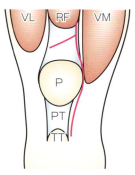

図2 quadriceps turndown 法
赤線：切開線．
VM：内側広筋，RF：大腿直筋，VL：外側広筋，P：膝蓋骨，PT：膝蓋腱，TT：脛骨結節

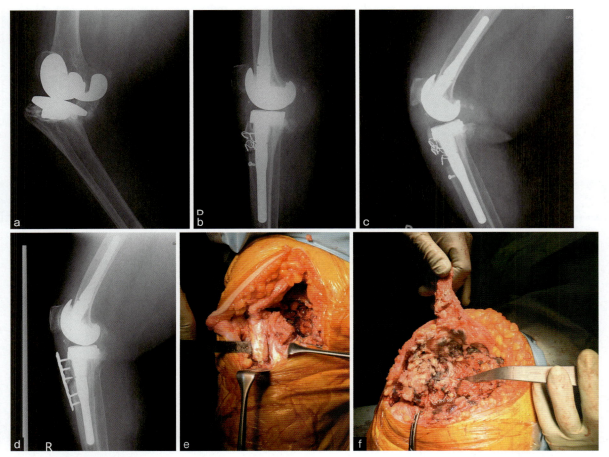

図3 脛骨結節骨切り
a：術後10年の放置されたゆるみ症例，b：脛骨結節の骨切りを行い，ワイヤーおよび人工靱帯による補強を施行，c：術後半年で結節の上方移動，d：ロッキングプレートによる固定で骨癒合を得た，e：膝蓋腱の幅分，脛骨結節の骨切りをする，f：両側膝蓋支帯を切離して，骨片と膝蓋腱を反転すると十分な視野が得られる．

4 感染症例への対処

　感染は避けたい合併症ですが，ある程度の手術数をこなしていると避け切れません．インプラントにゆるみがないときは，洗浄と灌流で対処します．インサートを除去して，関節内浮遊物を除去するとともに関節滑膜も可及的に切除して，biofilmを破壊します．とくに後顆部分に滑膜が残りやすいので，深屈曲させて徹底的に切除します．私は，1Lの生理食塩水に5mLのイソジン®液を溶かしたものを10L使って洗浄するようにしています．さらに，適宜イソジン®，そしてオキシドールを関節内に注入して，しばらくおいたあとにその薬液を吸引する操作を繰り返します．

　ただし，膝蓋上嚢部分はあまり破壊しないようにしています．灌流液や炎症が大腿骨骨幹部にまで波及して苦労した経験があるからです．可能であれば，関節腔という閉鎖腔の中のみで灌流させることが理想です．

　次いで，持続灌流を行います．灌流チューブはセイラム サンプ™チューブをin・outに使ったり，2本のドレーンを入れて1本はin，もう1本はoutとします．

　縫合に際しては，吸収性のモノフィラメント（PDS®）を使用するようにしています．0-PDS®で筋膜を，3-0 PDS®で皮下を縫合します．ここでも縫合糸は皮膚の上に出さないようにします．そこから感染することを危惧するからです．表面はサージカルテープで閉じておきます．

　最初は1日2Lを点滴ポンプで注入します．そして1日4回灌流を中断して，抗菌薬入りの

100 mLの生理食塩水を側管から流します．もし灌流がよければ，1週間ほど持続したあとに注入を中止して，ドレーンのみとします．膿の排出がみられなくなったことを確認して，ドレーンを抜去します．

多くは，途中でoutがうまくいかなくなりチューブの横から漏れたりします．そのときは順次灌流量を減らしていきます．どうしても灌流できないときは，少量の生理食塩水をシリンジポンプで押すこともあります．

ゆるみがある場合は，抗菌薬入りセメントを留置します．以前はセメントビーズを作成していましたが，最近はORTHO社のセメントスペーサーモールド（図4）を使用することが多いです．

セメントスペーサーモールドとは，人工関節の形状と類似の形のセメントを形成できる「型」です．セメントが硬化しても型にくっつかず，なおかつフレキシブルな材質のため硬化後の取り除きも容易です．

インプラントを摘出して，滑膜切除・郭清，洗浄を徹底的に行ったあとにセメントスペーサーを用意します．まず，抗菌薬をセメントに混ぜます．当院では，セメント（Simplex®Pを使用しています）40 gに対してバンコマイシン散1 g（0.5 g×2バイアル）を混入しています．粉成分が過剰となることを避けるために，バンコマイシンの量だけセメントの粉を減らしておきます．バンコマイシンは清潔操作で瓶の口金とゴムを外して中身のみ掻き出します．瓶の中で塊になっていますので，鋭匙で崩しながら取り出します．鋭匙の先がガラスを引っ掻くときの気持ちの悪い音がしますが，我慢です．

取り出したバンコマイシンは，茶漉しで受けます．そのままセメントに混ぜると塊になるからです．茶漉しは100均ショップで売っているもので十分で，これをオートクレーブで消毒しておきます．茶漉しで受けたバンコマイシンの塊を，鋭匙の根元の丸い部分をすりこぎに見立ててバラけさせつつ，セメントの粉の中に落としていきます．その後ヘラを用いて混ぜていくのですが，セメン

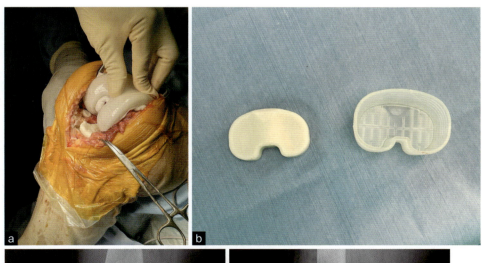
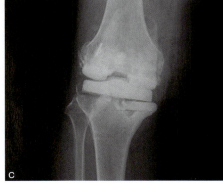
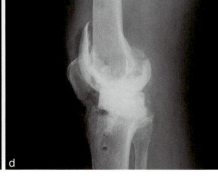

図4 セメントスペーサーモールド
a：大腿骨側のセメントスペーサー．大腿骨コンポーネントと類似の形状に形成できる．b：脛骨側のスペーサーモールド．厚すぎると入りにくいので厚さに注意．c：スペーサー装着時の正面像．d：スペーサー装着時の側面像．

トとバンコマイシンが反発し合うのか，こぼれやすいので注意です．

　その後，モノマー液を混ぜます．脛骨のスペーサーは，洗浄中などにあらかじめ作成しておいても大丈夫です．あまり分厚いと入り切りませんので，一番低い目盛りまで注入して固めておきます．骨に当たる面は，なるべく平面に近いほうがよいです．やわらかいうちにヘラやノミなどで形成しておきます．固まったら，型から外しておきます．なお，脛骨に関してはステム付きの機種を取り外した際に，ステム部分が dead space になりますので，ここにはまるような円柱形のセメントを用意しておきます．

　大腿骨の手術時は，洗浄などのすべての処置が終わってから準備します．脛骨のときと同様に，セメント 40g に対しバンコマイシンを 2 バイアル混ぜて，大腿骨の型に流し込みます．すきまなく，隈なく流し込むにはコツが要ります．モールドの中央部分から静かにセメントを流していき，前方，そして後方の両後顆まで流していきます．盛り上がるほどセメントを流し込む必要はありませんが，型は凹んだ形のため両端のセメントが中央に流れて薄くなりがちなので，ある程度頻繁に形を整えます．手袋にセメントがつかなくなったら手で形を整え，骨切り面に密着させます．そうしてこのまま固まるのを待ちます．セメントが軽く骨の表面に付着した状態となりますので安定します．最後に，用意していた脛骨のセメントを前方から挿入します．術後の X 線は，まるでインプラントが入っているようです．屈伸も歩行も可能です（耐久性はそんなにないでしょうが）．

　セメントを入れた場合は，約 4〜6 週間後に血液学的所見や臨床所見が落ち着いたらセメントスペーサーを抜去して人工関節に入れ替えます．

文 献

1) Scott RD et al：The use of a modified V-Y quadricepsplasty during total knee replacement to gain exposure and improve flexion in the ankylosed knee. Orthopedics **8**：45-48, 1985

Column

美しいか美しくないか

　人体は美しい．形も機能もそうです．膝の骨も見れば見るほど美しいと感じます．適切に手術を行い，適切に X 線を撮れば，素人である患者さんでも思わず「綺麗ですね」と口にされるでしょう．そのような症例では，一般的に経過も良好なものとなります．

第2章 TKA

12 こだわりの道具

Dr.Hiranaka

　私の手術コンセプトは,「なるべく標準器械を使った,誰でもできる手術」です.しかし,ごく少数のカスタム器械もありますのでご紹介します.

1 逆曲がりエレバトリウム（田中医科社,図1）

　図1のように,湾曲した,少し幅の広いエレバトリウムです.先端が鈍なのでチーズカットしにくく,また幅が広いため組織を広い面で支えることが可能です.私が開発しました.
　よく使う場面は,
- TKAで脛骨を操作する際に,脛骨のプラトーの外側にかけて,膝蓋骨を圧排するとき
- UKAにて膝蓋骨を外側に避けるとき
- under vastus approachで,大腿四頭筋を大腿骨の外側にかけて圧排するとき

です.

2 前方レトラクター（フジフレックス社,図2）

　全体的にクランク状になっているレトラクターで,先端を大腿骨前方骨皮質にかけて,梃子の原理で大腿四頭筋を持ち上げ,前方フランジ部分に空間を作成するものです.
　TKAで大腿骨サイジングする際に,前方のスタイラスを大腿骨前面に設置するときや,四面骨切り時に前方カットするときに使用します.大きな切開時にはこの部分は完全に露出されるのですが,小切開で行っていると筋肉が被さってくるため,前方のフランジの部分は展開しにくくなりま

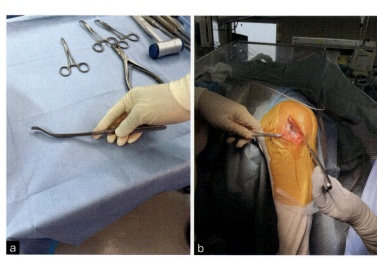

図1　逆曲がりエレバトリウム
二重に曲がった構造であり（a）,骨の端をとらえて組織を引きやすい（b）.

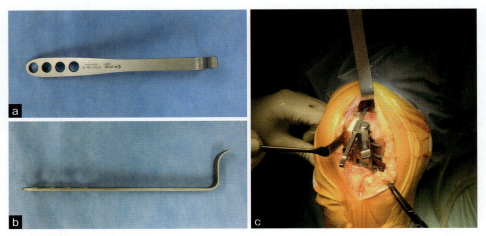

図2 前方レトラクター
a：前から見たところ，b：横から見たところ，c：四頭筋を持ち上げて前方フランジ，骨皮質にアクセスできる．

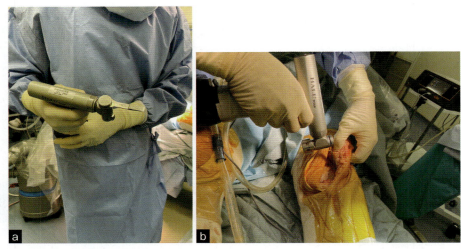

図3 ボーングレーター
a, b：ボーンソーの一面にヤスリ加工が施してあり，骨を切ることも削ることもできる．

す．前方レトラクターを用いることで，この部分の空間が確保でき操作しやすくなります．これも私が開発しました．

3 ボーングレーター（ミヤタニ社，図3）

　これは既製品ですが，ボーンソーとヤスリが一体になったものです．さまざまな場面で有用ですが，大腿骨骨切り面の面取りに使用することが多いです．大腿骨遠位骨切り面は，滑車部分の軟骨下骨にかかるため骨切りが浅くなり，結果として中央部が少し盛り上がることがあります．この盛り上がりは，大腿骨コンポーネントのシーソーモーションを誘発します．通常のボーンソーではこの部分を削ることは容易ではありませんが，ボーングレーターを使用すると綺麗な平面に仕上げることができます．

　また，TKAで大腿骨コンポーネントが浮いてしまう原因は，チャンファーの切りが浅いことが多いです．ボーングレーターを用いることで，簡単に削り落とすことができます．膝蓋骨が凹んでいて，facetectomyを行うときも便利です．再利用も可能ですので，準備しておくのがよいですよ．

4 月光ドリル（ビック・ツール社，図4）

　このドリルは，先端に特殊な加工がなされており，骨の表面を滑らずにドリリングすることができます．穿孔能は抜群で，発熱も少ないです．また骨の正面に対して傾けて設置しても，滑ることなく正確にドリリングできます．私は，TKAやUKAのカッティングブロックのピン固定の下穴空けにこのドリルを愛用しています．そのほか，硬化した脛骨骨切り面にセメントアンカーホールをあけるのにも使用しています．このドリルは，月光プレミアムドリルとしていくつかの直径のものが販売されています．骨折などでも使用することができるうえ，同様な先端加工がされたガイドワイヤーも販売されていますので，ACL再建などでも使用できます．どうやら最近は宇宙ロケットの加工にも使用されているとのことで，品質は十分信頼できるものになっています．これも既製品です．

5 イカリング（サカキL&Eワイズ社，図5）

　片側手術の際に反対側下肢を固定するための，ディスポーザブルの敷布です．通常，ベルトで固定することが多いと思いますが，そうすると患側下肢の下を通るベルトが突っ張り，操作の邪魔になります．イカリングには，手術台に固定する部分に下肢を包む部分が取り付けられており，下肢を包んだのちに紐で固定できるようになっています．その姿が，まるでイカのリングと耳のようなので，この名前をつけました．これは私が開発しました．

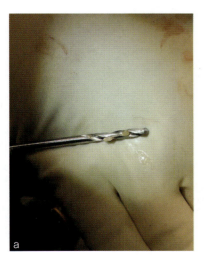

図4 月光ドリル
a：月光ドリル，b：月光ドリルの先端形状．

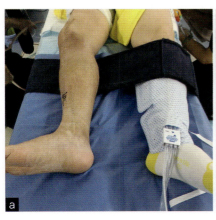 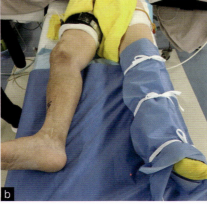

図5 イカリング（術中反対下肢保持器）
a：通常の反対下肢抑制帯．患肢の下部分が突っ張り邪魔になる．b：イカリングにて下肢を包むと邪魔にならない．

6 リユースボーンソー（トータルメディカルサプライ社，図6）

最近は，単回使用の製品を再生利用することが許されなくなってきており，そのコストは無視できないものになっています．そこで，再生利用可能なものを作成していただいています．

7 アクアマンティス・プラズマブレード（メドトロニック社，図7）

電気メスと同様に，切開および凝固目的で使用します．電気メスと異なり高周波で切開するもので，ほとんど熱を発しませんので組織損傷が少なく，皮膚切開に使用することもできます．さらに，煙もほとんど発しませんので操作性が向上します．

そのほか，TKA で使用するサイザーはコンパクトであるうえにフレキシブルです（図8）．日本限定のペルソナのカスタム器械のようです．また，p.284 の図36 で紹介する内反骨切り可能な足関節部品も，私が開発しました（開発というほどのものではないですが）．

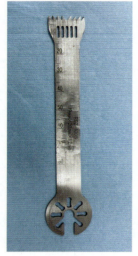

図6 リユースボーンソー
再使用が認められているもの．

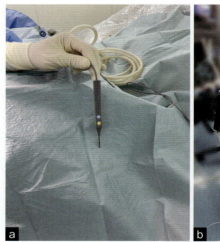

図7 アクアマンティス™・プラズマブレード
a：プラズマブレード．電気メスと似ている．b：本体．

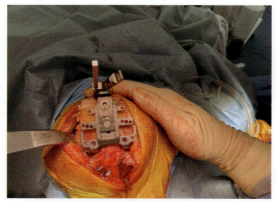

図8 コンパクトなサイザー（Zimmer Biomet 合同会社）

第2章 TKA

1 機種の特徴と選択

Dr.Hamaguchi

1 TKA の機種の特徴と選択

TKA・UKA の機種とその特徴については，平中先生に網羅的に紹介していただきましたので，本項では私が実際に使用してきた TKA の機種の特徴と印象を紹介します．

a TKA の機種

TKA の「機種」といっても，何を基準として分類するかで表現が変わります．一般的には十字靱帯の有無で分類されることが多く，残された十字靱帯が多いほうから bi-cruciate retaining（BCR），cruciate retaining（CR），posterior stabilized（PS），bi-cruciate stabilized（BCS）となり，後者2種の PCL は切除されます．関節面形状で分類すると，とくに前方リップを高くして PCL 機能を代償した cruciate substituting/sacrificed（CS）と，内側を ball and socket とした medial pivot（MP），後方に ball and socket を設けた bi-surface などに分けられます．また，ポリエチレンベアリングの設置法によって fixed 型と mobile 型に，インプラント固定方法によってセメント型とセメントレス型に，関節制動性によって constrained や semi-constrained，rotating hinge に分けられます．これらの分類を組み合わせることで，どのような機能や性格をもつ TKA かを表現することができます．たとえば，私が第一選択としている機種は「CS 型」「mobile 型」「セメントレス型」TKA となります．

b 機種別の特徴

十字靱帯の有無による分類と関節面形状からの分類を1つの表にまとめ，それぞれの機種の特徴を示します（**表1**）．

表1 の左端の BCR から右端の BCS まで，関節制動が靱帯性か機械的かの程度によって分類しました．MP と CS は原理的には PCL を切除しますが，PCL を温存するタイプも存在するので表中では CR と PS の間に位置させました．これから読み取れるのは，残存する靱帯が多いほどもと

表1　TKA の機種別の特徴

	BCR	CR	MP	CS	PS	BCS
ACL	+	−	−	−	−	−
PCL	+	+	−/+	−/+	−	−
関節制動	靱帯性	←――――――――――――→				機械的
骨界面ストレス	小	←――――――――――――→				大
脛骨後傾	固有後傾	←――――――――――――→				調整可
推奨骨切除法	measured 法	←――――――――――――→				gap 法

1　機種の特徴と選択　　81

の骨形態や靱帯張力を変えないようにすべきことと，関節制動を機械的制動に頼るのであれば TKA はその耐用性を担保した構造が必要となることです．

> **Column**
>
> 1991 年に医者 1 年目の私が初めて見た TKA は，Miller-Galante 型の第 2 世代〔いわゆる MG-2，Zimmer 社（当時）〕の CR でした．10 年ほど上の先輩方が迷いながらもたくさんの器械とステップを踏んで手術していたのを，羨望のまなざしで見ていました．

C 機種の選択

1）基本的な考え方

まず，機種選択の基本的な考え方を示します．

どの機種を選択するかは，あなたが育った土壌が大きく影響します．まずは指導医を完全コピーすべきです．良い所もそうでない所も含めて完全コピーします．「そうでない所」もコピーすることによって，なぜ指導医はそれを採用したかが推察できますし，あなた自身ならどうするかを頭の中で考察することで次のキャリアでステップアップできるので，決して無駄ではありません．そのような土壌を作ったうえで，あなたが将来の選択肢の種を植えていくことになります．

もしあなたが月 1 ゴルファーならぬ月 1TKA ドクターで，指導医不在ならば，まずは「最大公約数的な」機種を選ぶべきです．たとえば「PS 型」「fixed 型」「セメント型」がおすすめです．その根拠として，PS 型で PCL を切って TKA を行ってもほとんどの場合は大きなマイナスがないこと，fixed 型なら不慣れで不十分な手技でも spin-out など取り返しがつかないミスが起きにくいこと，セメント型ならばボーンソーの扱いが下手で骨切り面がガタガタでもインプラント固定に支障が出にくいことなどが挙げられます．ビギナーにとって「優しい条件」が揃っているのです．月 1TKA ドクターが「最近のトレンドに乗って，kinematic alignment で BCR を使って，より生理的な膝を目指す」というのは危険です．TKA ビギナーは，守備範囲の広い機種で慣れていきながら基本を固めていきましょう．

以下に月 1TKA ドクターにおすすめする 5 ヵ条を示します．

1. 守備範囲の広い機種を選ぶ（靱帯が多く残るほど，手技のストライクゾーンは狭くなる）．
2. 術中判断はしない（できない）．
3. バックアップは最小限（多いと節操がないし，考えなくなる）．
4. 見たことがない手技はしない（今の時代はインターネットで動画学習も可能）．
5. 手術の開始から終了までのイメージトレーニングを終えておく．

2）私の機種選定の足跡

私が膝専門医を目指したあとに使用してきた機種の選定理由と特徴を記します．

a）NexGen® PS（Zimmer Biomet 社）

それまでの TKA は flat on flat な冠状面構造が多かったのですが，NexGen® は curve on flat の冠状面構造で，内外側方向の安定性とアライメント許容性が広くなったのが特徴的でした．大腿骨インプラント 3° 外旋設置を基準として，大腿骨の骨切除に 4-in-1 カットガイドとミリングの選択肢があり，当時としては画期的なシステムでした．当時，私が在籍していた施設の方針は PS 型，measured 法，膝蓋骨非置換でしたが，PS 型 measured 法での「4-in-1」カットガイドによる大腿骨の骨切りは「出たとこ勝負」になってしまい，屈曲ギャップがかなり大きくなってしまった苦い経験もしました．

b）Scorpio® PS（Stryker 社）

大腿骨矢状面が single radius 構造になっており，屈曲においての靱帯等張性を再現できるとい

うコンセプトで，当時の深屈曲を求める術者たちのニーズに応えるべく登場した機種です．骨切除法は anterior reference の measured 法が主であったため，NexGen®シリーズと同様に屈曲ギャップの調整が難しい面がありました．

c）Balanced Knee® System（MDM 社 / Ortho Development 社）

現在は BKS TriMax®に進化しています．器具が大きめで「ごつい」印象ではありますが，正確な骨切りや設置が可能で，とくに膝蓋骨骨切りガイドは正確で使いやすく秀逸です．BKS TriMax®は大腿骨インプラントの後顆部分を 2 mm 厚くすることによって深屈曲時の面接触を確保する工夫がされていますが，この 2 mm 多い骨切除により内側後顆に付着している内側側副靱帯後斜線維が一部剝がれてしまうことがあり，一長一短があります．

d）GMK® Sphere（Medacta 社）

Freeman らによって開発された，内側 ball and socket の MP 型 TKA です．広い接触面積による耐摩耗性と生理的運動の再現が特徴です．post-cam がないのでノイズが出ず，膝の回旋を伴うようなスポーツを行う患者にも適していると考えられます．たとえば右利きゴルファーの場合，フォロースルーで左膝は軽度屈曲＋内反＋内旋となり，PS 型だとポストにストレスがかかり，CS 型だとスピンアウトの危険がある肢位となりますが，MP 型だとそれらを回避することが可能です．

e）Vanguard®（Zimmer Biomet 合同会社）

Vanguard®シリーズとして各タイプがあり，耐摩耗性に優れた direct compression mold のポリエチレンベアリングが特徴です．私は 2008〜2017 年の 9 年間，PCL を残したより生理的な膝の動きを目指して CR 型を使用しました．CR 型のベアリングは，フラットで後方リップのない standard 型，後方リップのある posterior lip 型，前後とも高いリップがある anterior stabilized 型の 3 種類から選択可能です．ただし standard 型を使う場合，脛骨後傾が大きいと接触点が後方に集中し，数年でポリエチレン後縁が摩耗して大腿骨インプラントの後方亜脱臼となるので注意が必要です．私もそのような症例を数例経験しました[1]．この CR 型を使用した結果として，荷重時の膝関節接触点が生理的位置より後方であること，屈曲初期の paradoxical motion を抑制できないことなどがわかりました．以上から CR 型で生理的膝を再現することは諦めて，2017 年からは「PCL を切除して機械的に膝の安定性と制動性を得る方針」に変更しました．

そこで使用を始めたのが，日本初となる CS mobile セメントレス型の Vanguard® ROCC で，現在も第一選択としています．特徴的な「馬の鞍」型のベアリング形状と大腿骨インプラント形状が合致して，前後方向にも左右方向にも強固な制動性が得られると同時に広い接触面積も確保されます．セメントレスなので手術時間を短縮でき，セメント関係のトラブルも回避できる点が利点です．

Column

「理想と現実のギャップ」と「膝のギャップ」

当時のギャップの理想は，膝の神様である John Insall の教科書に載っている「rectangular gap」すなわち「伸展＝屈曲」かつ「内側＝外側」の長方形ギャップでした．当時の私も，ビクビクしながら少しずつ MCL を剝がしてみましたが効果的なリリースは得られず，どこまで剝がしても rectangular には程遠いままであったことが思い出されます．そして心の中で疑問をもち始めたのです．内外側バランスをイコールにする必要があるのか？　そもそもイコールにしようとしたらできるものなのか？　学会で聞いていると，みんな「全例，外側ゆるさ 3°以内に整えた」とか「3°以内は許容した」って言ってるけど…ホントか？　と．

現在のギャップ形状のコンセンサスは，「trapezoid でも OK」「MCL 浅層は手をつけない」という medial preserving technique が主流になってきました．

私ですか？　内側は温存しつつ外側のギャップはどんなに大きくても無視する「lateral ignoring technique」です（注：lateral…は筆者の造語です）．

1　機種の特徴と選択

第2章　TKA

2 術前計画

Dr.Hamaguchi

　本項では術前計画，なかでも画像からのサイジングやアライメント計画について，私が実際に行っている手順をご紹介します．いろいろな計測法や作図法がありますが，大事なことは「術中に同定できるものを基準にして測定すること」「術中に実際に行えることを基準にして計画すること」です．

1　必要な画像情報

①立位下肢全長正面X線：アライメントと大腿骨と脛骨の骨軸を確認します．
②膝3方向X線：正確に撮れているかを確認します．とくに側面像は，大腿骨後顆の内外側が重なっている状態がベストです．
③ computed tomography（CT）：膝の回旋や詳細な骨形態を把握するために有用です．
④上顆軸撮影（金粕view）：大腿骨外旋，屈曲位関節安定性やギャップ評価が可能です．
⑤ magnetic resonance imaging（MRI）：TKAには必須ではありませんが，UKAとの適応判断で威力を発揮します．

2　アライメントの選択

　術者が目的とするアライメントの違いによって，この後の測定や計画がすべて変わってきます．今から10年ほど前までは mechanical alignment（MA）一択でしたが，その後 kinematic やfunctional，anatomical などの名称で分けられたいわゆる personalized alignment 法が急速に拡大してきています．ですが適応症例の範囲や，どこまで個人の形態に寄せるかで restricted から trueまでその程度もいろいろあり，まだかなり不明瞭なゾーンと感じています．このアライメント法の分類と実際については「第1章-2 アライメントと機種選択」（p.10）で詳述されていますので，ここでは私が今まで継続してきた MA 法に沿って説明します．

　私はサイジングには3Dテンプレートソフトなどは使わず，画像管理通信システム（PACS）内で角度測定や参照線を引き，それを実寸印刷したものに昔ながらの透明テンプレートを当てて測定しています．立位下肢全長正面像では，実寸印刷せずに PACS 内で角度測定を行います．

3　立位下肢全長正面X線を用いたアライメント計測

a 立位下肢全長正面

1）HKA角

　立位下肢全長のアライメント測定として femorotibial angle（FTA）を用いるのが一般的ですが，

私は利用していません．とくに大腿骨の外弯が強い例では，どこを基準にすべきか全くわからない症例もあり，より曖昧さが少ないHKA角を術前後の変形の評価として用いています．

2）大腿骨外反角

皆さんに「大腿骨外反角を測定してください」とお願いしたら，ほとんどの方は大腿骨頭中心と顆間部の滑車最深部（いわゆる膝中心）を結んだ線を引き，次に髄腔のど真ん中を通る線を引いて，その角度を測るのではないかと思われます．間違いではありませんが，では実際に，術中に髄腔のど真ん中にドリルできる確率はどれぐらいあると思いますか？　というのも，大腿骨髄腔は広いので作図では「髄腔のど真ん中」を基準としても，術中のドリル操作でど真ん中に入れることはかえって難しく，また髄腔の広さのみならずロッドの挿入の深さによっても簡単に角度がぶれるからです（図1）．現場でできる一番確実な方法を考えて，それに合う計画を立てるべきです．では，具体的にはどのような基準を用いるべきでしょうか．

> 【術前計画の実際（図2）】
> ①刺入点は，術中でもわかりやすい「膝中心」である滑車溝最深部．
> ②そこから髄腔に向けて引いた直線が髄腔壁の「接線」となる点（接点）を見つける．
> ③その接点に向けて線を引く．
> ④膝中心から骨頭中心へ向けた線を引いて，2本の線の角度を測る．
> ⑤角度の小数点以下は切り捨てる．

①に関して「刺入点は中央よりやや内側」とする意見もあります．これは，大腿骨ステムを使用する場合には髄腔中心の延長線上からロッドを刺入する必要があるので当てはまりますが，通常は敢えて内側から入れる利点はありません．計画性との一致や術中の再現性からは，滑車溝最深部のど真ん中を刺入点とすべきです．

②をもう少し説明しますと，大腿骨は弯曲していますのでロッドの方向と挿入する深さで外反角度は変わってきますが，図2で示したように膝中心から髄腔壁の接線方向へロッドを十分奥まで挿入すると，外反角度は一定して変わらないということです．

⑤の意味は，たとえば外反角度6.8°とあれば0.8°は切り捨てて，設定角度を6°として外反位設置を避けるためです．外反位設置に利点はありません．どちらかに間違うなら内反方向です．

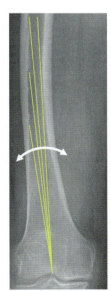

図1　髄腔線の基準
髄腔線の方向や長さによって角度が大きく変化する．

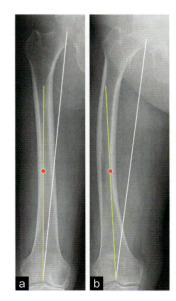

図2　大腿骨外反角測定の実際
a：大部分の症例では，髄腔線は外側壁に対して点接触になる．b：大腿骨外弯が強い症例では，髄腔線は内側壁に対して点接触になる．いずれの場合も，接点を越えるようにロッドを十分深く入れると一定の角度差が再現できることがわかる．
白線：大腿骨荷重線，赤点：髄腔内の唯一の接点，黄線：髄内ロッドを挿入すべき方向．

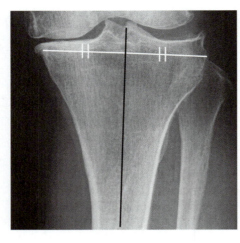

図3 冠状面脛骨骨軸
脛骨骨軸の近位は顆間隆起の谷部の中央ではなく，外側顆間隆起のすぐ麓となる．

3）冠状面脛骨骨軸

近位は脛骨プラトーの横径の中点，遠位は距腿関節の中心（距骨ドーム中央）とします．この軸に対して90°で骨切除するのがMA法の基準となります．脛骨プラトーの横径中心は，2つの顆間隆起の谷の中央ではなくやや外側寄り（外側顆間隆起の麓）にありますので注意が必要です（図3）．

4 単純X線2方向を用いた作図とテンプレーティング

a 大腿骨外反角と脛骨骨切り角の作図（図4）

多くのTKAのテンプレートは110%拡大になっています．実際の拡大率は下記の条件によって変動します．
①技師が設置したX線源からカセッテまでの距離
②患者の軟部組織の厚さ（カセッテから骨までの距離）
③患者の伸展制限の程度（同上）

①は技師が変わると変わりますが，②と③の再現性は高いので初回以降の複数のX線画像を比較する際に留意しましょう．キャリブレーションやスケールを入れると，拡大率を計算できるのでより正確性が増します．この画像を「実寸印刷」してテンプレーティングを行います．

b テンプレーティング

現在はCTデータによる3次元テンプレーティングが主流と思われますが，それなりにコストもかかりますし，機種によっては対応していない場合もあります．私は昔ながらの透明テンプレートを使用して，以下の順番で測定を行っています．

1）大腿骨側面（図5a）

最も判別しやすく，かつキーとなる画像です．
①遠位端骨切り線または大腿骨骨軸を基準にテンプレートを合わせます．
②大腿骨遠位を骨輪郭よりも1～2mm大きめに見積もります．理由は，健常な軟骨面のレベルを再現するためです．もしあなたが参照している遠位骨輪郭が摩耗している面だとしたら，もとの健常軟骨面は2mm前後もしくはそれ以上大きかったはずです．もし参照面が摩耗していない側の骨輪郭だったとしても，そこには軟骨が残っているはずですから，やはり1～2mm大きめに見積もるべきです．内外側顆がぴったり重なっていたとしても，同様の理由で少し大きめに見積もるべきです．
③前方骨皮質にノッチを作らないようにして，前方フランジを合わせます．

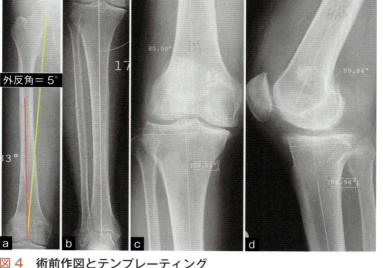

図4 術前作図とテンプレーティング
a：大腿骨外反角．この症例では髄腔線を外側壁に沿わせている．b：脛骨冠状面骨軸．c, d：大腿骨遠位と脛骨近位の骨切り予定線．

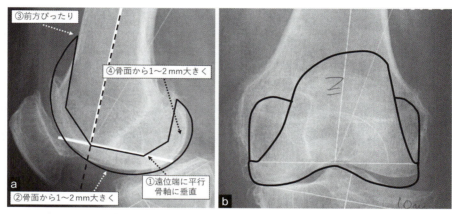

図5 大腿骨テンプレーティング
a：大腿骨側面．b：大腿骨正面．

④後顆の骨輪郭よりも1〜2mm大きめのテンプレートを選択します．理由は②と同様です．

2）大腿骨正面（図5b）

①大腿骨側面で選択したテンプレートと同サイズの正面テンプレートを用います．

②外反角を合わせて，内外側顆のどちらか「より厚く切除される側」とテンプレートの輪郭を合わせます．この際も1）の大腿骨側面の項で説明したように，摩耗や健常軟骨の厚さを考慮して1〜2mmほど骨輪郭よりも大きめに見積もります．

③確認する点は，「内外側の幅がはみ出さないか？」「骨切除のレベルは高すぎないか？」「逆に，骨切除が不足しないか？」です．骨切除不足は外反膝の外側顆でよく経験しますので，注意が必要です．

3）脛骨正面（図6a）

①脛骨軸に垂直にテンプレートを合わせます．

②内反型OAの場合，切除厚の設定は2通りあります．健常な外側関節面を基準としてインプラント分の厚さを切除する方法と，内側の摩耗関節面を基準とする方法です．前者はCR型やセメントレス型などPCL付着部の骨温存や骨強度を優先すべきときに有用で，後者はPS型などで骨切除量を多少増やしても許容される場合や，骨欠損部のcoverageを優先したい場合など術者が調整をかけたいときに有用です．

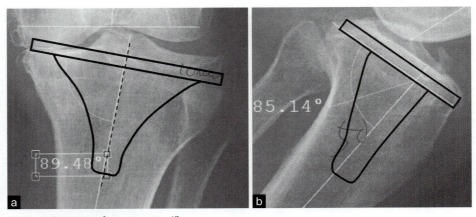

図6 脛骨テンプレーティング
a：脛骨正面．b：脛骨側面．

③内外側のとくに内側がはみ出さないサイズを選択します．中間の場合は小さいサイズを選択して，内側はreduction osteotomyを考慮してもよいでしょう．セメントレスの場合は，沈下予防の観点から両サイドとも1mm前後のオーバーハングは許容されるでしょう．

4）脛骨側面（図6b）

①正面像で選択したサイズのテンプレートを用いて，計画した脛骨後傾角に合わせます．
②前方を一致させて，後方のはみ出しや不足がないか確認します．

5 CTによる大腿骨外旋計測と脛骨サイズのダブルチェック

CTは拡大率を気にする必要がなく，詳細な骨形態や骨梁構造も把握可能な有用な手段です．ただし，スライス角度の考慮や，数スライスを参照して頭の中で情報を再構築する必要もあり，術者側の測定技術も要求されます．

a 大腿骨外旋角の測定

①内側顆と外側顆の後顆軸が揃っているスライスを「代表スライス」として採用します．
②数スライスを行ったり来たりしながら内側上顆と外側上顆を同定します．
③clinical epicondylar axis（CEA），surgical epicondylar axis（SEA），condylar twist angle（CTA）を測定します．
④内側型OAでは外側後顆の軟骨厚1〜2mmを考慮します．数枚のスライスから同定したランドマークの計測線を，代表スライス1枚にコピーアンドペーストして重ね合わせます（図7）．たとえばSEAと平行にインプラントを挿入する場合は，

> CTA°−（CEAとSEAの角度差）°−（外側後顆の軟骨分として1°）＝術中にサイザーで設定すべき外旋角

となります．
⑤ランドマークの注意点
- 内側上顆は遠位後方が開いた馬蹄型で，火山にたとえると外輪山がCEAの基準，噴火口中央がSEAの基準となります．術中に触知しやすい噴火口の凹みがまさしく"surgical"な目印となります（図8a）．

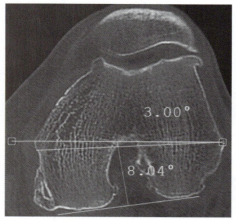

図7 CTによる大腿骨外旋角の測定
この症例では内側上顆、外側上顆、両側後顆の最下点が1枚のスライスに入っている。SEAを目標とする場合、この症例の計算上の外旋角は8°−3°＝5°となるが、術中にサイザーやテンサーなどで後顆面から測定する際は、摩耗していない外側後顆の軟骨の厚さを考慮して1°〜2°さらに引く。したがって実際の現場での外旋角は3°〜4°となる。

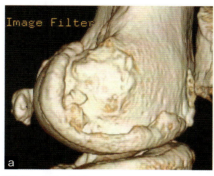
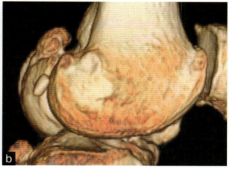

図8 3D-CT
a：内側上顆は遠位後方が開いている馬蹄形をしている。馬蹄の中央の陥凹部が触知可能であり、SEAの基準点となる。b：外側上顆は円錐状の突起ではなく、山脈状に近位後方から遠位前方へ連なっている。

- 外側上顆は上下に長い山脈のような形状で、近位後方から遠位前方へ向けてやや斜めに走っています。どこを基準にするかで角度評価が変わってきますが、私は術中に触知しやすい、外側側副靱帯の付着部の遠位前方部分を基準としています。当然、画像での測定時もこの部分を基準にしています（図8b）。

b 脛骨サイズのダブルチェック

①冠状面スライスで脛骨横径の確認をします。
②水平面スライスで前後径と横径の確認をします。

第2章 TKA

3 手術体位

Dr.Hamaguchi

1 基本的な考え方

　手術をいったん始めたら，そうそう術野の環境を変更することはできません．ならば，TKAをするにあたり，必要性と応用性の高い肢位を得るための「最大公約数的な」工夫が事前に必要となります．ただでさえ大変なTKAを安全に進めるためには，術者が膝に集中する必要があり，「敵は膝のみ！」とすべきです．そのためには，術者が意図したとおりに「必要な肢位を保つことができる」「手術の段階ごとに肢位を変更できる」工夫が是非とも必要となります．皆さんは，術中肢位を確保するためにどのような工夫をされているでしょうか？

a とくに何もしていない

　論外です．しっかり本項を読みましょう．

b TKA専用の下肢支持器を使っている

　大がかりで高価な器械です．代表的な物は，下腿の「シーネ」様の支持器を手術台上の多数のフックに引っかけて膝の肢位を保持するしくみですが，希望する肢位に固定するのはなかなか困難です．ほかにもレールとボールジョイントの組み合わせで希望の肢位を再現する機器もありますが，細かい調整のたびにロックしたり解除したりが面倒ではあります．

c 支持器で足底部と大腿部側面を支えている

　バッチリです．でも膝の角度は1パターンにしか固定できませんが，どうしていますか？

d 丸めた覆布や大膿盆を足底に入れたり出したりして角度を調整している

　かなりの手練れです．でも，覆布や膿盆だと足部がずれてしまいがちです．とくに大膿盆を裏返しで使用すると，その丸みが災いして足部は容易に逃げてしまいます．

　では，実際に「最大公約数的な」「必要な肢位を保つことができる」「手術の段階ごとに肢位を変更できる」ような都合のよい方法はあるのでしょうか．私は，支持器2つとフットキャプチャー®（Zimmer Biomet 合同会社）を利用しています．フットキャプチャー®とは足部の位置を保持できる器具で，私が発案し製品化したものです（p.135「第2章-11 こだわりの道具」で詳述します）．

2 体位のとり方

　実際の体位，肢位のとり方を以下に示します．

①駆血帯：ここから手術は始まります．低身長で肥満の患者で，駆血帯のカフが十分に近位に設

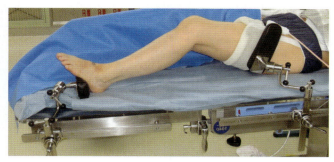

図1　2つの支持器による下肢の保持

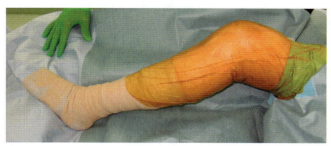

図2　支持器にて位置決めのあとに消毒してドレーピング

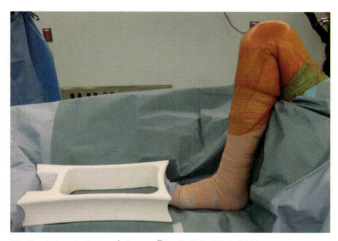

図3　フットキャプチャー®による足部の保持

置されず，そのまま消毒とドレーピングを進めていったら術野が膝の上ギリギリになってしまった，という経験はないでしょうか．完成図から逆算して駆血帯を設置しましょう．

①支持器の固定：膝を最大屈曲させて，大腿部に巻いた駆血帯の外側に支持器を当て，膝が外側に倒れてこないように位置を調整して支持器を固定します．

②屈曲角度の設定：膝が約30°屈曲位になるように足底部の支持器を調整します（図1）．

③ドレーピング：この状態で消毒してドレーピングを行います（図2）．

④術中調整：フットキャプチャー®を横にしたり／縦にしたり／立てたりして使用することで，完全伸展〜90°／〜120°／〜最大屈曲の肢位を保持することが可能となります．足部の保持がしっかりしているので，脛骨を前方脱臼させるときにストレスをかけたときに足部がズルッと動いてしまうことがなくなります（図3）．

これで助手が「足持ち」から開放されることとなります．ちょっとした医者1人分の活躍をしますので，助手も助かり術者もやりやすくなるのではないかと思います．

3　両側TKAの場合

　両側TKAの場合は基本的に片側と変わりませんが，手術する左右の順番を意識しています．両側「同時」ではなく「片方ずつ順番に」行う同日TKAの場合は，基本的に右膝から始めています．理由は，左下肢の深部静脈血栓症（deep vein thrombosis：DVT）を防ぎたいからです．左腸骨静脈は脊椎を騎乗して下大静脈に合流するので，血流量の維持に関しては解剖学的に不利といえます．もし左TKAを先にすると，侵襲を与えた左下肢を2時間ほど放置してしまうこととなり，血栓形成が危惧されます．敢えて左TKAから行うケースは限られますが，右下肢にDVT既往がある症例や，左膝で切除した骨を右膝移植に利用する症例などが考えられます．

　適切な体位と肢位は，手術のやりやすさにまさしく直結しますので，疎かにしないで準備をしましょう．

4 アプローチ：皮切と展開

Dr.Hamaguchi

1 皮切の種類とその特徴

　TKAの皮切は正中縦皮切と内側凸カーブおよび外側凸カーブ皮切に分けられますが，私は内側凸カーブ皮切を第一選択としています（図1）．内側凸カーブ皮切の利点は，筋層展開の部位とほぼ一致するため視野を確保しやすく，皮下剝離も最小限で済むことです．外側凸カーブ皮切はおもに筋層展開を外側からアプローチする場合に用いられますが，内側からアプローチする場合においても，農家や保育士，内装業や建築関係の方など「低い姿勢やひざまずき動作を必要とする患者さんには外側凸カーブ皮切が選択肢」となります．理由として，外側凸カーブ皮切では脛骨粗面の外側に皮切が来るため，伏在神経膝蓋下枝の損傷を最小限にでき，ひざまずき時の接地部の痛みや神経断端痛の予防が可能となるからです．欠点としては，展開のために皮切が遠位に少々延長される点と，皮下剝離がやや広くなる点が挙げられます．

　正中縦皮切はおすすめしません．その理由としては，皮膚の最大伸長部である正中に皮切が来るため，疼痛や可動域制限の原因になる肥厚性瘢痕の発生が心配ですし（図2），脛骨粗面直上に皮切が来ることでひざまずき動作による疼痛がいつまでも残る可能性があるからです．

2 以前の手術瘢痕がある場合の注意点

　TKAに至る膝は，それまでに外傷や半月板損傷などですでに手術を受けている場合もあります．以前の手術瘢痕が膝外側の縦皮切の場合は要注意です．膝の皮膚の血行支配は内側に比べて外側がより狭く，より乏しくなっています（図3）．たとえば骨接合などで外側に長い縦皮切がある場合は，

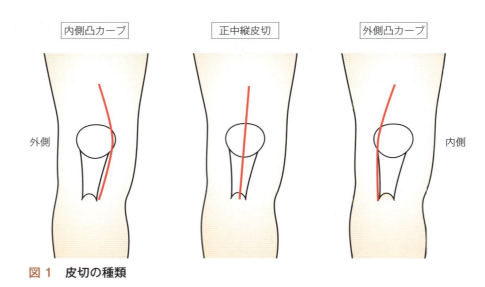

図1　皮切の種類

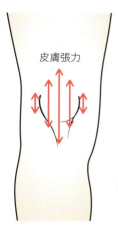

図2 皮膚の伸長と張力
皮膚張力（赤矢印）は膝の正中で最大となる．

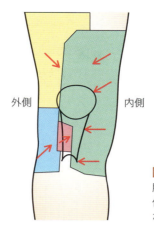

図3 膝の血行支配
膝の血行支配は，血流量・供給面積とも内側が優位となる．

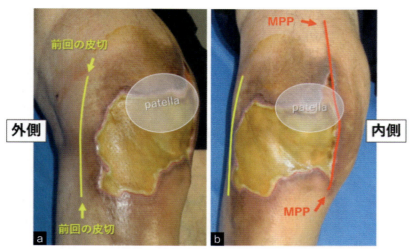

図4 20年前の外側半月オープン切除の20年後，右TKAで広範な壊死が発生した症例
a：前外側，b：正面．

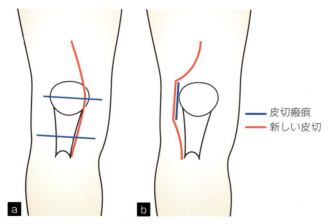

図5 瘢痕と皮切（右膝）
瘢痕と直交させる（a）か，可能であれば瘢痕を利用すべきである（b）．

　上下とも外側膝動脈が潰れている可能性があり，その膝に縦皮切を入れると2本の皮切に挟まれた部分が壊死を起こす危険性があるので要注意です（図4）．
　手術瘢痕がある場合は，それに直交させるか手術瘢痕自体を利用するのが安全ですが，どうしても並走した皮切になる場合は十分な注意と計画が必要です（図5）．

3 浅層展開のコツは「浅筋膜」と「伏在神経膝蓋下枝」

a どの層まで切ってよいのか

　浅層展開で案外よくわからないのが,「どの層まで切ってよいのか」です.膝の前面は,薄い割にはいろいろな膜様組織や滑液包が重なっていますし,またこれらが癒着したり挫滅していたりすると,さらにわかりづらくなります.筋層展開の前に,どの膜まで切開すべきなのでしょうか？これにはコツがあります.切開した皮膚を上下に揺すってみてください（図6）.このときに皮膚と一緒に動く層が,皮膚に血液を供給している浅筋膜の層であり,ここまでなら切開してもOKです.この浅筋膜の血管ネットワークから垂直に穿通枝が出て皮膚に血流を供給していますので,皮膚と浅筋膜をセットにしなければ皮膚壊死などの重大な合併症のもととなります.この浅筋膜の代表がsuperficial fascial layerで,膝蓋骨近位から大腿四頭筋腱の前方にかけてしっかりした膜様組織として同定できます（図7）.一方で,膝蓋骨レベルから脛骨粗面にかけては層状構造が区別しにくくなっており,余計な深さまでメスが入ることもしばしばですが,先述した「皮膚と一緒に動く組織は切ってよい」を念頭に,なるべく鋭的に層を分けるように気をつけてください.この浅筋膜層は最後に縫合修復します.

b 伏在神経膝蓋下枝は切ってよいのか

　次に気になるのが,「伏在神経膝蓋下枝は切ってよいのか」です.基本的に人体に切ってもよい神経はありませんが,術中に目視できない神経は切っているのが実情です.伏在神経膝蓋下枝（以下,膝蓋下枝）には,太さや本数,走行などに個人差があり,素麺よりも太い立派な神経だったり,2〜3本まとめて走っていたり（通常は複数）,脛骨粗面部のみならず膝蓋腱レベルにまで堂々と横たわっていたり（これは切らざるを得ない）とさまざまです.

　この膝蓋下枝ですが,TKA術者の間では「いちいち確認してないし,切ってしまっても仕方ない」という雑な扱いを受けているように感じます.しかし,術後に長期にわたる膝前面の自発痛やTinel's signを伴う刺激痛を訴える患者がいることも事実で,これらのなかには少なからず膝蓋下枝損傷が原因となっているものが含まれている可能性があります.ですので,私は目視できる膝蓋下枝は温存すべきと考えています.

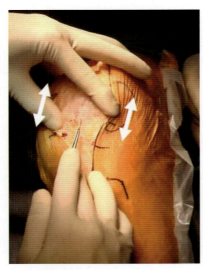

図6 切開すべき層
両側の皮膚を上下に揺すって（両矢印）,一緒に動く層まで切る.

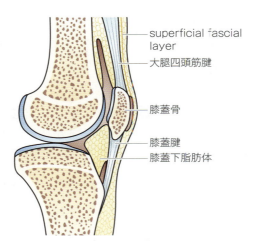

図7 superficial fascial layer

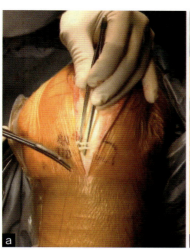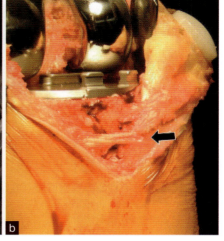

図8 伏在神経膝蓋下枝の温存
a：膝蓋下枝を皮膚側に付けて，浮かすようにして内側と外側へ剝離をしておく．b：手術終了時まで神経を温存できている（矢印）．

具体的な方法は以下のとおりです．

①まず，皮切前に皮膚の上から脛骨粗面部を指で上下にグリグリと探ります．横走するコロコロと可動性のある索状物を触れれば，それが膝蓋下枝なのでペンでマーキングします．これが皮切の終点にかからない場合は心配ありませんが，皮切にかかる場合は敢えて皮切を遠位に2 cmほど延長します．

②愛護的に膝蓋下枝を同定できたら，剝離剪刀にて膝蓋下枝を「皮膚側」に付けて浮かすように内側へ3～4 cm剝離し，次いで外側も神経を皮膚側に付けて3～4 cm剝離して皮膚と膝蓋下枝をセットにして可動性を確保し，その後に通常の筋層展開へと進めていきます（図8）．神経を皮膚側に付けて浮かしておくことがコツで，これを怠って神経を露出させただけで終わらせると，脛骨前方脱臼時にかかる張力でせっかく残した神経が引きちぎれることがあるので注意が必要です．どうしても膝蓋下枝を切断せざるを得ない場合や途中で切れてしまった場合には，内側の脂肪が豊富な部位に断端が収まるように引っ張りながら鋭的に切断します．この膝蓋下枝損傷が原因で起きるTKA後の神経障害性皮膚炎の存在については，p.258「第4章-1 合併症対策」で詳しく紹介します．

4　筋層展開の種類とその特徴

筋層のおもな展開法は，以下の4種類に分けられます（図9）．
① medial parapatellar approach（MPP）
② subvastus approach（SV）
③ midvastus approach（MV）
④ lateral parapatellar approach（LPP）

私の現在の第一選択は③のMVです．①～④まですべての展開法を経験しましたので，その利点・欠点などを私なりに述べてみます．

a　medial parapatellar approach（MPP）

展開法の基本中の基本です．利点としては，広い視野と膝蓋骨の可動性を得やすく，いざというときの近位への拡大の制限がないことが挙げられ，プライマリーから感染や再置換まで広く対応可能です．欠点としては，主動筋ともいえる内側広筋を切離し縫合することによる筋力回復や可動域

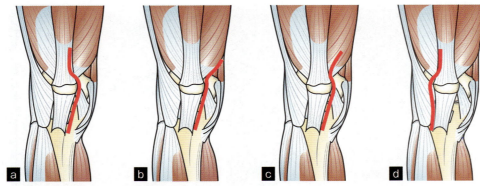

図9 代表的な4種類の筋層展開（右膝）
a：medial parapatellar approach，b：subvastus approach，c：midvastus approach，d：lateral parapatellar approach．

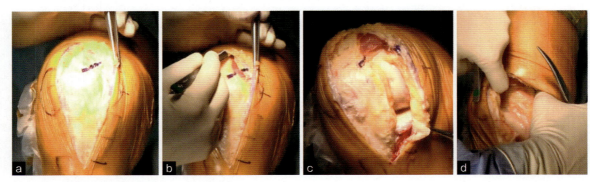

図10 midvastus approach のコツ
a：縫合時の目印を筋膜にマーキングする，b：内側広筋の固有筋膜を大腿四頭筋腱から切離する，c：関節切開を加える，d：筋を露出しておいてから筋線維をスプリットすると展開の自由度が高まる．

回復の遅れ，強大な筋張力による縫合糸断裂や軟部組織のチーズカットによる縫合不全が挙げられます．とくに縫合不全は繰り返す膝くずれの原因となり，離開部が拡大すると膝蓋骨亜脱臼も合併して著しいADL障害をきたします．

b subvastus approach（SV）

大腿四頭筋のすべての筋成分を温存する展開法で，伸展機構への侵襲が少ないため術後の膝機能回復に有利です．欠点としては，筋量や肥満度によっては展開が困難で視野の確保や操作性に支障をきたす場合があることと，展開拡大が困難な点です．毎回慣れたドクターが助手となって手術できるような環境ならばSVを第一選択としてよいのでしょうが，私の場合は助手が毎回違う看護師ですので（何かあったら対応が困難なので），SVを採用するのは少々ためらわれます．

c midvastus approach（MV）

MPPとSVの中間のいいとこ取りの展開です．利点も欠点もまさに両者の中間ですが，特有の欠点として，スプリットされた内側広筋の脱神経が起こる可能性があるとされます．MVの展開のコツとして，内側広筋の固有筋膜を大腿四頭筋腱付着部からいったん切離してから筋スプリットすると，膝蓋骨の可動性が高まり展開が楽になります（図10）．切離した固有筋膜は，閉創時に修復縫合します．

d lateral parapatellar approach（LPP）

筋層を外側から展開する方法です．私がこのLPPを採用するのは，外側UKAの場合と前回の

TKA も LPP で行われた場合に限られています．成書には，外反膝の展開に LPP を用いると展開と軟部組織解離が同時に達成されるので有利であると記されていますが，外側 UKA ならまだしも TKA のための展開としては非常に窮屈であり，脛骨インプラントの挿入が困難だった症例も何度か経験しています．そしてまれではありますが，外側筋層縫合部分が徐々に縫合不全を起こして，最終的には触診で皮膚の下に直接インプラントが触れたような経験もあり，このような筋層縫合不全の確率は内側よりも多いと感じています．

　以上から，私は外反膝 TKA においても MPP または MV で展開して，ITB や外側関節包などの外側解離も内側から行っています．

> **Column**
>
> ### ウラ話
>
> 　実はもう 1 つ有名な展開法として，trivector approach があります．文字どおり 3 つの筋力ベクトルが残り，低侵襲というのが利点だと思われますが，個人的には経験がありませんので紹介リストから外しました．私が trivector approach を採用しなかった理由は，成書を読んでも本質的な特徴や利点を（私には）理解することができなかったからで，trivector approach を否定するものではありません．

4　アプローチ：皮切と展開

第2章 TKA

5 骨切りのコツ

Dr.Hamaguchi

1 まずはこれから！ ボーンソーの使い方

　整形外科以外にも脳外科（開頭術）や心臓血管外科（胸骨縦切り）など骨の処置を要する科はありますが，整形外科ほどさまざまな骨切り道具を使いこなす科はないでしょう．なかでもボーンソーは，整形外科ならではのアイテムです．そしてボーンソーの使い方で，その整形外科医の腕の善し悪しがわかるといっても過言ではありません．

　年に数回，模擬骨や屍体膝を用いたTKAビギナードクターの手術トレーニングを指導する機会がありますが，その惨状たるや目を覆いたくなるほどのこともあります．そのTKAビギナーの骨切りの特徴（惨状）を，以下に列挙します．

①ソーが暴れる．
②摩擦熱でやけどしそう．
③黒い金属粉が出る．
④骨皮質を横から割ってしまう．
⑤骨切り面が反ってしまう．

　では，なぜこうなるのか？　惨状①〜④の原因は2つあります．

㋐ボーンソーの持ち方が不安定．
㋑骨切りガイドのスリットを斜めに使っている．

　惨状⑤の原因としては，

㋒ボーンソーの押しが速すぎる．

　では，それらの解決策を説明していきます．

a　ボーンソーの持ち方

　ボーンソーは両手で持ちます．右利きであれば，左手でパワーツールの先端を把持して，その左手の一部（手背なり指なり）を患者の膝か骨切りガイドに付けて安定性を確保します．左手は，左右の舵取りとストッパーの役目をします．右手は，ソーのスピードおよび押し進める力の調節と，上下の舵取りをします（図1）．

b　ボーンソーの押し方

　ボーンソーは「等速直線ピストン運動」が基本です．ソーの先端で骨を掻き切りながら進んでいくわけですから，速く押せば速く切れるわけではありません．骨質がとくに硬い部分以外は，押し進めるスピードを一定にするようにします．こうすると，対側の骨皮質を抜いた瞬間の手応えを感じ取ることが可能となります．不用意にソーを横に振ると骨皮質を割ってしまい，骨欠損や靱帯剥離を起こす危険があるので要注意です（図2）．また，押すスピードが速すぎると，骨を掻き切れずに抵抗の少ない方向にソーが逃げる現象によって骨切り面が反ってしまいます．これは大腿骨の前方カットの際によく起こります（▶動画4）．

98

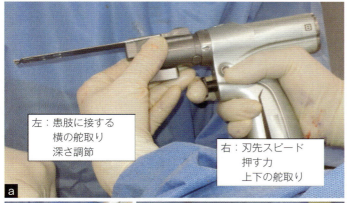
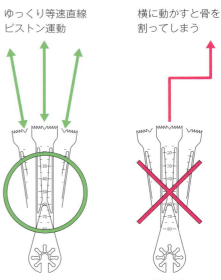

図1 ボーンソーの持ち方と操作
a：ボーンソーの持ち方と左右の手の役割，b,c：左手をボーンソーと膝の間に入れることで安定性が増し，骨切りの調整が容易となる．

図2 適切なボーンソーの進め方

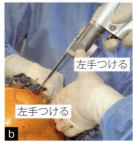
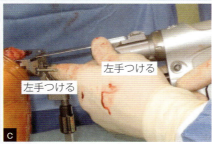
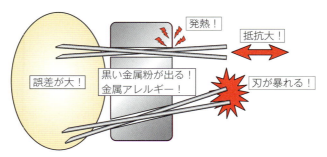

図3 ボーンソーとスリットの使い方

c スリットの使い方

骨切りガイドのスリットをどう利用するかで腕前が決まる，と言っても過言ではありません．TKAビギナーは，スリットにボーンソーを入れるやいなやフルパワーで切っていきますが，その途端に抵抗が強くなり，ソーが暴れ，煙が出て，黒い金属粉が巻き散らかることになります（図3）．せっかく金属アレルギー対応の機種を選択したとしても，これでは意味がありません．これはスリットを「斜め」に使ってしまうと起きる現象です．

これを防ぐには，
- スリットに刃先を何度か出し入れして抵抗の少ない方向を見つける
- 骨切り量が大きくなるスリット面に沿わせる（図4）
- ボーンソーの刃先を最高スピードで動かしながら，徐々に骨に当てて進めていく

のがコツです．ボーンソーの刃先のスピードは，基本的には最大にします．スピードを調整する必要がある場面は，フリーハンドでトリミングを行うときや，どうしても刃先が暴れる危険性があるときに限られます．

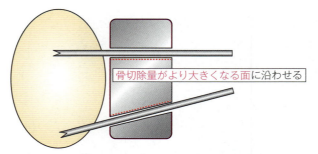

図4 スリットは骨切除が大きくなる面を使う

d 大腿骨の骨切りのコツ

　私はロボットやナビゲーション（簡易ナビ含む）の使用経験がありませんので，どの機種でも・どこの施設でも応用可能で，一般的と思われる大腿骨髄内ガイドについて述べます．
　術前のアライメントの設定方法は p.84「第2章-2 術前計画」を，術中のアライメント調整は p.106「第2章-7 アライメント調整のコツ」をそれぞれ参照してください．

2 大腿骨遠位端骨切除

a 大腿骨髄内ロッド挿入準備

　術前計画に沿ってドリルの方向を決定します．髄腔内のどこに沿わせるかを意識して，骨幹端部と骨幹部を見て触って，ドリルを進めていきます．コツとしては 10 cm ほどの深さまで髄腔中心を狙い，抵抗がなければ一度手前に戻して，計画した方向にドリルしていきます．この際に，ドリルが軽くカリカリと髄腔の骨皮質に沿って入っていくのが感じられるはずです．骨穿破をしないように注意します．ドリルは全長の 15 cm をフルに使って掘削しています．

b ロッドの挿入

　髄腔内を十分に吸引してから，髄内ロッドをゆっくりと回転させながら挿入していきます．急激な挿入は骨髄内圧を上昇させ，血栓や脂肪塞栓の原因となり得るので避けましょう．

c 遠位端の骨切除のコツとピットフォール

　髄内ロッドを入れ，骨切りガイドを設置して遠位端骨切除を行います．以下の点に注意しながら進めていきます．
　内側型 OA の場合，骨硬化のある内側顆と，骨硬化がない外側顆では骨切り面の様子が違ってくるはずです．骨硬化によってソーの刃先が弾かれてしまい，内側顆の骨切除面が反ってしまうからです．このままでは四面骨切りガイドが伸展位設置となり，前方ノッチ形成やインプラントのフィッティング不良をきたすかもしれません．対策としては，赤く色づけした遠位端後顆部の反りをフリーハンドのボーンソーで削っていきます（図5）．

3 脛骨の骨切りのコツ

a 脛骨の切除量

　脛骨の骨切除で重要なのは，計画した後傾で，必要最低限の厚さで切ることです．とくにセメン

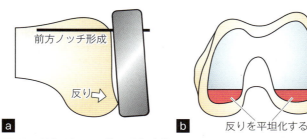

図5　骨切り面の「反り」を修正
a：大腿骨遠位端の後顆部で骨切り面が反る場合がある．b：反りを削って平坦化させる．

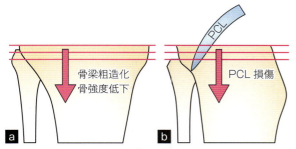

図6　脛骨骨切除量の制限要素
脛骨を深く切るほど骨強度は低下し（a），PCL付着部が損傷される（b）．

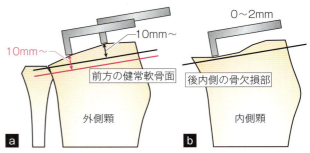

図7　スタイラスを当てる場所による骨切除量の違い
a：脛骨外側顆を基準とする場合は，健常軟骨面にスタイラスを当てる．スタイラスが後方すぎると骨切除量が大きくなってしまう．b：脛骨内側顆を基準とする場合は，骨欠損部にスタイラスを当てて0～2mmの骨切除量とする．

トレス型，CR型，BCR型の場合は重要です．なぜなら，脛骨は遠位ほど骨梁が粗造化して骨強度が低下しますし（図6a），PCL骨島を残さずに深く骨切除をしたり後傾が大きすぎたりするとPCL付着部を大きく損なうことになるからです（図6b）．また，後傾が不足すると屈曲ギャップの狭小化をきたすからです．

骨切除量は，デプスゲージのスタイラスをどこに当てるかで大きく変化します．セメントレス型やCR型，BCRタイプでは，健常軟骨が残されていることが多い外側顆を基準にします．

外側顆関節面は凸レンズ状になっていますので，スタイラスを当てる場所で2～3mm誤差が生じます．拘縮の少ない膝の場合は関節中央の最高点を基準として，変形や拘縮が強い膝の場合は外側前方を基準として，骨切除の深さを調整することも可能です（図7a）．セメント型やPS型では，内側顆を基準とすることで，摩耗部分を含めて深く丸ごと切除することも可能です（図7b）．

b　脛骨骨切除の注意点

内側軟部組織を温存する術式（medial preserving technique）が浸透してきたことで，MCL浅層を剥離せずに手術を進める術者が増えています．しかし，MCLと脛骨が剥離されずに隣接している状態だと，骨切り時にMCL損傷を起こす危険性も高まることになります．レトラクターで丁寧かつ慎重に保護することが極めて重要となります．私見ですが，切ってはいけないものを重大性と頻度別に**表1**に列挙します．

生命予後に関わるものから，それほどでもないものまで，いろいろな構造物が膝にはありますが，生命にムダな構造物はないはずです．どれも切ってはいけないのですが，思わず切ってしまってもスルーされがちなものが2つあります．伏在神経膝蓋下枝と膝窩筋腱です．伏在神経膝蓋下枝を切ってしまったときに何が起こるのかは，「第4章-1 合併症対策」の「A-1 脱神経性皮膚炎（denervation dermatitis）」（p.258）で詳述します．ここでは頻度として2番目に高い，膝窩筋腱を切らないようにする工夫をお伝えします．

表1　TKAで損傷しやすい組織

「重大性順」切ってはいけない！	「頻度順」思わず切ってしまいやすい
①膝窩動脈 ②腓骨神経・脛骨神経 ③膝蓋腱 ④内側側副靱帯 ⑤外側側副靱帯 ⑥膝窩筋腱 ⑦伏在神経膝蓋下枝	①伏在神経膝蓋下枝 ②膝窩筋腱 ③内側側副靱帯 ④膝蓋腱 ⑤外側側副靱帯 ⑥膝窩動脈 ⑦腓骨・脛骨神経

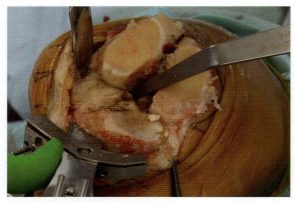

図8　膝窩筋腱の保護
レトラクターを斜めにして膝窩筋腱の前に置き，外側半分を切っていく．

C　膝窩筋腱を切らない工夫（▶動画5）

　脛骨の骨切除でボーンソーを注意して使っていても，あとから見ると膝窩筋腱が切れてしまっていることがあると思います．気をつける点は2つです．1つは後外側の最後までボーンソーで切ろうとせずに，寸止めして残りはノミや小リュエルなどで除去すること．もう1つは膝窩筋腱の前にレトラクターを入れて保護することです．私は脛骨切除を2段階に分けています．1段階目は内側とPCL窩にレトラクターを入れて，内側から切り始めて全体の2/3ほどにボーンソーを入れます．2段階目として内側のレトラクターを除去して，外側にレトラクターを追加し，次いでPCL窩に入れていたレトラクターを後外側の膝窩筋腱の前に挿入して保護します（図8）．二度手間にはなりますが，この手技をするようになってから膝窩筋腱損傷は激減しました．ぜひお試しください．

第2章 TKA

6 軟部組織の処理のコツ

Dr.Hamaguchi

1 脛骨4の字固め

脛骨4の字固めとは，脛骨の骨棘をPCL付着部の真後ろまで一気に切除しようという手技で，脛骨を前方脱臼させます．手順の流れを以下に示します．

a 下準備

内側の骨棘の直下に付いているMCL深層と，関節包の複合体と後内側に付着している半膜様筋腱の一部を，骨棘の「軒下」部分だけ剥離しておきます．

b 脛骨を前方脱臼させる（▶動画6-a, b）

①レトラクターを脛骨後方に入れます．
②術者が下腿を持ち，膝蓋骨は整復しておきます．
③下腿を「前方引き出し＋外旋＋深屈曲」にするとともに，助手のレトラクターと息を合わせてあぐら肢位にもっていき，脛骨を前方脱臼させます（図1）．

c 骨棘の除去

前内側からPCL付着部まで骨棘を除去します．

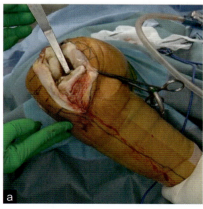
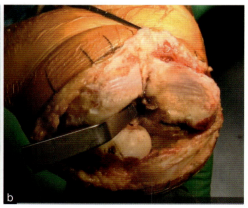

図1 4の字固めで脛骨を前方脱臼（右膝）
a：下腿前方引き出し＋外旋＋深屈曲＝4の字肢位で前方脱臼．b：脛骨内側顆を上から見てPCL付着部まで内側の骨棘を全周性に除去できる．

6 軟部組織の処理のコツ　103

> **Column**
> ### 困った！―脛骨後方骨棘が邪魔で前方脱臼できない場合
> 　後ろの骨棘が，「車のウイング」のように後方にせり上がっている場合があります．この場合は，小さめのノミで後方骨棘を大雑把でいいので割っておきます（図2）．この後内側骨棘片には半膜様筋腱が付着していますので，割った途端に後内側の奥深くに引き込まれます．この時点では，骨棘片はそのまま後方に残しておいて構いません．後ほど伸展位で半月板切除を行うタイミングで除去可能となります．具体的には伸展位として外側関節面にスプレッダーをかけて開大させると，半膜様筋腱に引っ張られて骨片が後方に現れてきますので，大鋭匙やリュエル，鋭匙鉗子などでこれを咬除します．

2　全伸展を得るための軟部組織処理

a　空（から）キックを10回してみる

　伸展ギャップスペーサーはちゃんと入ったし，大腿骨後顆後方の骨棘もしっかり除去したのに，トライアルを入れても伸び切らない場合があります．まずは「空キック」を10回やってみましょう（▶動画7）．術者が患肢を持って，空中で膝を軽く「パン！　パン！　…」と過伸展キックさせるように動かしてみます．これだけで後方の余計な組織が剥離され，完全伸展が得られることが期待できます．

b　空キックが無効の場合

　原因は3つ考えられます．
　①1つめは，PS型を使用している場合です．大腿骨部品の顆間部後方に「cam」があり，これが大腿骨顆間部の後面中央の軟部組織と干渉して伸展を邪魔することがあります．対処法は，大腿骨後面中央の軟部組織を骨から剥離しておくことです（図3）．近位へ1cmほどで十分だと思います．
　②2つめは，本来の大腿骨サイズよりも大きい大腿骨部品になった場合です．この場合は，後方フランジが後顆を越えて近位にはみ出します．そうすると後方関節包を押してしまい，完全伸展ができなくなります．対処法としては，①で行った大腿骨後面中央の軟部組織の剥離を両サイドまで

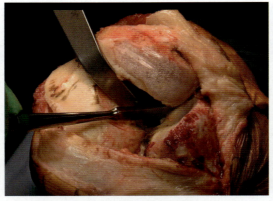

図2　後方骨棘が大きくて前方脱臼できない場合（右膝）
内側顆の両サイドからノミを入れて，脛骨後内側の骨棘を割っておく．割った骨片は後ほど伸展位にしたときに簡単に除去できるので，この段階では除去せずに放置する．

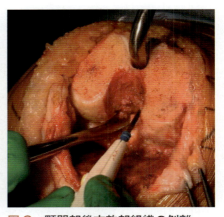

図3　顆間部後方軟部組織の剥離
PS型の場合にcamと後方組織が干渉すると，完全伸展ができなくなることがある．顆間窩の奥を近位に1cmほど骨に沿って剥離しておくことで回避できる．

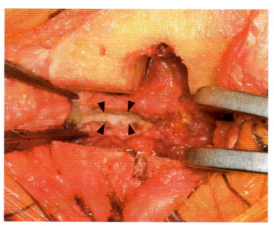

図4 後内側関節包の横切（左膝）
MCL後縁からPCLまで，後方関節包を横切して解離している．奥に見える白い組織（矢頭）が腓腹筋内側頭の腱成分．

近位に1 cmほど行います．内側後顆と外側後顆の関節包付着部を解離して，後方クリアランスを確保していることになります．近位への剝離を拡大すると，腓腹筋起始部を傷つける可能性がありますので注意しましょう．

③3つめは，MCLは緊張していないが，後方関節包が拘縮している場合です．この状態は，術者が騙されやすいので要注意です．完全伸展できないことで軽くパニックになった術者が，MCLを触らずに「大腿骨遠位と脛骨の骨切除を追加するぞ！」となってしまい，完全伸展できたと思ったらMCLがゆるゆるで外反動揺性が出てしまった…という状況になりかねません．これは，MCLよりも後方関節包の拘縮が相対的に強い場合に起こり得ます．X線で見ると脛骨の後内側が滑り台のように大きく削れていて，そこに大腿骨がはまっていて内反屈曲変形が強い症例が，この状態に陥りやすいと思います．完全伸展できないときは必ずMCLを指で触ってテンションを確かめる癖をつけてください．

対処法は，後内側関節包の解離です．これにも2種類あり，1つは「金山法」です．MCLの後縁を縦切開し，MCL浅層と拘縮した後斜走靱帯を分離して後方関節包のクリアランスを拡大する方法です．もう1つは金山法でも効果が不十分な場合，それに加えて後方関節包の横切を行います．MCLの後縁からエレバトリウムで後方関節包をすくって，関節包のみを電気メスなどで横切してPCL部分まで解離していきます（図4）．うまくできると，後方に白くピカピカした腓腹筋内側頭が見えるはずです．後内側の関節包直下には大血管などの「切ってはいけない」ものはありませんが，解離は慎重に行ってください．

第2章 TKA

7 アライメント調整のコツ

Dr.Hamaguchi

1 大腿骨のアライメント調整

a 大腿骨髄内ロッドの刺入点

p.84「第2章-2 術前計画」のとおりに，髄内ロッドの刺入点を決定します．刺入点は顆間部ノッチ頂上から約1 cm前方で，滑車溝最深部（いわゆる膝の真ん中）になります．滑車溝最深部を参照する利点は，術前の画像でも，術中の見た目でも，どんな膝でも，一番わかりやすい部位であることです．意図的に滑車溝よりもやや内側から刺入する方法もありますが，これは大腿骨ステムを使用する際に，刺入点が髄腔の延長線上になるようにする場合に有用です（図1）．

b 大腿骨冠状面アライメント調整

髄内ロッドを何も意図せずに刺入すると，刺入深度と刺入方向によっては大きな角度誤差が生じます．実際には滑車溝最深部を刺入点として，「術前計画」の作図どおりに内外側どちらかの髄腔の壁に沿わせて，ドリルを根元まで挿入していきます．最初の10 cmは髄腔中心に向けてドリリングし，一度引き抜いてから改めて方向を変えて，髄腔壁に触れているカリカリ感を感じながらド

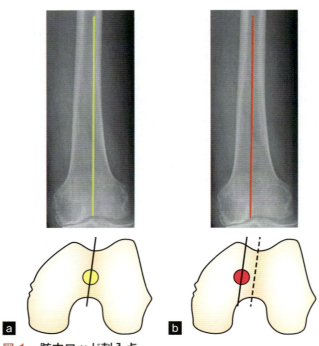

図1 髄内ロッド刺入点
a：通常は，滑車溝最深部（膝中央）から髄腔のどちらかの壁に沿わせて設置すると誤差を少なくできる．b：ステム使用予定の場合は，髄腔中央の延長線上にロッドの刺入点を設定する．

リルを慎重に進めていくと安全です．ドリル長は約15 cmですが，髄内ロッドは大腿骨の中央を越して刺入したいので20 cmは入れたいところです．骨髄圧を上げないように，ゆっくりとねじり回しながら挿入してください．この手技によって，髄内ロッドの方向誤差が最小限になります（p.85, 図1, 2参照）．

c 大腿骨矢状面アライメント調整

膝X線側面像で，顆間窩ノッチの1 cm前方を刺入点として大腿骨骨幹部の髄腔を長く利用できるように髄内ロッドの位置を設定します．見落としがちなのが，骨幹端部の側面での骨形状です．この部分の屈曲位が強い症例に対して髄内ロッドを通常どおりに刺入すると，前方ノッチを作る危険性があります（図2）．このような場合には，刺入点をやや後方寄りとして髄内ロッドを屈曲位方向に刺入して，前方ノッチ形成を防ぎます．

2 脛骨のアライメント調整

a 脛骨回旋の決め方

脛骨の回旋の指標として，Akagi's lineや顆間隆起の方向，摩耗面のスクラッチ痕などを参考にするのが一般的と思われます．私は膝を屈伸させた運動軸を足背に記して，術中のAkagi's lineと答え合わせをしています．良い方法だと思うのですが，イメージしにくいと思いますので詳しく紹介します．

皮切前に「立て膝」として，股関節を内外転中間位かつ内外旋中間位とし，術者が足関節を最大背屈した状態で足部を持って，膝を数回屈伸させます．この屈伸運動の方向（屈伸軸）を見極めて，これを足背に転写しておきます（▶動画8-a, b）．この「屈伸軸」とAkagi's lineの方向は一致するはずなので，ダブルチェックに極めて有用です（図3）．足関節を背屈させるのは，距腿関節をロックさせて下腿と足部を一体化させるためです．

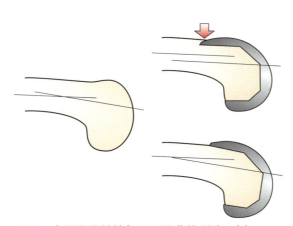

図2 大腿骨・骨幹端部での屈曲位が強い例
髄腔と平行に髄内ロッドを挿入すると，前方ノッチ形成の危険がある（矢印）．髄内ロッドをやや後方寄りから刺入して，屈曲設置を意識してノッチ形成を防ぐ．

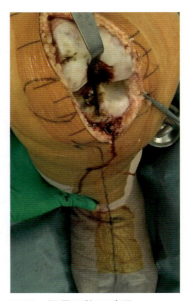

図3 脛骨回旋の確認
Akagi's lineと足背に転写した屈伸運動軸が一致しているかダブルチェックする．

b 脛骨内外反の決め方

内外反の調整は，やや離れて下腿全体を見渡すようにして行います．まず下腿だけに注目して，あたかも患者が立っているかのように下腿を手術台に立てて，次いで髄外ガイドを脛骨軸と平行になるように調整します（図4）．外反設置は避けたいので，最終的に敢えて1°〜2°内反するように調整して固定します．1°単位で調整する方法は，p.111「g 脛骨髄外ガイドの1°単位の微調整について」で詳しく説明します．

c 脛骨後傾の問題点

術中に髄外ガイドを脛骨矢状面の骨軸に合わせる方法は，下記のようにいくつか報告されています．
①ガイドロッドと下腿前面の距離は，近位より遠位が1横指ぐらい広くなるようにする方法[1]
②脛骨前縁からの角度差や距離を利用する方法[2,3]
③腓骨を利用する方法[4,5]

いずれも皮膚かドレープの上からの参照基準なので，軟部組織の厚さの影響を強く受けますし，術中の再現性にも疑問が残ります．日本人の高齢女性のように，下腿が短くて肥満傾向にある場合のガイド設置は，おおよその見当すらつかない場合があります（図5）．では，軟部組織の影響を受けずに骨軸を決定する方法はないのでしょうか？

そこで，髄外ガイドと脛骨骨軸をいかにして平行に設置するかの工夫について紹介します．「ニードル法」と名付けた簡便な方法です[6]．設置さえ正確にできれば，機種ごとの後傾バリエーションがあっても大丈夫なはずです．まず理解すべきは，脛骨の矢状面の骨軸の定義は複数あり，しかもこれというものが定まっていないということです．X線学的にも定まっておらず，術中の調整方法も定まっていません．ゆえにナビゲーションやロボット，PSI（patient specific instrument）を使っていない術者は，「よくわからないまま」後傾を決めていることになります．何の定義もないまま論じるわけにはいきませんから，次のように矢状面骨軸を定義して，髄外ガイドを平行に設置するための調査を行いました．

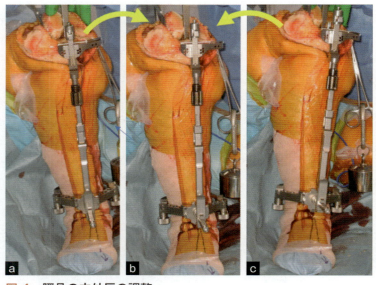

図4 脛骨の内外反の調整
最初に下腿を床（手術台）に対してaの外方傾斜〜cの内方傾斜を数回繰り返して，bの内外反中間位としてから，脛骨ガイドも床（手術台）に垂直になるようにすると視覚的に判断しやすくなる．最終的には「外反は避けたい」ので，わずかに内反方向に微調整している．

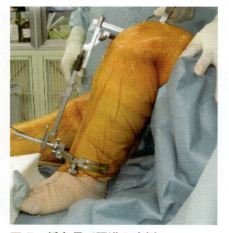

図5 低身長で肥満の症例
下腿の短さに肥満も加わると，脛骨矢状面軸はさっぱりわからない．

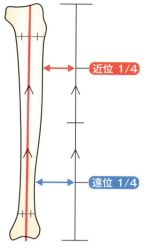

図6 脛骨の矢状面骨軸の定義と測定方法
脛骨矢状面骨軸と，それに平行な任意の位置に仮想髄外ガイド線を設定する．この近位1/4と遠位1/4のレベルで骨表面からの距離を測定して，その差を算出する．

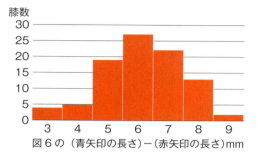

図7 近位1/4点と遠位1/4点の距離の差
距離の差は平均6.1±1.3mmだった．
〔浜口英寿：TKAの脛骨後傾設定の工夫（ニードル法）．日人工関節会誌 49：341-242, 2019を参考に作成〕

d 脛骨矢状面骨軸を定義してみる

TKA予定患者83人の脛骨全長側面X線を調査しました．脛骨矢状面骨軸の定義は，近位骨幹端（脛骨粗面直下）と遠位骨幹端の中点を通る線としました（図6）．この骨軸に平行な線を「仮想髄外ガイド線」として，脛骨前方の任意の距離に設定します．脛骨の近位1/4レベルと遠位1/4レベルを参照点として，脛骨稜から髄外ガイド線までの距離を測定します．この2点の長さの差，青矢印と赤矢印の「長さの差」を算出します．この長さの差を保てば，髄外ガイド線は常に骨軸と平行になるはずです．X線計測の結果，（青矢印の長さ）−（赤矢印の長さ）＝平均6.1±1.3 mmでした（図7）[6]．

e ニードル法

ニードル法の最大の利点は，術中に骨からの距離を直接測定するため軟部組織の厚さに影響されないことです．準備する物は23 G 60 mmカテラン針だけです．具体的な手順を示します．

①髄外ガイドの回旋を決定する．
②髄外ガイドの内外反を決定する．
③髄外ガイドを「大まかに」脛骨矢状面軸に合わせて，初期位置を決定する（図8a）．
④近位1/4で，脛骨稜にカテラン針を骨に当たるまで刺す（図8b）．
⑤髄外ガイドのロッドとカテラン針の交点を鉗子でつまむ（図8c）．
⑥カテラン針を抜いて，スケールで長さを測定する（図9a）．
⑦その長さに7 mmを追加して，鉗子でつまみ直す（図9b）．
⑧つまみ直したカテラン針を遠位1/4の脛骨稜に刺す（図10a）．
⑨髄外ガイドの遠位を，鉗子の位置までスライドさせる（図10b）．

f なぜ7 mm？ なぜ近位1/4と遠位1/4？

ニードル法による距離の差の平均値は6.1 mmですが，これは平均値ですから全体の半分は後傾設置になる危険性があります．しかし，平均値に1SD＝1.3 mmを加えた「約7 mm差」の設定と

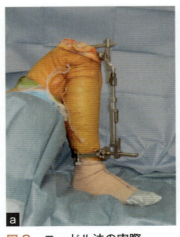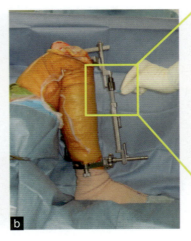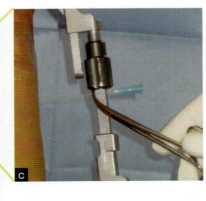

図8 ニードル法の実際
a：髄外ジグ設置．初期位置として大まかに後傾を整えておく．b, c：近位1/4レベルで脛骨稜に23Gカテラン針を骨まで刺し，鉗子でつまんでガイドロッドまでの距離を測定する．

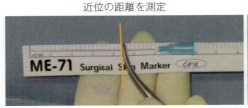

図9 カテラン針の長さ調整
「近位1/4レベルの骨からの距離：43 mm」＋「7 mm」＝50 mm

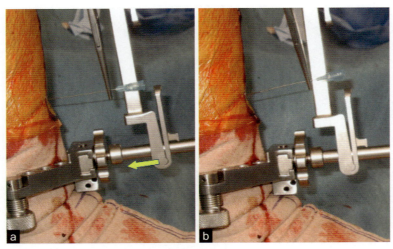

図10 遠位1/4レベルでの距離調整
a：遠位1/4レベル，b：髄外ロッド移動．

　すると，全体の82％の症例で「前傾設置」を避けることができるので，ほとんどの症例に「7 mm決め打ち」で対応できることがわかります．男性や高身長の場合には10 mm差としてもよいと思われます．

　近位1/4と遠位1/4レベルの2点の特徴は，近位1/4の脛骨稜は比較的平坦で，多少上下にずれても測定誤差が少ない部位であること，遠位1/4は脛骨稜のなかで「最下点」（最も凹）かつ「X線でも同定しやすく，触診でも触れやすい」点であることです（図11）．

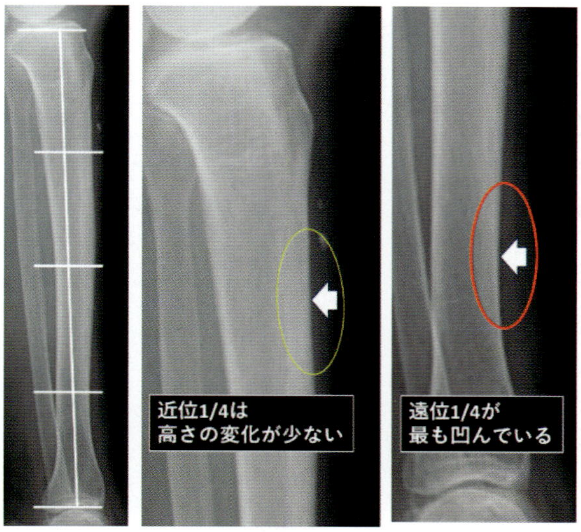

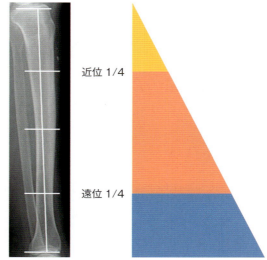

図11　脛骨の近位と遠位の特徴
a：脛骨側面像を4等分する．b：近位1/4レベルは高さの変化が少ない（矢印）．c：遠位1/4レベルが最も凹んでいる（矢印）．

図12　ガイドロッド調整時の誤差
遠位1/4を大きくずらすと，近位1/4も比例して移動が大きくなる．この誤差を少なくするためには，遠位1/4の移動距離ができるだけ短くなるように，「医師の力」でなるべく初期位置をそれらしく脛骨軸と平行に置いておくことが重要である．

　このニードル法は，どのメーカーのどの機種でも，どの病院でも対応可能な点で有用と思われます．数千万円〜億単位のナビゲーションシステムやロボットに，針1本のコストで対抗できるかもしれません．もし遠位の脛骨稜がわからないぐらいfattyなケースの場合は，遠位1/4レベルでカテラン針を敢えて外側の脛腓間に向けて刺し，徐々に内側に刺入点を移し変えつつ刺し直していき，コツンと骨に当たったところが脛骨稜の頂点です．「遠位の脛骨稜は脛骨の外側縁と一致する」ことを覚えておいてください．

> **Column**
>
> ### 「なんか，だまされてる気がする…」
>
> Q：ガイドの遠位1/4点をずらしたら，近位1/4点も動いて誤差が出るのでは？
> A：そのとおりです！　遠位1/4点の「移動距離の1/3」だけ近位1/4点も動くので，移動距離が大きければ大きいほど誤差も大きくなります（図12）．対策は2つあります．1つは，ガイドの初期位置をできるだけ「正しい」位置にしておいて移動距離を小さくすることです．もう1つは，遠位点の移動距離を1/3大きく見積もることで近位点の変化分を相殺することです．たとえば距離の差が12 mmなら，遠位の移動距離に最初から1/3加えて16 mm移動とすると，近位の移動分を打ち消してくれます．こう書くと面倒だと感じるかもしれませんが，ガイドの初期設置に慣れてくると遠位の移動距離は数 mmに収まりますので，近位の移動は文字どおり誤差範囲となり支障はありません．

g　脛骨髄外ガイドの1°単位の微調整について

　内外反や後傾を1°調整したい場合にはどうしますか？　「膝の中の世界」では1°≒1 mmで換算可能です．たとえばsurgical epicondylar axis（SEA）から1°傾けたい場合は，大腿骨遠位の内外側端でそれぞれ1 mmずらせばOKです．厳密には骨格の大きさによりますが，絶対値の差が小さいので大きな影響はありません．
　一方，脛骨髄外ガイドの場合は身長で変わってきます．私の経験では身長150 cm未満の患者さ

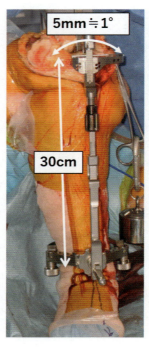

図13 脛骨ガイドの角度調整
平均的なガイド長を30 cmとすると，1°傾けるには遠位か近位を5 mmずらす．

んの脛骨髄外ガイドの長さは約28 cmで，160 cmで約32 cm，170 cm以上では35 cm以上が必要になります．もし1°調整したい場合は，日本人女性60〜79歳の平均身長154 cm（総務省統計局e-Stat 2021年版を参考）に対するガイド長を30 cmと仮定するとsin（1°）× 300 mm ≒ 5 mmとなり，ガイドの上端か下端を5 mmずらせばよいことになります．低身長なら1° ≒ 4 mmとするなど調整は必要ですが，上記を大まかな目安として覚えておくと便利です（図13）．

文献

1) 岡島良明ほか：TKAにおける簡易かつ正確な脛骨後傾骨切り法 – Finger-Rod法．日人工関節会誌 **42**：377-378, 2012
2) Sasanuma H et al：Accuracy of a proximal tibial cutting method using the anterior tibial border in TKA. Eur J Orthop Surg Traumatol **24**：1525-1530, 2014
3) Tsukeoka T et al：The distance from extramedullary cutting guide rod to the skin surface as a reference guide for the tibial slope in total knee arthroplasty. The Knee **23**：314-317, 2016
4) 高橋 敦ほか．日本人の腓骨骨軸と脛骨後傾角に関する検討．日人工関節会誌 **38**：38-39, 2008
5) 石本佳之ほか：TKAにおける脛骨骨切りを正確に行うための工夫．日人工関節会誌 **45**：367-368, 2015
6) 浜口英寿：TKAの脛骨後傾設定の工夫（ニードル法）．日人工関節会誌 **49**：241-242, 2019

8 縫合・術後管理のコツ

第2章 TKA

Dr.Hamaguchi

　術者である皆さんは，筋層展開の違いによって縫合部にかかる緊張度が変わることを念頭に置いて縫合を行っているでしょうか．あなたの展開法はMPPですか？　それともmidvastus？　subvastus？　それに見合った縫合法と縫合密度（運針ピッチ）で，しっかりした安心できる縫合をされていますか？　そもそも縫合すべき組織層の選択はどうしているでしょうか．採用しているのは吸収糸ですか，非吸収糸ですか．縫合糸の太さはいかがでしょうか．筋層と筋膜と皮下組織によって縫合糸の種類と太さを変えていますか．縫合糸は抗菌薬含有でしょうか．糸切りの長さ（とくに皮下縫合）を助手に任せていませんか．術後フォローで皮下縫合の糸が皮膚から飛び出した経験はありませんか．

　たかが縫合されど縫合，あなたは何をすべきなのでしょうか？

1 縫合

a 縫合不全を防ぐための要点

①細い縫合糸を使わない（糸の破断や組織のチーズカットを防ぐため）．
②吸収性編み糸を使わない（十分な筋層癒合が得られる前に糸の張力が落ちるため）．
③縫合間隔をあけすぎない（四頭筋腱部は10 mmピッチ，膝蓋骨から膝蓋腱にかけては6〜8 mmピッチ）（図1）．
④抗菌性の糸を使う（トリクロサン含有）．

　実際に私が筋層と筋膜縫合に使用している糸は，抗菌性吸収性モノフィラメントの#1 PDSプラス®（Johnson & Johnson社）です．

b 筋層〜筋膜縫合

　筋線維それ自体は縫合してもムダです．縫合では，筋膜や腱成分，支帯などの線維性組織を糸でしっかり掴みます．膝蓋骨よりも近位側の筋層縫合では，大腿骨側の組織を引っかけないようにしましょう．たとえばmedial parapatellar approachで大腿四頭筋腱を縫合するときに，大腿骨前面

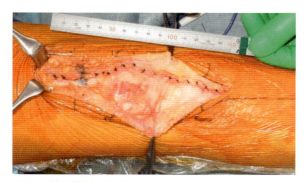

図1　筋層縫合のピッチ

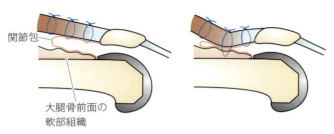
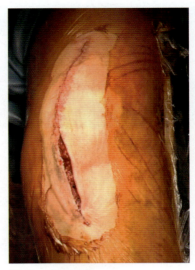

図2　近位側の縫合の注意点
大腿骨前面の軟部組織を縫合時に巻き込むと，疼痛と可動域制限の原因となる．

図3　皮下縫合
創部が畑の畝のように盛り上がって，表皮自体も接触が保たれている．

の軟部組織（脂肪体や膝関節筋）を引っかけて縫合してしまう危険性があります．これをやってしまうと屈曲時に疼痛が誘発され，屈曲ができなくなり，二次的な膝蓋骨低位を引き起こすことがあるので要注意です（図2）．遠位側の縫合では，脛骨粗面部まで water tight に縫合します．

　筋膜縫合は superficial fascial layer を縫合修復します．これをしっかり修復することによって，関節内と外界とを隔てるバリアを1枚増やすことができます．この superficial fascial layer は，膝蓋骨より遠位は周囲の支帯や筋膜と同化して分離同定しにくくなります．これを縫合修復できる状態にしておくためには，最初の展開の時点で意識して展開をしておく必要があります．

c　皮下縫合（真皮縫合）

　皮膚を寄せるためには，表皮を引き寄せるのではなく真皮と皮下組織でしっかりと寄せておくことが重要となります．私は 3-0 PDS プラス®で埋没縫合を行っています．良い縫合状態だと皮膚が畑の畝のように軽く盛り上がり，創縁の表皮自体も接触している状態となります（図3）．この皮下縫合の段階で，創縁が段違いにならないように整えておくことが重要です．

d　表皮の閉鎖

　表皮の閉鎖方法にはいろいろあります．ナイロン糸での端結節縫合，垂直または水平マットレス縫合，ステープル，ステリーテープ，皮膚接着剤，または皮下縫合だけで表層はハイドロコロイドドレッシングだけとすることもあり得ます．いずれの方法にも利点と欠点がありますが，表層感染が深部感染に移行しやすい膝においては，皮膚という「最強のバリア」をしっかりと早期に治癒させることがとても重要です．私は，初回 TKA では皮下縫合のみで表層はハイドロコロイドドレッシングか，ステリーテープ貼付としています（図4）．再手術で創瘢痕を利用した場合など，創縁のテンションが高い場合には 3-0 ナイロン糸縫合を行っています．

　今の時代は，治療のためとはいえできるだけ患者さんに苦痛を与えないようにしなければなりません．我々が時間と手間を惜しまずに皮下縫合を丁寧にすることによって，痛みを伴う抜糸や抜鉤が不要となれば，患者さんの負担を減らすことができると思います．

e　創部の水疱形成

　ステリーテープで皮膚を留めたあと，テープ周りに水疱ができた経験はありませんか？　その場

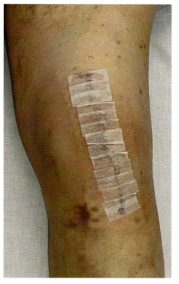

図4 術後1週で創フリー
出血の汚れがほとんどないのが確認できる.

合によく使われるのが「テープ負け」という表現ですが,これは誤解を含んでいます.本当に「テープ負け」だとテープの真下に水疱や発赤が起こるはずですが,実際には水疱はテープの端にできます.なぜでしょうか.原因は,皮膚のテンションです.ステリーテープを貼るときに創縁をグイッと寄せると確かに創縁は密着しますが,皮膚が戻ろうとする力と術後の腫脹も重なって,テープの境界部に過大な張力がかかります.これにより水疱形成が起こるのです.よく足関節骨折でパンパンに足が腫れた患者さんに水疱形成がみられますが,原理は全く一緒で,皮膚に過大な張力がかかっているからなのです.予防としては,ステリーテープを貼るときは意図的に皮膚を寄せずに,皮下縫合で得られた創縁の接触を保持するように "in situ" で貼ることが重要です.ステリーテープに創縁を引き寄せる役割をさせてはいけません.

> **Column**
>
> ### あなたの縫合時間は何分？
>
> 皆さんのTKAの手術時間はどれくらいでしょうか？ 私の初回TKAでは平均100分間です.そのうち縫合時間は筋層12分＋筋膜8分＋皮下15分＝35分となり,手術時間の1/3を占めていますが,気分的には縫合で半分かかっている印象です.子どもが部屋を散らかしたりするのはあっという間ですが,それをお母さんが片付けるのは手間も時間もかかりますよね.膝もそうです.綺麗な手術を心がけましょう.

2 ドレーンと止血

a ドレーンの役割と必要性

以前は,ドレーンはTKAに必要不可欠と思っていました.研修医時代からほとんどの手術でペンローズドレーンか吸引式ドレーンが使われているのを見てきましたし,「血腫は悪」との認識で習ってきました.しかし2000年代に入って学会でも「ドレーンなしでトラネキサム酸使用にて良好な結果」との報告が出始め,出血や疼痛管理に有利とする報告が多数となってきました.私も

表1　ドレーンの有無と Hb 値の推移

Hb 値（g/dL）	術前	2日目 (p < 0.01)	術後1週 (P < 0.01)	術後3週
D（＋）群　83人	12.7	10.5	9.0	10.2
D（－）群　66人	12.5	9.8	9.7	10.4

（浜口英寿：両側同日 TKA の術後出血－回収式自己血輸血 vs. 軟部組織内および関節内注射－. 日人工関節会誌 44：425-426, 2014 を参考に作成）

2011 年からドレーンを廃止して，トラネキサム酸の関節内注射に変更しました．術後に余計な物が膝に入っていないに越したことはないのですが，ドレーンなしが本当に出血量やヘモグロビン値（Hb）に優位性があるのか確かめてみました．

b｜両側 TKA 症例の Hb 値は？　返血機能付きドレーン vs トラネキサム酸関節注射

　2010 年までに両側同日 TKA に返血機能付きドレーンを両膝に入れた症例 83 人〔D（＋）群〕と，2011 年から両側同日 TKA にドレーンなしでトラネキサム酸 1,000 mg を片膝当たりに関注した症例 66 人〔D（－）群〕で，術前術後の Hb 値の推移を比較してみました．術前 Hb は両群に差はありませんでしたが，術後 2 日目では有意に D（＋）群が高値を（p < 0.01），術後 1 週では逆転して有意に D（－）群が高値を（P < 0.01）示しました．3 週以後は両群に有意差を認めませんでした（**表1**）[1]．

　この結果から以下が推測されます．
- 術後 2 日目に D（＋）群の Hb 値が有意に高かったのは返血効果による．
- 術後 1 週目に D（－）群の Hb 値が低下せず，D（＋）群と比べて有意に高かったのは，トラネキサム酸による持続的な止血効果による．
- 術後 1 週目に D（＋）群の Hb 値が低下しているのは，持続的な出血が返血効果を上回ったから．
- ドレーンのコスト，感染源としてのリスク，管理の手間を考慮するとドレーンの有用性は低い．

　この経験と結果から，カクテル注射とトラネキサム酸関節注射で，ドレーンなしの方針で現在までできています．術後の輸血経験はこの 10 年間ゼロです．

　トラネキサム酸の投与は関節内注射と全身投与のどちらがよいかについては，「差がない」とする報告が多いと思います．トラネキサム酸はプラスミノーゲンアクチベーターを阻害してプラスミンによるフィブリン溶解を抑制することから，術当日のみならず術後 2〜3 日間投与するのが理想的かもしれません．トラネキサム酸の使用により血栓塞栓症の発生率は増えないとされています．

3　鎮痛処置

a｜カクテル注射

1）カクテル注射のタイミング

　カクテル注射は手術のなるべく早い段階で使用します．末梢神経と軟部組織に損傷が加わる前にブロックをかけることにより，局所の炎症や疼痛反応の抑制を期待しています．具体的には筋層を切って関節切開をした段階で，関節内から注射して，前方から後方組織まで骨膜を含めて全周性に薬液を浸潤させます．

2）カクテル注射の内容

　片膝当たりの薬液内容は，アドレナリン添加 1% リドカイン 20 mL ＋ 0.375% ロピバカイン

40 mL ＋ケトプロフェン 50 mg の計 62.5 mL となります．両側 TKA の場合は，これを 2 等分して使用します．アドレナリンを使用する理由としては止血効果のほか，薬剤の吸収を遅らせることで局所麻酔中毒を予防するためです．ケトプロフェンの筋注用製剤をカクテルに混注することによって，局所炎症の予防と鎮痛の先取り効果を期待しています．

b 創閉鎖後の関節注射

1）関節注射のタイミングと工夫

　関節注射は，筋層縫合と筋膜縫合を行い "water tight" の状態になったら行います．注射針は感染予防の観点から，皮膚を介さずに創内から膝蓋上嚢に注入します．注入を終えたら，そのまま関節内に残ったエアーを吸引します．遺残したエアーは数日で吸収されますが，動かすたびにグチュグチュと音がするのは患者さんにとっても気持ちがよいものではありませんので，できる限り吸引しておきましょう．

2）関節注射の内容

　関節注射は片膝当たりトラネキサム酸 2,000 mg ＋トリアムシノロンアセトニド 8 mg としています．両側 TKA の場合は片膝当たりトラネキサム酸 1,000 mg ＋トリアムシノロンアセトニド 8 mg とします．

3）ステロイドの種類と量

　皆さんはステロイドを使用されていますか？　どのステロイド薬を使っていますか？　使用するとしたらカクテル注射ですか，それとも関節注射ですか？　その量は？

　以下は私の私見で，エビデンスはないことを了解いただきたいと思います．

①ステロイドのなかでもトリアムシノロンアセトニドが効果的．

②侵襲の多い組織全体に隈なく届くことを期待して，関節注射（軟部組織注射ではなく）に混注する．

③術中関節注射はトリアムシノロンアセトニド 8 mg（40 mg/1 V の 0.2 V）で十分効果が得られる（外来でのヒアルロン酸関節注射に混注する場合はトリアムシノロンアセトニド 4 mg で十分）．

Column

トリアムシノロンアセトニドと免疫抑制作用

　トリアムシノロンアセトニドが効くというなら，もっと増量して使えばよいのでは？　というご意見も当然出てくるでしょう．しかしながら，以前に片膝当たり 20〜40 mg のトリアムシノロンアセトニドを術中に使用していた時期に，入院中に帯状疱疹を発症したケースを数例経験しました．関節注射した同側の大腿部に発症したのが 2 例，体幹に発症したのが 2 例，三叉神経第 1 枝領域に発生したのが 1 例です．厳密な検証をしていませんしエビデンスもありませんが，トリアムシノロンアセトニドによる免疫抑制の影響を疑い，鎮痛効果と副作用のバランスを確認しながら減量をかけていった結果，現在は 8 mg で落ち着いています．

---

4 術後の疼痛対策

a 痛みへの対策

1）TKA はなぜ UKA より痛いのか？

　TKA のほうがより痛いのは当然として，ではその痛みの原因は何でしょうか？　TKA のほう

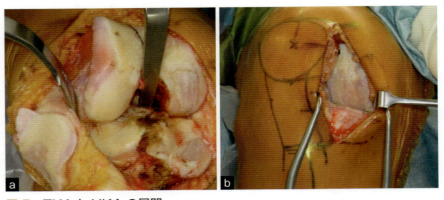

図5 TKA と UKA の展開
a：TKA は膝蓋骨翻転＋脛骨脱臼．b：UKA は小切開のみで関節脱臼は伴わない．

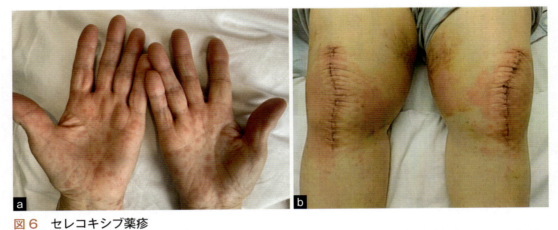

図6 セレコキシブ薬疹
a：両手掌の皮疹．b：両膝創縁と膝内側の両側対称性の皮疹．いずれもセレコキシブの中止と抗アレルギー薬投与，ステロイド投与にて数日で消退した．

が傷が大きいから？ 骨や筋肉を多く切るから？ 靱帯を切ったり剝がしたりするから？ すべて正解と思われますが，あらためて TKA と UKA の展開を見てみましょう（図5）．これを見ると，傷の大きさの違いはもちろんですが，TKA の展開では膝蓋骨翻転と脛骨前方脱臼が行われていることに気づきます．UKA と比較して，TKA では前方の軟部組織切開のみならず，大腿四頭筋や膝蓋腱に伸長負荷と捻転が強く加わり，ACL や PCL の切離の可能性があり，後方関節包の剝離も追加される可能性があります．つまり TKA の展開は「医原性膝関節脱臼骨折」を起こしている状態であり，その後の痛みたるや想像に難くありません．UKA では前方内側のみの侵襲で済むところが，TKA では文字どおり全周性の侵襲になってしまうのです．この認識は重要で，カクテル注射で疼痛対策をする場合に「後方組織」にも十分に薬液を浸潤すべきであることがわかります．

2）術前から始まる疼痛対策

当施設で行っている疼痛対策の流れを示します．

a）外来で

手術が決まったら，患者さんの同意を得て内服を開始します．術後に開始予定のセレコキシブ 100 mg を朝夕 2 回に加えて，トラマドールかデュロキセチンのいずれか一方を疼痛の状況から選択し，これら合計 2 剤をベース薬とします．1～2 週間後に副作用と忍容性を確認します．トラマドールかデュロキセチンが副作用などで服薬中止となった場合は，アセトアミノフェンの内服に変更します．セレコキシブは COX-2 選択的阻害薬のため消化管障害が起こりにくいことと，周術期の容量増加が可能であることが大きな利点ですが，注意すべきは心血管系イベントの発生と，服用 1～2 週間後の薬疹の可能性が比較的高いことです（図6）．

表2　トラマドールとデュロキセチンの比較

	トラマドール	デュロキセチン
用量漸増	必要なし	1週間以上あけて 20 → 40 → 60 mg へ
効果発現時期	当日から	2〜4週間後から
中枢感作への効果	弱い	強い
代表的な副作用 [その対策薬剤]	眠気 悪心 [メトクロプラミド, プロクロルペラジン] 便秘 [ナルデメジン]	眠気 悪心 [モサプリド] 食欲不振 [シプロヘプタジン] 口渇 尿閉（とくに男性）

　トラマドールを選択するかデュロキセチンを選択するかの明確な基準はありませんが、私なりの基準を示します。キーポイントは「慢性疼痛」と「中枢感作」です。

　①慢性疼痛：TKA適応となるような膝OA患者さんは、長期間の疼痛にさらされています。そのような疼痛が3ヵ月以上持続した場合に、慢性疼痛という病態に移行する可能性が示されています。慢性疼痛に適応のある薬剤が、ここ数年でいくつか使用可能となりました。その代表がトラマドールとデュロキセチンです。どちらも慢性疼痛に適応がありますが、それぞれ特徴が異なります（表2）。

　②中枢感作：中枢感作とは、疼痛信号の伝導を司る脊髄後角における「二次ニューロンの易興奮性」によって「もともとの疼痛部位を超えて痛みが拡大し、その疼痛閾値が低下する」状態を指します。疼痛に関わる神経システムには大きく分けて2つの系統があり、1つは疼痛信号を脳に伝える上行性経路、もう1つは疼痛信号に抑制をかける下行性疼痛抑制系です。疼痛が長引くと下行性疼痛抑制系の伝達物質であるセロトニンやノルアドレナリンが枯渇してしまい、脊髄後角での二次ニューロンに抑制がかからずに上行性経路が暴走する「慢性疼痛」の病態に移行します。そうなると、末梢からの実際の疼痛刺激の頻度以上の疼痛信号が脳に送られることになり、痛みをより強く、より広く、より長く感じる状態となります。これが中枢感作です。TKAにおいては、3〜4割の患者さんに中枢感作があり、TKA術後2年経っても中枢感作が続いているとする報告もあります。つまり、痛みのもとを取り除いても、神経システムにこびりついた痛みは消えないのです。もし「どこが痛いか指1本で示せない」「膝全体の」「黙っていても」「締め付けられるような」痛みが続く場合は中枢感作を疑い、デュロキセチン投与を考慮します。上記の中枢感作のサインが不明瞭で、運動時疼痛などが主体ならばトラマドールが適しています。

b）周術期の疼痛対策

　術日朝のセレコキシブ400 mgの内服から疼痛対策がスタートします（図7）。マルチモーダル疼痛コントロールを目指して、術後に各種鎮痛薬を集中的に使っていきます。当院では硬膜外麻酔と術中カクテル注射を行っていますので、患者さんは術当日から翌日昼まではほとんど痛みを訴えません。術後の疼痛のピークは2〜3日目です。ここで患者さんに我慢させずに、ジクロフェナク坐薬やフルルビプロフェン アキセチル注、アセトアミノフェン注などを適宜、十分量使います。

c）術後の関節穿刺と関節注射

　すべての手術中で最も痛みが強いといわれているTKAですが、その痛みのピークである術後2日目以後に、患者さんの訴えに合わせて関節穿刺と関節注射を病棟にて行っています。効果は絶大ですが、感染のリスクとも背中合わせです。感染のリスクを減らすために、薬液調合からシリンジ

8　縫合・術後管理のコツ

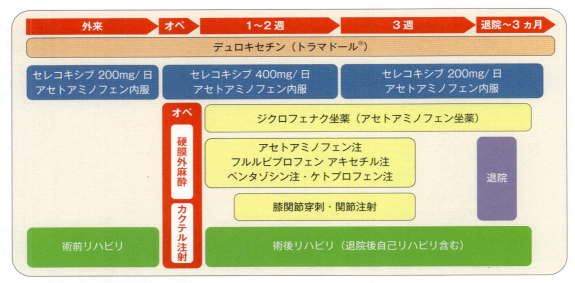

図7 浜口の理想的な疼痛管理モデル

の準備までの全行程を術者自身が全責任をもって行っています．穿刺は22 G針＋三方活栓＋20 mLシリンジで行います．三方活栓を使用する理由は，シリンジの付け替え時にロックをかけて，病室内のエアーが関節内に逆流しないようにするためです．関節液を引いたあとに関節内に薬液を注入します．薬液内容は，トランサミン®1,000 mg＋アドレナリン添加1%リドカイン10 mL＋ケナコルト®8 mgなどで，これに注射用NSAIDsを加えて使用します．関節内圧の低下と止血・消炎鎮痛効果が相まって，患者さんに喜ばれます．

d）退院後の疼痛対策

退院時はセレコキシブ200 mg/日に術前からのデュロキセチンかトラマドールを加えて，3ヵ月分処方します．疼痛が治まればセレコキシブとトラマドールは自己調整で減量，休薬を可能と説明していますが，デュロキセチンは3ヵ月の最後の1週を30〜20 mgとして漸減してから休薬するように指導しています．経験上，中枢感作を解除するためにもデュロキセチンは術後3ヵ月間は服用するのが望ましいと思います．

文献

1) 浜口英寿：両側同日TKAの術後出血－回収式自己血輸血 vs. 軟部組織内および関節内注射－．日人工関節会誌 **44**：425-426，2014

9 術中トラブル・ピットフォールへの対応

Dr.Hamaguchi

1 ジョイントライン上昇のピットフォール

a 大腿骨遠位端の骨切りの落とし穴

大腿骨遠位端の骨切りガイドを設置して，「何も考えずにそのまま」遠位端を切ったら何が起こるでしょうか？ 実は，予期せずジョイントラインを上げているかもしれません．この現象が起きるかどうかは，骨切りガイドが大腿骨遠位端の摩耗側に当たっているか，それとも健常側に当たっているかにより変わってきます．摩耗側に当たっているときは要注意です．基本的に遠位端の骨切りガイドは，接触している面からインプラントの厚さ分の骨を切除するようにできています．そのため，もしも摩耗側を基準としてインプラントの厚さ分の骨切除をすると，摩耗している分だけジョイントラインが上昇してしまいます（図1）．これを防ぐには，摩耗の程度に応じて骨切りガイドを遠位にずらして調整して骨切除を行います．

b ジョイントラインが上がると何が起こるか？

ジョイントラインが2mmぐらい上がっても，kinematicsにはほとんど影響しないといわれています．であれば，皆さんはきっとこう思うのではないでしょうか．「そんなケチなこと言わなくても，多少ジョイントラインが上昇したって，OA膝はもともと伸展制限があることが多いんだから完全伸展を得るためにはちょうどいいんじゃないの」と．ではkinematicsは別として，形態的には何が起こるのか見ていきましょう．

1) 伸展ギャップと屈曲ギャップへの影響

思考実験として，ジョイントライン上昇モデル（JL↑）とジョイントライン温存モデル（JL→）の2タイプを考えます．2タイプとも伸展ギャップは等しくして，スペーサーブロックなりテンサーなりが入ってもしっかりと伸展できるだけのギャップを確保したとします．この場合，当然JL（↑）モデルは脛骨骨切りレベルが上がっていることになります（図2）．その状態で屈曲すると，JL

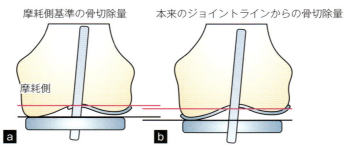

図1 大腿骨遠位骨切りガイドとジョイントラインの関係
a：骨切りガイドが摩耗側に当たる場合．摩耗面からインプラント分の厚さを切るのでジョイントラインは上昇してしまう．b：健常側に当たる場合は本来のジョイントラインが維持される．

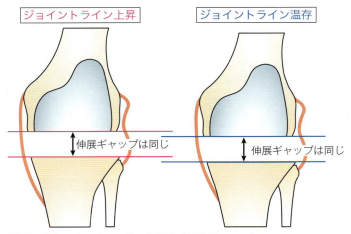

図2 ジョイントライン上昇と伸展ギャップ
伸展ギャップ自体は等しいが，そのレベルが違うことに注目．

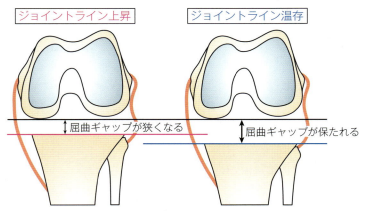

図3 ジョイントライン上昇と屈曲ギャップ
ジョイントライン上昇モデルは，脛骨の骨切りレベルが上がっているので屈曲ギャップが狭くなる．

（→）モデルは十分な屈曲ギャップが保たれますが，JL（↑）モデルは屈曲ギャップがジョイントラインを上げた分だけ狭くなっています（図3）．一般的には，屈曲ギャップはキツキツではなく少しゆるめにしたほうが曲がりやすいといわれているはずなので，このままではまずいことになります．

2）苦し紛れに大腿骨後顆を切り上げてみる

後顆を切り上げると何とかなりそうなので，出来上がりの屈曲ギャップの余裕も含めて少し多めに後顆を骨切除してみました．その結果，伸展ギャップと同じ厚さのスペーサーがスムーズに入るようになり一安心です．大腿骨後顆骨棘もきれいに切除してトライアルをしてみましょう．うまくいけば，あとは本物を入れるだけです．

3）過伸展するだと？

トライアルを入れて下肢を持ち上げてみると，過伸展してしまいました．「え！ なんで？ 内側ゆるい？ 厚いベアリングを入れてみる？」…MCLを指で触ってみると，テンションはちょうどいい感じです．外反ストレスをかけても，内側はちょうどいい状態です．ですから，ベアリングの厚さで調節することは難しいようです．

4）何が起きた？！

後顆の骨切除が過剰になったためposterior condylar offset（PCO）が減少してしまい，後方関節包のテンションがゆるみ過伸展をきたしたと思われます（図4）．

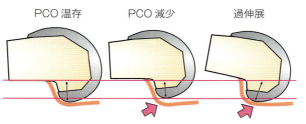

図4　PCO減少による過伸展

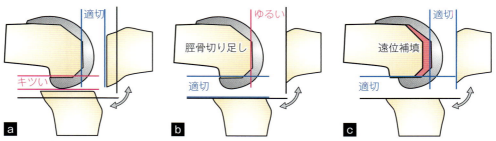

図5　ジョイントライン上昇による屈曲ギャップ狭小への対処法
a：伸展ルース，屈曲タイトの状態．b：脛骨を追加切除して屈曲ギャップを確保する．c：伸展ギャップがゆるんだ分を補填してジョイントラインを戻している．

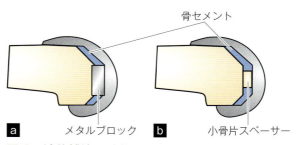

図6　遠位補填の手段
a：大腿骨遠位ブロックを利用する方法．見た目はシンプルだが，ブロックを入れるためにさらに骨切りの追加を要するなど手技は煩雑になるだろうし，そもそもメタルブロックは常備していないだろう．b：小骨片をスペーサーとして使用して周囲のすきまを骨セメントで補填する方法（平中先生が解説されている方法）は現実的かつ有用と思われる．

5）修正方法はあるのか？

　ここまで来てしまってからの有効かつシンプルな修正は難しいと思われます．ベストな方法は，屈曲がきついと判断した段階で，後顆を切る前に脛骨の骨切除を追加して屈曲ギャップを確保し，その分ゆるくなった伸展ギャップを遠位ブロックか骨セメントマントルを厚くしてもとのジョイントラインに戻して対処することです（図5）．そうするとPCOが保たれたまま，過伸展しない膝にできます．しかし実際問題として，普段から大腿骨遠位ブロックを準備している施設は皆無と思われますし，骨セメントだけで厚く調整するのも非常に難易度が高く，アライメントの調整がきかず危険です．骨セメントで厚さを調整する場合に平中先生から教えていただいたのが，内外側の遠位骨切り面と大腿骨インプラントの間に小さな骨片を（スペーサーのように）挟んで厚さを調整し，あいたすきまに骨セメントを充填する，という方法です（図6）．これは，比較的安全かつ簡便に伸展ギャップを補正できる裏技として覚えておくとよいでしょう．引き出しは多いほうがよいですよね．重要なのは，最初から遠位を切り込みすぎないことです．

2 膝蓋骨低位で翻転できないピットフォール

膝蓋骨低位を示す症例は，medial parapatellar approach（MPP）で展開します．たとえ普段から subvastus や midvastus で展開している場合でも，変形の程度にかかわらず膝蓋骨低位がある場合は MPP を強く推奨します．MPP で展開したあと，膝蓋骨翻転の邪魔をしている外側谷の突っ張りなど（外側膝蓋大腿靱帯や滑膜襞）が指で触れると思いますので，それを関節内から解離しておくのも一手です．それでも膝蓋骨は翻転できないケースが多いと思いますが，その場合は膝蓋骨は翻転することを諦めて外側谷に落とすだけにします．筋鉤やレトラクターの操作がやや窮屈ですが，このまま手術を継続できるはずです．大腿骨～脛骨と骨棘切除や骨切除をしていくにつれ，膝蓋骨非翻転でも術野が徐々に広くなっていきますので心配いりません．

注意すべきは，このような症例で膝蓋骨の骨切除を行ったあとの骨切除面の損傷です．このまま脛骨や大腿骨インプラント挿入をして，「さあ！ 膝蓋骨インプラントを入れよう」としたときに骨切り面を見ると，大腿骨とこすれ合ったりして骨切り面が崩れてガタガタ…ということがあり得ます．それを防ぐために，膝蓋骨を骨切除したあとにすぐにトライアルを被せてその後の手技を進めると，無傷で膝蓋骨インプラントを設置できます．洗浄のときはトライアルを外すのを忘れずに．

3 内側側副靱帯（MCL）を切ってしまった場合

不幸にも何らかの条件が重なり，MCL を切ってしまった場合の対処法です．強調したいのは「何らかの条件が重なって」切ってしまった場合，ということです．そうではなく，日常の TKA で MCL を切ってしまうのは単なる注意力散漫です．が，かくいう私も恥ずかしながら過去に 2 回 MCL 術中損傷を起こしています．

a MCL を損傷しやすい場面

①脛骨骨切除のとき
②半月板切除のとき
③大腿骨骨切除のとき

①と③はボーンソーによる損傷です．原因は，助手のレトラクター保護の不備か術者の不注意です．②はメスか電気メスが関節包を越えて MCL まで届いてしまったときですが，これも助手の筋鉤やレトラクターの引っ張り具合，引っぱる角度によっては損傷の危険度が増します．

b MCL 損傷を防ぐために

ボーンソーによる MCL 損傷を防ぐには，防護をしっかりするか，ソーを MCL に向かわせないかのどちらかです．助手からしてみれば，狭い内側の術野にほぼブラインドでレトラクターを入れることになるので，とくに経験の浅い助手であれば不十分なプロテクトになり得ます．この状態で術者が勢いよくボーンソーで攻めれば，MCL に切り込んでしまうことは十分にあり得ることです．プロテクト不足を防ぐためには，まずレトラクターは術者自らが入れて，それを助手にキープさせるようにすることです．そして術者は，ボーンソーの扱いを慎重にするよう心がけるべきです．

半月切除時の損傷を防ぐコツは，関節包に十分なテンションを加えておくことです．私が行っている具体的な方法を示すと，半月切除は伸展位で行います．スプレッダーをかけて関節包に張力をかけ，半月板を鉗子で引っぱりながら 1 割ほど関節包側に残すようにして，電気メスで慎重に少しずつ削ぎ切っていきます．もし屈曲位で，関節包に張力をかけずに半月板を引っぱりながら切除し

ていくと，MCL や後方関節包が引き出されて半月板もろとも損傷してしまう危険性があります．

c もしも MCL を損傷してしまったら

　最も MCL 損傷の危険性が高いのは，大腿骨四面カットの場面と思われます．その際に損傷したのであればそのまま大腿骨カットを完成させて，本物の脛骨と大腿骨のインプランテーションを行います．予定されていた厚さよりも 1〜2 mm 薄い（場合によっては最も薄い）ポリエチレンインサートを入れた状態で，内側に皮切を追加して MCL 損傷部を展開します．関節内からの処置は狭くて困難です．ボーンソーで横切してしまった場合はシャープカットなのが不幸中の幸いで，断端同士の縫合に加えて補強として強靱な糸で Krackow 縫合をかけます．シャープな横切ではなく半月板と共に「面」で切除してしまった場合には，縫合できませんので本格的な靱帯再建となります．当日そのまま進めるか後日に改めて行うかは別として，対応としては半腱様筋腱を用いた MCL 再建や人工靱帯による補強などを考慮します．拘束性の高い TKA を用いるのも選択肢としてありますが，初回手術当日には準備していないでしょうし，後日に入れ替えるのはさらに侵襲が増えますので現実的ではありません．たまたまステム付き PS 型 TKA を行っている最中に起きた MCL 損傷なら，拘束性の高いポストをもつインサート挿入が可能かもしれませんが，通常のステムなし TKA で拘束性の高いポストを使用するのは早期のゆるみにつながるため推奨できません．

第2章 TKA

10 難渋症例への対応

Dr.Hamaguchi

　一口に難治症例と言っても，プライマリーTKAとして難しい膝と，何らかの術後のトラブルで難しい膝に分けられます．プライマリーなら「伸びない」「曲がらない」の程度が大きい症例が代表的でしょうか．「伸びない」は軟部組織の処理のコツの項を参照していただき，ここでは「曲がらない」にフォーカスを当てて，その後に術後トラブルとしてTKAのゆるみ，HTO過矯正後のOA，TKA後の膝伸展機構損傷（大腿四頭筋腱断裂，膝蓋骨骨折，膝蓋腱断裂）について経験症例を提示します．

1 曲がらない膝

　膝が曲がらなくて何が困るか？　曲げられないとTKAを入れられないのです．伸びない膝は手術の後半で困ってきますが，曲がらない膝は序盤から苦戦します．まず曲がらない原因をはっきりさせましょう．RAや化膿性関節炎の既往からの関節内の癒着による拘縮なのか，外傷による関節内変形など骨形態的な制限なのか，大腿四頭筋の短縮や膝蓋骨低位など膝伸展機構の短縮なのか，などを鑑別します．ここでは最も多いと思われる関節内の癒着について対処法を探ります．キーポイントは展開の順番です．

a 筋層展開

　medial parapatellar approachの一択です．

b 滑膜・関節包切除

　癒着して縮小している膝蓋上嚢と，瘢痕で埋まっている内側谷を，内側広筋や大腿骨側から剥離して切除します（▶動画9）．外側谷は視野が狭く滑膜をまとめて取りにくいので，piece by pieceで咬除・切除していきます．内側の滑膜切除のコツとしては，内側広筋の裏の滑膜層をつまんで，剥離剪刀や電気メスで一部を筋層側から剥離して取っ掛かりを作り，そこから筋層と滑膜の間に指を入れて用指的に剥がしていきます．遠位は内側関節裂隙の1〜2横指手前まで，近位は膝蓋上嚢の膝関節筋付着部まで指で十分に剥離します（図1）．このまま内側の滑膜関節包を一塊として切除します．もし大腿四頭筋と大腿骨の癒着もある場合は，術者の手掌を使って，膝蓋上嚢から大腿骨に沿って近位へ用手的に剥離します．膝蓋下脂肪体も瘢痕化して脛骨前面と癒着しているので，これも亜全切除します．これで膝蓋骨の可動性がかなり得られるはずですが，まだまだ膝は曲がらないはずです．

c 顆間部の処置

　次に顆間部の処置に移ります．膝蓋上嚢と両側谷部を郭清したにもかかわらずまだ曲がらない場合は，PCLの顆間との癒着と拘縮が原因なのでこれを解除します．このような膝にはすでにACLはないことが多く，顆間部も骨棘で塞がれているかもしれません．可能な範囲で膝を屈曲させて，

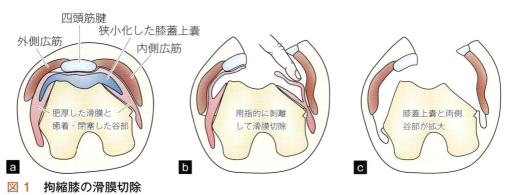

図1　拘縮膝の滑膜切除
a：拘縮膝の断面，b：肥厚・癒着した滑膜を筋層から指で剥離，c：滑膜切除後．組織の可動性と操作性が良好になる．

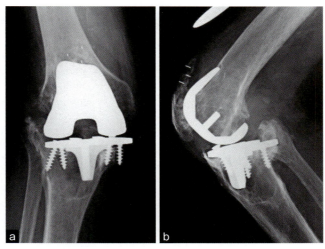

図2　単純X線（2方向）
すべてのインプラントがゆるんでおり，膝蓋骨部品は完全に外れて膝蓋上嚢に移動している（a：正面，b：側面）．a，bともに膝蓋骨の近位にゆるんで外れた膝蓋骨インプラントのマーカーが確認できる．

顆間部の骨棘をノミで落とします．見えてきたPCLを大腿骨から切離していきます．最初は屈曲が足りなくてPCLの前方しか切離できなくても，切離していくにつれて徐々に膝が屈曲できるようになってきます．最終的にはPCLを大腿骨から完全に切離し，顆間に充満している癒着瘢痕組織をPCLとともに切除します．ここまで来ると，当初30°～45°の屈曲だったとしても90°以上の屈曲が可能となっていると思われます．

d 骨棘切除

膝蓋骨，大腿骨，脛骨の見える範囲の骨棘をすべて取り，関節内のスペースを確保します．この段階で通常のTKAの展開にもっていけるはずです．

2　TKAのゆるみ

92歳男性の，右セメントレスTKA術後26年のゆるみ症例を紹介します．この方は高齢を理由に一時は手術を諦めていましたが，いよいよ歩行困難となり手術を決意されました．臨床所見と血液検査からは感染は否定的でした．右膝は外反変形を呈しており，大腿骨と脛骨と膝蓋骨のすべてのインプラントがゆるんでいるまれなケースです（図2）．ストレスX線では，MCLと外側側副

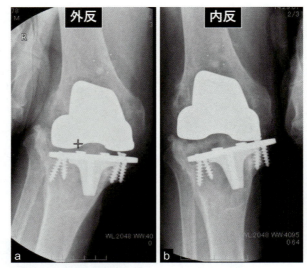

図3 ストレス撮影
外反（a），内反（b）とも end point がしっかりあり，内外側の靱帯が機能していることが確認できる．

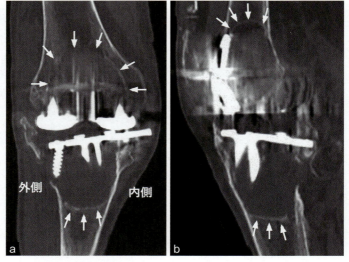

図4 CT MPR 像
a：冠状断，b：矢状断．大腿骨と脛骨に巨大な骨欠損（矢印）を認める．脛骨は一部の壁が失われていた．

靱帯（LCL）は機能していました（図3）．CT では，大腿骨と脛骨ともに髄腔内に巨大な骨欠損が認められます（図4）．以上から，機械的ゆるみと判断して再置換としました．手術は MPP にて metallosis となった滑膜を切除し，インプラントを抜去しました（図5）．最大の問題点は，骨幹端部の骨欠損が大きいことです．大腿骨も脛骨も骨幹端部はほとんど骨皮質しか残っておらず，このままセメント固定しただけではインプラントの荷重支持性や回旋支持性に不安が残ります．そこでコーンを使用しました．インプラントの荷重ストレスや回旋ストレスがコーンによって骨幹端に分散され，ステムやブロックと併用することで非常に良好な固定性が得られました（図6）．

3 HTO過矯正のTKA

この10年間ほどで high tibial osteotomy（HTO）が再脚光を浴びています．high tibial のみな

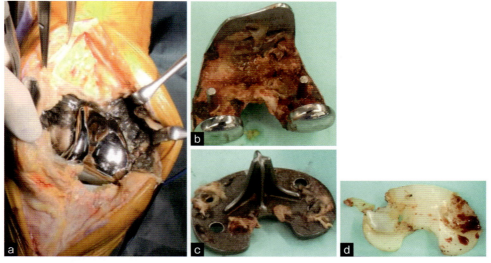

図5　術中所見
a：内部は metallosis で黒く変色しており，インプラントは容易に抜去できた．b：抜去した大腿骨インプラント．c：抜去した脛骨インプラント．d：摩耗したポリエチレン．

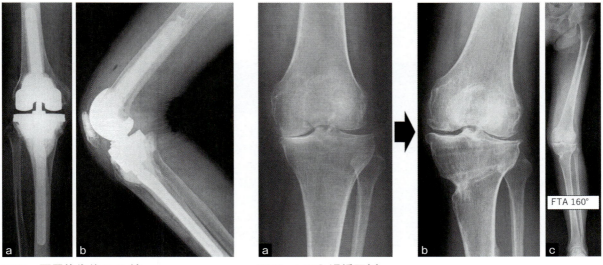

図6　再置換術後のX線
a：正面．b：側面．
（天陽会中央病院　今村勝行先生ご提供）

図7　HTO過矯正例
a：HTO術前．b：HTO術後．c：HTO後のFTAは160°．

らず，around knee osteotomy としてさまざまな骨切り手術が行われ良好な結果が示されています．しかし，骨切り手術のキモであるアライメント矯正が不足したり過剰だったりするとトラブルの原因となります．次は，HTOの過矯正の症例です．

　68歳女性．7年前に左 open wedge HTO を他院で施行．疼痛再燃し TKA を希望されました．左膝は femorotibial angle（FTA）が160°と過矯正でした（図7）．TKAを行い，良好なアライメントに設置できました（図8）．さて，この症例の問題点は何でしょうか？　多少の膝蓋骨低位や骨軸のズレはありますが，TKAを入れること自体は難しくありません．考えるべきは，「アライメント調整をどの手段でするか？　いつするか？　そして，それぞれのリスク評価をどう判断して優先順位をつけるか？」です．術式としては，次のような選択肢を考えました（図9）．
①外側の軟部組織を解離して TKA を行う方法
②内反矯正骨切りを行ってから TKA を入れる方法
③②の場合，さらに一期的に行うか二期的に行うか

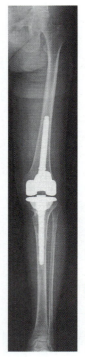

図8 TKA術後のX線
TKA後のhip-knee-ankle angle（HKA角）は±0°だった．

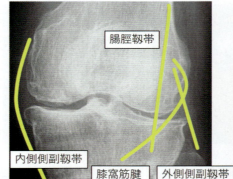

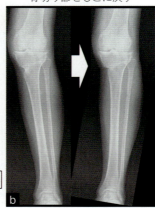

図9 外反変形膝のTKAの選択肢
TKAを入れるためにはa, bのいずれかが必要となる．

表1 外反膝へのTKA

	外側解離＋TKA	矯正骨切り＋TKA	
		一期的	二期的
利点	・手術は1回 ・手技がシンプル	・手術は1回 ・外側解離が不要	・外側解離が不要 ・骨癒合まで観察可能 ・安全性が高い
リスク	・外側不安定性	・手技が煩雑 ・長時間 ・操作中の転位 ・骨切り部偽関節	・手術は2回 ・待機期間が長い

　それぞれを比較検討したのが**表1**です．それぞれの術式に特質がありますが，一期的な矯正骨切りに加えてのTKAはあまりに手技が煩雑で，一度固定した骨切り部が術中操作で転位する危険性があることや，術後の感染や偽関節などのリスクを考えると選択すべきではないと判断しました．また，二期的な治療は待機期間が数ヵ月かかると予想され，その間に膝のアライメント変化による疼痛増悪が危惧されました．以上を考慮した結果，外側解離によるTKAを選択しました．

　手術は予定どおり，LCL，膝窩筋腱，ITB，外側関節包を解離して，内外反および回旋制動性が強く拘束性の高いポリエチレンベアリングと，そのストレスに耐え得るステム付きインプラントを設置しました．

4　膝伸展機構損傷

　TKA後の膝伸展機構損傷は3通りあり，いずれも膝の支持性や可動性が損なわれることから極めて重大なトラブルとなります．そして治療も極めて困難です．私はまれな3種類の損傷パターンをすべて経験したので，以下にその対処の試行錯誤を記します．

a 大腿四頭筋腱断裂

　四頭筋腱断裂は，糖尿病や腎不全など何らかの基礎疾患や代謝性疾患のある方に軽度～中程度の外力で起こり得る，筋腱の変性をベースにした軟部組織損傷です．

　ご紹介する症例は，統合失調症の治療歴があり，両側TKA術後6ヵ月の歩行中に転倒して左大腿四頭筋腱断裂を受傷した方です．自力歩行不可，自力下肢挙上不可，膝蓋骨直上に陥凹を触れ，X線では膝蓋骨の低位と転位した骨片が確認できます（図10a）．手術は，大腿四頭筋腱の断裂部を縫合し，補強として縫合用人工靱帯（匠LIGAFIT®，Aimedic MMT社）にて四頭筋腱側と膝蓋腱側にKrackow縫合をかけてお互いを締結して，さらに5mm幅の人工靱帯を膝蓋骨上極に通して脛骨粗面部の骨孔へ8の字に回して90°屈曲位で締結しました（図10b）．その後無事に退院され，社会復帰もされています．

b 膝蓋骨骨折

　まず，TKA後の膝蓋骨骨折の典型的な惨憺たる経過を提示します（図11）．膝蓋骨遠位骨片は非常にもろくて骨量も少なく，苦労して骨接合を行っても骨がチーズカットを起こして再転位する場合が多くあります．ピンニングでも，テンションバンドでも，スクリューでもその危険性は同様

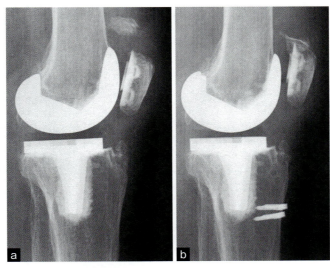

図10　大腿四頭筋腱断裂
a：術前のX線．膝蓋骨の近位外側の骨片と膝蓋骨低位が確認できる．
b：術後のX線．

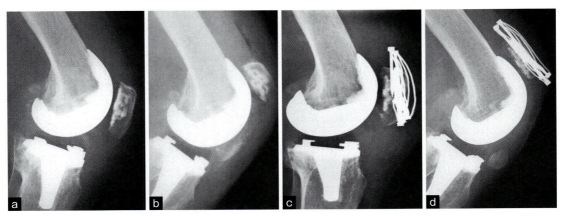

図11　TKA後の膝蓋骨骨折の典型的不良例
a：TKA術後，b：転倒による骨折，c：ピンニング，d：再転位し偽関節へ．

です（図12）．また不思議なことに，TKA 後の骨折は外傷機転が全くなくても起こり得ますし，非置換の膝蓋骨にも起こり得ます．

　もう1つの問題点は，昨日まで普通にリハビリできていた患者さんに外傷なしの脆弱性骨折として発症するため，本人には重大な病識がなく，そのため治療経過中に油断して装具を外したり，過大な負荷をかけてしまったりして治療が破綻しかねないことです．膝蓋骨には非常に大きな力がかかることをしっかり理解していただくのも，治療成功の鍵だと思います．

　TKA 後の膝蓋骨骨折に対する私の方針は以下のとおりです．
- 転位が1mm 程度の骨折にはまず保存治療で伸展膝装具固定4週間．就寝時は装具除去可．
- 転位が明らか，または経時的に転位が増大する場合は手術．
　①スクリュー（ワッシャー付）固定に加えて，人工靱帯による8の字補強（図12）．
　②遠位骨片の強度が期待できない場合や膝蓋骨が薄い場合は，Variable Angle LCP® Mesh Plate（DePuy Synthes 社）によるロッキングプレート固定を行い，加えて人工靱帯による8の字補強（図13）．

　このプレートは，多数のロッキングスクリューによる高い組織把持力が特徴で，膝蓋骨インプラント内まで届くように刺入することでさらに固定性が高まります．また，下極や上極の骨皮質に接

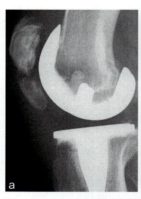 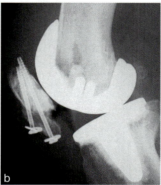 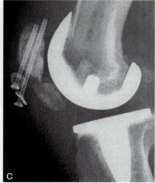

図12　TKA 後膝蓋骨偽関節
a：TKA 後1ヵ月で脆弱性膝蓋骨骨折を発症し，偽関節のまま1年間放置，b：疼痛のため骨接合と骨移植を行った，c：1週間後に遠位骨片のチーズカットと再転位あり．指示に反して術後4日目で外固定装具を外して歩行していた．

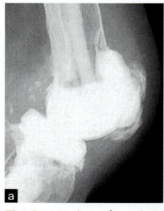 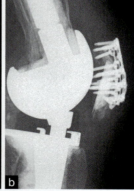 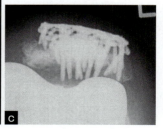

図13　メッシュプレートによる膝蓋骨固定
a：TKA 後の感染により膝蓋骨インプラントを含めて抜去し，抗菌薬含有骨セメントモールド挿入後．薄い膝蓋骨が徐々に骨折し転位が増大，b：TKA 再置換．「中華鍋」のように empty となった膝蓋骨内部を骨セメントで充填して膝蓋骨インプラントを設置．そのまま Variable Angle LCP® Mesh Plate にてロッキングスクリューを膝蓋骨インプラントまで刺入して固定性を高めた，c：軸写像．スクリューが関節内に突出しているように見えるが，術中触診と目視にて膝蓋骨インプラントから出ていないことを確認している．

するようにロッキングスクリューを挿入することで，膝蓋骨を外周から囲むようにした固定が可能であり，チーズカットを防ぐ手段として期待されます．問題点としては，膝蓋骨に対するプレートの力学的強度が担保されていないことと，メーカーからもドクターからもコンセンサスが得られた方法ではないことが挙げられますが，ほかによい方法がなく条件の厳しい膝蓋骨骨折に対する新たな方法として応用できるかもしれません．

C 膝蓋腱断裂

　膝伸展機構損傷のなかでも最も治療が困難と思われます．膝蓋腱は強大な張力がかかる割には薄い構造のため，糸の掛かりが弱く，強固な縫合が難しく，修復機転が働きにくい環境にあります．発生頻度自体も低いことから，定番の治療法も確立されていません．

　経験した症例は78歳女性，両TKA術後3日目で歩行器で歩行中に転倒し，その際に膝を折って正座をするように倒れ込んでしまい両膝膝蓋腱断裂となった方です（図14）．自力下肢伸展挙上（SLR）不可，立位不可，歩行不可，体重80 kgの両側例です．

　手術を両側同日で行いました．右は膝蓋腱が脛骨粗面部から断裂しており，左は膝蓋腱の内側が脛骨粗面部から断裂して，外側は膝蓋骨側から断裂していました（図15）．それぞれの腱損傷部を縫合修復して，8 mm幅の人工靱帯を膝蓋骨上極と脛骨粗面部の骨孔に8の字締結して補強をかけました（図16，17）．理解力良好な方でしたので，厳密な術後安静度を守っていただき順調かつ良好な経過となりました．

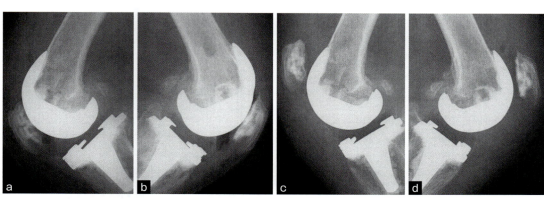

図14　両側膝蓋腱断裂
a, b：TKA術後，c, d：転倒し両側膝蓋腱断裂．膝蓋骨の異常な高位を認める．

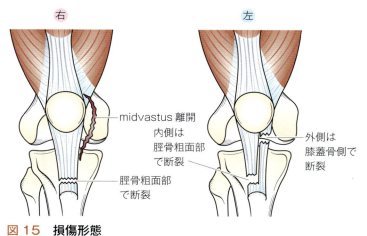

図15　損傷形態

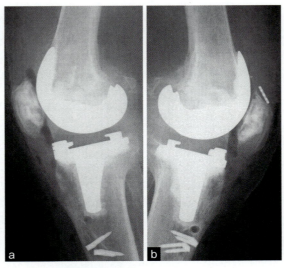

図 16 膝蓋腱修復術後
a：右膝側面像，b：左膝側面像．

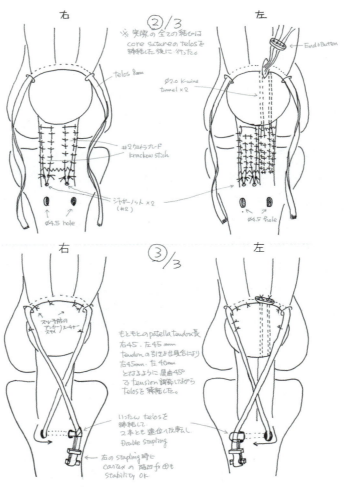

図 17 手術記録の図

第2章 TKA

11 こだわりの道具

Dr.Hamaguchi

本項では，私が開発に関わった道具と便利な道具をご紹介します．

1 フットキャプチャー®（Zimmer Biomet 合同会社，東京）

フットキャプチャー®（FC）は，私が開発したTKAでの「足持ち」の役目をしてくれる白い足台です．Zimmer Biomet合同会社より製品化され，日本国内にて販売されています．

a 開発経緯

私は15年以上にわたり看護師を助手としてTKAを行ってきましたので，「慣れない助手が1人だけでも足が安定する工夫」を何とか探ろうとして足台の開発に取り掛かりました．それまでは大膿盆を裏返しにして凹んだ面に前足部を当てていましたが，膿盆の丸みが災いして簡単に足部がずれてしまうことが多く苦労していました．

b FCの特徴

- 片手で操作できる軽さ．
- FCすべての面が凹面なので，足部が逃げずに安定する．
- 体格や可動域制限のある膝にも対処できるように「切り欠き」面をもつ．
- 縦でも，横でも，立ててでも，3次元的に使用可能．
- オートクレーブ滅菌可能．
- TKA以外にも膝蓋骨骨折や足関節骨折の手術など，患肢挙上やイメージX線で側面像が必要な症例に対応．

c 実際にFCを使った術中肢位

①一般的な支持器を2個使って，膝屈曲30°で初期肢位を保持します（図1）．
②その状態で消毒，ドレーピングします．
③FCを横にして踵を当てると，膝屈曲90°で保持できます（図2）．

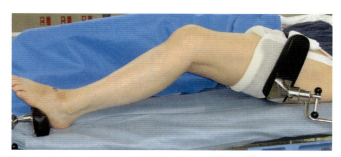

図1　2個の支持器で膝屈曲30°の基本肢位を作る

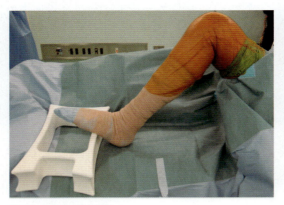

図2　膝90°保持
FCを横にして踵を乗せると約90°をキープできる.

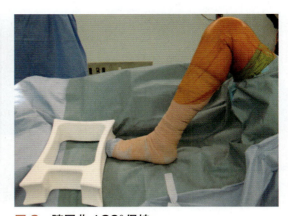

図3　膝屈曲120°保持
FCを横にしてつま先を当てると約120°をキープできる.

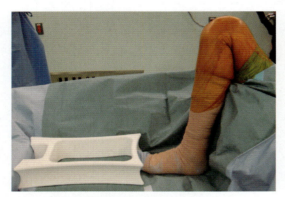

図4　最大屈曲で下腿の垂直化が可能
FCを縦にしてつま先を当てると下腿を垂直にキープできる.

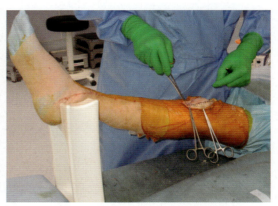

図5　FCを立てて踵を載せ，膝伸展位で縫合などの操作が可能

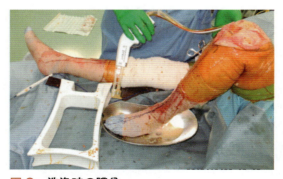

図6　洗浄時の膿盆
FCの凹面によって膿盆がずれずに安定し，屈曲位の洗浄も1人で行うことができる.

④FCを横にしてつま先を当てると，膝関節120°で保持できます（図3）．
⑤FCを縦にしてつま先を当てると，膝関節最大屈曲位で下腿の垂直化が可能です（図4）．
⑥FCを立てて踵を載せると，膝伸展位で縫合や処置が可能です（図5）．
⑦洗浄時の大膿盆もFCの凹面にはまってずれません（図6）．
⑧足関節や膝蓋骨骨折などの操作も，FCを立てて患肢を浮かせると操作がしやすくなり，イメージX線も確認しやすくなります．

2 Curved Gap Gauge（Zimmer Biomet 合同会社，東京）

Curved Gap Gauge（CGG）は私が発案して開発した，インプラント間の「すきま」を測定する器具で，4本のゲージからなります（図7）．命名は，私が尊敬する阪和人工関節センター総長の格谷義徳先生にお願いいたしました．ネーミングのとおり，先端がスプーン状にカーブしており，0.5～3mmまでは0.5mmピッチで，3～5mmまでは1mmピッチで測定可能です．CGGの横幅はすべて7mmなので，90°回すと7mm幅として使用可能です．もし5mmだとゆるいが7mmはきつい場合には6mmと推定することができますので，実質0～7mmまで連続した測定評価が可能です．

a　CGGの使用方法

術者が下肢を把持して，伸展での内反外反と屈曲90°での内外反をかけます．「伸展」といっても「完全伸展」ではなく，わずかに屈曲させます．その理由は，完全伸展では前方の関節裂隙が閉じてしまうためCGGの挿入自体ができなくなるので，わずかに屈曲して内外反をかけることで，純粋な内外側の関節のすきまの測定を可能とするためです．

助手がCGGをインプラントのすきまに挿入します．2本指でつまむように持って，過大な力を入れないようにして関節のすきまに挿入します．コツとしては，先端のカーブした部分の弯曲に合わせて滑り込ませるようにするとスムースに挿入できます．このようにして伸展内側と外側，屈曲内側と外側の4点の関節のすきまを測定します（▶動画10）．

b　CGGの測定の意義

インプラント間の「すきま」の確保は重要です．いわゆる「ハンドルの遊び」と一緒で，余裕のないキツキツの関節は融通が利かずに成績不良となります．そのほどよい「すきま」を作るために，現在まで，サイザーだったりスペーサーブロックだったりテンサーだったりと工夫が重ねられてきました．しかし，インプラントを入れていない状態の骨同士のギャップ測定では，骨が実際の生理的な位置関係にないため正確な値を得ることができませんでした．そこで，トライアルをすべて入れた状態での関節の「すきま」をCGGで測定することにより，その場でインプラントのサイズダウンなどのギャップ調整の判断が可能になり，また実際のすきまとその後の臨床成績を比較検討することができるようになったのです[1～3]．

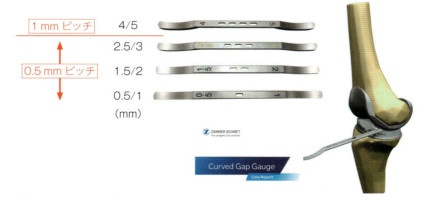

図7　Curved Gap Gauge
通称はスキマくん．真ん中に空いている穴の数で使う順番が一目でわかるようになっている．
（Zimmer Biomet 合同会社カタログより）

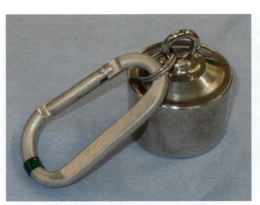
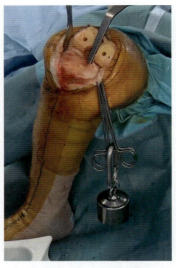

図8 医療用重錘（600 g）と接続用の市販のカラビナ

図9 重錘-カラビナ-鉗子で筋鉤を引く助手代わりとして頑張ってくれる

3 医療用重錘（田中医科機械製作所，東京）

　医師1人と看護師1人の2人で手術をしていると，「もう1本手が欲しい」「誰かここを筋鉤で引いてくれないかな…」という場面があります．そこで思いついたのが，組織をKocher鉗子でつまんでそれにメタルハンマーを通してぶら下げておくという方法でした．元手いらずで術野の視野確保は達成されましたが，メタルハンマーを2個準備しなければならなかったり，ハンマーが長くて膝の動きに伴いあちこちに引っかかり邪魔になったりと難点もありました．ディーラーに問い合わせると医療用の重錘があり，繰り返しの滅菌や防錆にも対応しているということで早速購入しました．現在使用しているのは600 gの円柱状の重錘で，ホームセンターで買ってきた登山用のカラビナと組み合わせて着脱ができるように工夫しています（図8）．2個のKocher鉗子で組織をつまみ，そのKocherの輪にカラビナ付き重錘をぶら下げて「筋鉤を持った助手」の役割を担わせます（図9）．人間と違って，文句を言わず黙々と創部を引っ張ってくれて助かっています．

文献
1) 浜口英寿ほか：Curved Gap GaugeによるTKAのすきまの評価．日人工関節会誌 **48**：513-514, 2018
2) 浜口英寿：人工膝関節における屈曲内側ギャップと屈曲角度改善率の関係．日人工関節会誌 **51**：161-162, 2021
3) 浜口英寿ほか：Mobile型人工膝関節の至適な屈曲内側すきまは1 mmである．日人工関節会誌 **53**：433-434, 2023

第 3 章

UKA

第3章　UKA

1 術前計画

Dr.Hiranaka

1 サイジング

Oxford UKAは，基本的に術中計測に従って手技を進めていきます．ベアリング厚や脛骨サイズは骨切りの位置や厚さに大きな影響を受けるため，術前計画どおりにいかないことが多く，術中に決定されます．

一方，大腿骨のサイズに関しては以下の3つの方法があります．

a 性別，体格で決める方法

Oxfordからは表1のような基準が示されています．

私は，ざっくりと女性ならS（小柄）かM（中～大柄），男性ならM（小柄）かL（大柄）と目安をつけています．

b 術前テンプレートで決める方法

両顆部が一致するように撮影された側面X線写真と，Zimmer Biomet合同会社により提供されたテンプレートを用います．この方法に関しては，p.209「第3章-2 術前計画」で浜口先生が詳細に記載されていますのでご参照ください．

まず，拡大率を合わせます．X線画像にあるスケールとテンプレートのスケールを，ビューアーの拡大機能を用いて合わせます．当院では2.5 cmの金属球を同時に撮影して，拡大率を合わせています．次にテンプレートに描かれた軸と骨軸を合わせます．さらに，コンポーネントの内のりを示す点線を顆部の骨表面に合わせます．両者がうまく適合しない場合には，別のサイズのものを合わせ，最も適合するサイズを選択します．2つのサイズの中間的なものの場合は，大きめのサイズを選択することをおすすめします．小さなコンポーネントでは，ベアリング脱転のリスクが高くなります．

コンポーネントの後面は，軟骨分を考慮して骨表面から2 mm程度オーバーハンギングしている

表1　性別，体格による大腿骨のサイズ決定基準（Oxford）

女性			男性		
身長	大腿骨	脛骨	身長	大腿骨	脛骨
< 153 cm	X-small	A, B	<160 cm	Small	A, B, C
155～165 cm	Small	A, B, C	160～175 cm	Medium	C, D
165～175 cm	Medium	C, D	175～185 cm	Large	E
>175 cm	Large	E	>185 cm	X-Large	F*

* 日本では使用不可

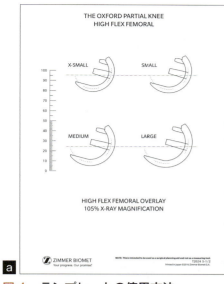
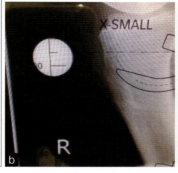
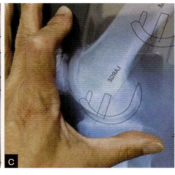

図1　テンプレートの使用方法
a：Zimmer Biomet 合同会社から提供されるテンプレート，b：拡大率を調節して 2.5 cm の金属球とテンプレートの目盛りを合わせる，c：テンプレートの内のりを示す点線と骨皮質が合うサイズのものを選択．中間サイズであれば大きいものを選ぶ．

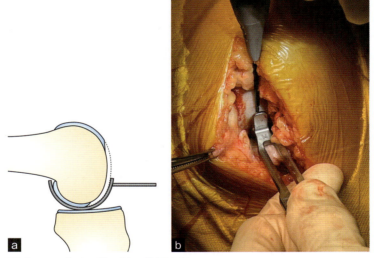

図2　スプーンゲージの使用方法
a：スプーンゲージを後顆の最下点に置き，後面を合わせる．OA 前の関節面（点線）とスプーンゲージ前端が一致するサイズが理想．b：軟骨が消失している場合，骨表面と 2 mm（消失軟骨厚）程度のすきまがあるのがよい．電気メスの先端が縦に入るのが適当．

必要があります．もし骨表面と一致していれば，軟骨面からはアンダーハンギングとなり，屈曲位で軟骨がベアリングを前方に押し出して脱転のリスクとなるからです（図1）．

c　スプーンゲージを用いて術中に決める方法．

私が最も信頼している方法です．p.154 でも述べますが，最下点にスプーンゲージを入れて少し前方に引いて後方を接触させ，前方に 2 mm 程度のすきまがあるものを適切なサイズとします．ただし，後顆に大きな骨棘があるときは過大評価されるので注意が必要です（図2）．

表2　大腿骨・脛骨コンポーネントのサイズと推奨される組み合わせ

大腿骨サイズ	半径	適合性（推奨）	脛骨サイズ	前後径	横径
X-small	20.3 mm		AA	45.2 mm	24.0 mm
Small	22.0 mm		A	45.2 mm	26.0 mm
Medium	23.8 mm		B	48.4 mm	26.2 mm
Large	25.7 mm		C	51.6 mm	28.0 mm
X-Large	27.5 mm		D	54.6 mm	29.8 mm
			E	58.0 mm	31.6 mm
			F	60.7 mm	33.4 mm

2　左右の互換性

　大腿骨と脛骨のサイズの推奨される組み合わせ（適合性）を**表2**に示します．適合性はあくまで推奨で，互換性はすべてのサイズ同士にあります．

3　手術中に必要となる処置の予測

a　骨棘や骨欠損の予想

　大腿骨後顆部の骨棘は屈曲障害，伸展障害を引き起こし，さらにベアリングの脱転の原因にもなりますので除去しなければなりません．術中に，この骨棘が適切に切除されたことを確認してください．

　脛骨プラトー前方の骨棘は伸展障害の原因となりますので，術中に確実に切除する必要があります．大腿骨内顆の内縁の骨棘も，MCL を内側に圧迫してギャップの過小評価につながりますので，あらかじめその大きさを予想しておき，術中に切除します．

　一方，大腿骨前面の骨棘や膝蓋骨上下極の骨棘は，必ずしも除去する必要はありません．脛骨側の骨棘は，操作しないのが原則です．しかし，大きく張り出したものでは結果的に除去が必要になることがあります（**図3**）．

　骨壊死では，欠損した骨の大きさを予想しておく必要があります．あまり大きいようであれば，UKA を諦め，TKA が必要となるかもしれません．ここで問題となるのは「壊死部分はどこか？」です．壊死部分は半月状で，周辺を帯状硬化層で囲まれています．疼痛が持続するものでは，calefied plate とよばれる，壊死して，母床と癒合せず浮遊している薄い骨がみられます．脛骨の骨壊死の場合，壊死巣が骨皮質にかかっているものでは UKA を諦めたほうが無難です．また MRI では，壊死巣の周辺に輝度変化領域がしばしばみられます．この輝度変化は可逆性ですので，ここにインプラントを設置しても通常は問題ありません．しかし，時に単純 X 線でも骨硬化が生じている場合があります．この場合は UKA を避けたほうが無難です（**図4**）．

　そのほか，注意すべき骨病変，たとえば骨嚢腫，骨硬化の有無なども見ておきます．強度の骨硬化例では，キール溝作成が著しく困難な例があります（粘り強く作成するしかありません．念のため）．

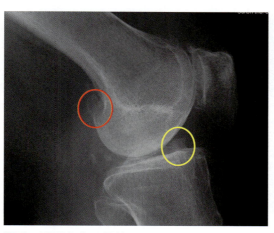

図3　問題となる骨棘
大腿骨後顆後方（赤い円）および脛骨プラトー前方（ACL付着部の前方）（黄色い円）．

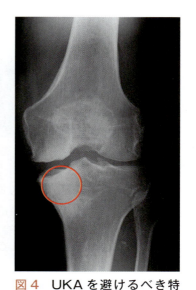

図4　UKAを避けるべき特発性骨壊死
MRIでの骨輝度変化ばかりでなく，単純X線で骨硬化（赤い円）がみられるものはUKAを避けるべきである．

4　用意すべきもの

a　用意するサイズ

術前のサイズはあくまで目安です．私は，一応全サイズのコンポーネントを用意しています．

b　fixed型UKAの準備

術中ギャップ調節が困難となった場合のために，fixed型UKAも常時用意しておくべきです．私は，予想したベアリングより2mm以上ギャップが広がってしまったときは，何か良からぬことが起こっている可能性がありますので，fixed型UKAの使用を考慮します．もしもfix用の手術器械がなくても，インプラントがあれば何とかなります．トライアルはモバイルトライアルまたはフィーラーゲージで代用します．脛骨インプラントの打ち込みもモバイル用を使用しますが，fixed型UKAはポリエチレン一体型となっているため，打ち込みを入れるスペースがありません．膝を屈曲外反させてスペースを確保する必要があります．

c　TKAの準備

UKAの適応に100％自信がもてないときは，TKAをバックアップとして用意しておくと安心です．

d　その他の器械の準備

まれに術中骨折が生じることがあるので，少なくとも中空海綿骨スクリュー，できればバットレスプレートを用意しておくと安心です．私はUKAからUKAへのリビジョン症例において，脛骨のセメントレスコンポーネントの抜去時に脛骨骨折を生じた症例や，術中顆間隆起骨折を生じた症例を経験しましたが，いずれもスクリュー固定を行い，事なきを得ました．

可能であれば，ACL再建器械も用意しておけばUKAを行いたいACL不全膝に遭遇した際にも助かります．顆間部が見えているので，鏡視下再建よりは随分容易です．

第3章 UKA

2 手術体位

Dr.Hiranaka

UKA では膝下垂位を原則としています．私は UKA の際に，しばしばバックアップの TKA，または外側の UKA を Bi-UKA のために用意しますが，その際に TKA や Bi-UKA のコンバートの率が高そうであれば仰臥位とします．しかし，膝下垂位での TKA は不可能ではなく，むしろ下腿の重力により関節面が開大するので容易な面もあります．どちらの体位でも手術可能なよう，経験しておくことは大切です．

逆に，仰臥位での UKA では関節面の観察は行いやすいです．開口部が上を向くためライトが入りやすく，また術者も上から覗き込むことができます．しかし，屈曲ギャップの評価には工夫が必要です．普段行っている膝下垂位での屈曲ギャップ評価とは感覚が異なる可能性があります．膝下垂位では，下肢の自重で屈曲ギャップが改善するという利点はありますが，常に水平に覗き込む形となるので，可視性はやや劣ります．また，ライトを術者の背後から照らす必要があります．ライト付きのヘルメットがなければ奥は見えにくいです（**図 1**）．

私が UKA の際に膝下垂位を採用する理由は，これがマニュアルにも記載されている標準的な方法であるからです．どこの病院でも行えるようにしておきたいので，なるべく標準的な器械と方法で手技を行いたいと考えています．しかしながら，内反カットを可能とする脛骨ジグだけは，合併症を避けるために必須だと考えており愛用しています．

タニケットについては，全例で使用しています．タニケットなしで手術できれば理想であり，将来的にはそうしたいと考えていますが，今は無血野で速やかに手術を終えることを優先しています．タニケットは，術野の妨げとならないようなるべく高い位置で巻き上げることを原則としています．タニケットの巻き方の詳細は「第2章-3-2 タニケットの巻き方」（p.30）をご覧ください．

1 片脚例の場合

片脚例と両脚例では設定が異なります．片脚例では，体幹を少し外側にずらして，患側下肢のみ下垂させます．

具体的には以下のような手順となります．

①レッグホルダーの支柱の固定器を取り付けます．場所は，上前腸骨棘から4横指近位です．

②レッグホルダーを取り付けます．レッグホルダーには2種類あり，1つは緩やかにカーブしているもの，もう1つはクランク状にカーブしているものです．

③支柱は垂直に立てます．固定場所はカーブが始まる部分の2横指下です．ここでしっかりと固定します．

④支柱にサイサポーターを取り付けます．方向は末梢上がりです．

⑤身体を患肢側に寄せます．全体を寄せるのではなく，身体を斜めにするようにして，下半身のみずらします．③の位置に支柱を立てれば，タニケットの横にサイサポーターが来るはずです．こうすると，少し横にずらすだけでセッティングできるので，とくに体格の大きい人では身体の移動が楽です．

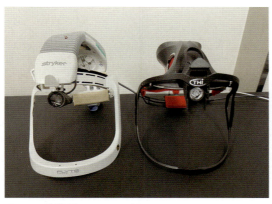
図1 手術用ヘルメット

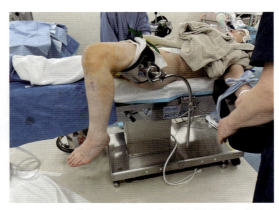
図2 レッグホルダーの固定方法（片脚例の場合）

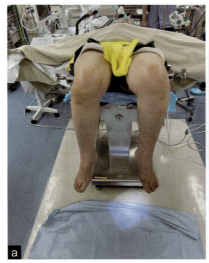
図3 両脚例の場合のセッティング

⑥サイサポーターにタニケットを載せるようにします（図2）.

2 両脚例の場合（図3）

　ベッドの足部分を外して，レッグホルダーを2つ並列させて両下肢を下垂させて手術します.

　支柱の固定位置は，サイサポーター全体がベッドの端から出ている状態とします．サイサポーターがベッドにかかると，膝を屈曲させた足部がベッドに当たりますし，離れすぎるとお尻が落ち込んでしまいます．この状態だと，手術操作の間に殿部から大腿がずり下がり，膝窩部とサイサポーターが近づいてきます．両側例のときは，図4bのような2つの穴あきのシーツ（ホギメディカル社製）を使用しています.

　これでセッティングは完了です．チェック事項は以下のとおりです.

①大腿部は約20°～30°屈曲位（膝が股関節より上がった状態）となっていること：これよりも角度がつきすぎると，大腿部が近位にずれてしまいます．また，角度が浅く，大腿部が水平に近づくと，大腿部自体は安定するものの術野を覗き込むようになり可視性が悪くなりますし，屈曲ギャップを測定するときに少し膝を曲げなければならなくなります.

②膝関節が$90° + a$の屈曲になっているか：屈曲ギャップの評価の肢位は屈曲$100° + a$です．下垂した状態で，これに近い角度になっていると，屈曲ギャップの評価が容易です.

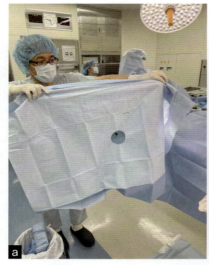
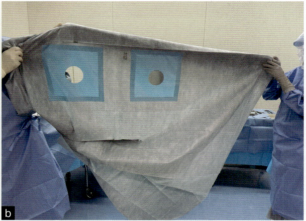

図4　穴あきドレープ（a）と両側用穴あきシーツ（b）

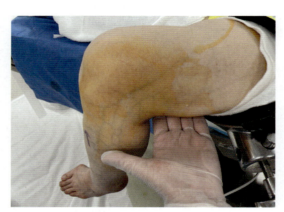

図5　4フィンガーテクニック

　③膝窩部とサイサポーターの間に十分なすきまがあるか：サイサポーターが膝窩部を押さえつけていると，骨切りの際，神経血管損傷が生じる危険性があります．両者の間に指が4本容易に入ることを確認しておきます（4フィンガーテクニック，図5）．

　④膝の完全伸展・完全屈曲ができるか：踵を持ち上げることで膝を完全伸展させます．また，膝を屈曲させていき，さらに踵を持ち上げて，大腿部サイサポーターから持ち上げることで完全屈曲可能か確かめておきます（図6）．以上が確認できたら，再度金具をしっかりと閉め，ゆるまないか確認しておきます．手術中に金具がゆるんでレッグホルダーが落ちると，患肢を持ち上げつつ看護師に敷布の下に潜ってもらって再固定してもらうことになりますので大変です．

　⑤股関節が過外転となっていないか：股関節が過外転となると大腿が外旋してしまい，不自然な緊張がかかり，ギャップの評価が不適切となる可能性があります．

　以上の確認が済んだら，イソジン消毒に先駆けて，1％ヘキザック®アルコール液を滅菌した霧吹きに入れて噴霧します．これで，たとえイソジンを塗布し損なう所があっても消毒できていることになります．その上にイソジン消毒を行い，ストッキングネットをかけます．その上に，穴あきのドレープをかけます（図4a）．これはディスポーザブルの紙ドレープの中央に穴が空いたものです．以前はハサミで穴を開けていたのですが，現在はこのような既製品を作っていただいているので利用しています．紙製なので，脚の太い人でも穴が広がります．フリーサイズです．

　普通はシーツを回して敷布鉗子で固定するのですが，これだと合わせた部分にすきまができますし，しかも平面にはなりません．鉗子かテープが必要です．このドレープは本当に便利です．

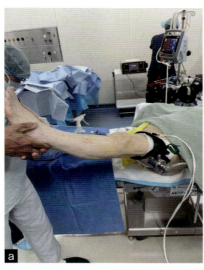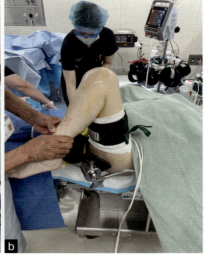

図6　伸展と（a）屈曲（b）の確認

　ストッキングネットに必要な分だけ穴を開けて，この部分をイソジンドレープで覆います．最後に大敷きをかけ，吸引と電気メスを接続します．私は電気メスの代わりに，アクアマンティス™（p.80，図7参照）を使用しています．組織損傷が圧倒的に少なく，煙も出ませんし，皮膚を切っても熱傷が生じません．当院でもそうでしたが，他科が導入されていることもありますので，一度検討されてみてはいかがでしょうか？

3　TKAにコンバートする可能性がある場合

　外側の状態，またはACLの状態に自信がもてず，TKAにコンバートする可能性があるときには，あらかじめ仰臥位でセッティングしておくこともあります．しかし，時に下垂位で準備している際にコンバートになることもあります．しかしながら，下垂位でのTKAは意外とやりやすいものです．第一に自重がかかるので関節が開きやすく，脛骨の前方引き出しも両者が離れているだけに容易です．

　ただ，深屈曲するときは足台に載せた術者の大腿に患肢の踵を載せて挙上する必要があります．そのほかは，ほぼ不自由なくできます．是非一度体験されてみることをおすすめします（図7）．

4　仰臥位でのUKA

　逆に，仰臥位でUKAを行うこともあります．セッティングについては「第2章-3-1 セッティング（p.29）」でも書きましたが，仰臥位でのUKAはライトが奥まで入るので術野がよく見えます．膝も安定しますので，安心して手術ができます．伸展ギャップも評価しやすいのです．しかしながら，屈曲ギャップはやや工夫が必要です．膝を屈曲位に保ち，そのまま踵を外に持ち上げます．そして，大腿骨が回旋する寸前で止めます．要するに，ストレスがかからない程度に関節を開く，すなわちMCLなどの軟部組織を，緊張がかからない状態で，本来の長さに戻す感覚です．いわゆるエンドポイントの感覚です．この状態で屈曲ギャップを測定します（図8）．

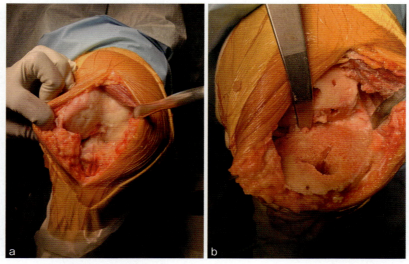

図7 膝下垂位でのTKA
a：大腿骨の露出，b：脛骨の露出．

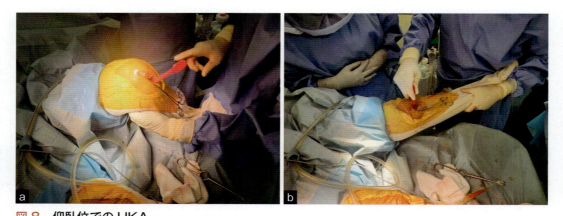

図8 仰臥位でのUKA
a：術野を上から見ることができるので可視性は良好．ただしギャップ評価には工夫が必要，b：伸屈ギャップも評価しやすい．

3 アプローチ：皮切と展開 (▶動画11)

Dr.Hiranaka

1 皮膚切開

　膝蓋骨上極から脛骨結節の内側にかけての皮切を行います．切開付近の皮下組織を，膝蓋支帯および筋膜から剥離して，膝蓋腱および膝蓋骨の内側縁を露出させます．膝蓋腱の内縁がわかりにくいときは，爪の背を内側支帯の上から腱方向に滑らせていくと触知することができます．次いで膝を伸展位として，皮切部分から中枢内側部分の内側広筋の筋膜を可及的に広く剥離します（図1）．

2 筋膜切開

　膝蓋腱内側の筋膜を切開します．縫いしろを残して，膝蓋腱から2～3mm内側を切開します．この時点で関節包を切開しておく必要がありますが，この部分の関節包は膝蓋下脂肪体の裏面に薄く存在しており，メスとともに移動して切りにくいため，脛骨プラトー上面をまな板のようにして，内側半月前角とともに切るようにすると切りやすいです．またこの切開部分は，ほぼ脛骨の縦切りの方向と一致します．
　このまま真上に向かって筋肉に切り込んでゆくように切開する方法が簡単です．しかし私は，TKAでも述べた under vastus approach で，筋膜を下から上に切り上げていく方法で行っています（p.34，図4）．膝蓋下脂肪体の上にハサミを入れて，表層の筋膜層を内側広筋の内側縁に向かって切り上げていきます．切り上げる長さは2～3cmです．適切な層で切開すると，膝関節から膝蓋上囊の関節包が露出されます．時に関節包の上に載ったMPFLを同定できます（図2）．これを切離すると，膝蓋骨が大きく外側に移動します．関節包は膝蓋骨の内側で縫いしろを残して切開したあと，膝蓋骨の上方で大きく外側に向かって切開します．こうすることで，膝蓋骨は容易に外側に移動して，UKAを行うのに十分な視野を確保することができます（図1）．

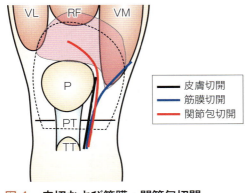

図1　皮切および筋膜・関節包切開

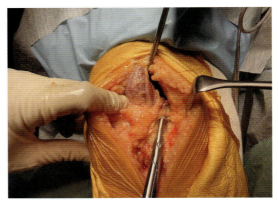

図2　関節包の表面を走るMPFL

3 patella auto lockとは (図3, ▶動画12)

　目標は，patella auto lockの状態です．これは，膝蓋骨が亜脱臼して，大腿骨外側顆の前で固定される状態です．この状態となれば，レトラクターを用いずとも膝蓋骨が外側に圧排され，操作しやすくなります．

　私はmedial parapatellarやmid-vastus approachを行うことがほとんどないので，ほかのアプローチでもこの状態を得られるかどうかはわかりませんが，少なくともmini-under vastus approachではほとんどの症例で得られます．もし得られない場合は，関節包切開や筋膜切開をもう少し中枢まで延長することでpatella auto lockとなります．また，どうしても膝蓋骨が戻ってくるときは，髄内ロッドを挿入したり，私の愛用の特製のエレバトリウムで外顆の外側を引っ掛けるようにして膝蓋骨を圧排すると，十分な展開が得られます（p.77, 図1参照）．

> **Column**
>
> 　伏在神経膝蓋下枝損傷を避けるために，横切開を行うこともできます．関節面のやや上で，内側が少し中枢に向かった斜めの皮切となります．皮下を広く剝離して，皮膚を上下に広げるとその後の操作は縦切開と同様になります（図4）．詳細は論文に記載していますので，興味のある方はご参照ください[1]．

文 献

1) Tanaka S et al：A Muscle-Preserving Short Transverse Incision for Unicompartmental Knee Arthroplasty： A Technical Note. Cureus **15**：e43662, 2023

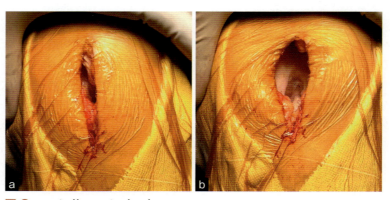

図3　patella auto lock

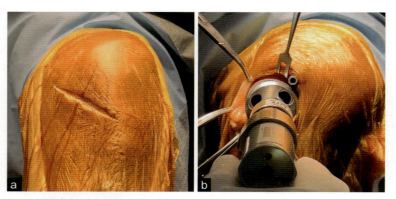

図4　横皮切によるUKA
a：皮切．b：関節包を縦切開することで十分な視野が得られる．

4 インプラントの設置への手順とコツ

Dr.Hiranaka

1 骨棘切除

次のa～eの手順に従って，骨棘切除を行います．この流れを習慣づけるようにしてください．

a ACLの脛骨付着部前方の骨棘切除

脛骨のACL付着部前方の脛骨表面に，骨棘（時に遊離体）が存在します．これは伸展時に大腿骨とインピンジして伸展制限の原因となりますので，リュエルで切除します．時に軟部組織に隠れて見えないことがありますので，必ず指で触って確認するようにします（図1）．

b 顆間窩出口の骨棘切除

顆間窩出口の外側には，ACLに向かって骨棘が成長していることが多いです．この骨棘はまるで刃物のように鋭く，たとえUKAを行ったとしても，この骨棘が残存していたらやがてACLを損耗させることになります．

骨棘切除の手順としては，まず片刃のノミをACLの走行と平行に当てます．当てる位置は，出口の縁から1mmぐらいの所で十分です．そうして約2〜3mmノミを入れ，ノミ下端を中心にノミ上端をACL側に倒すようにして，骨棘を骨折させます．骨折した骨棘は髄核鉗子で取り除きます．あまり深くノミを入れすぎると，ACLの付着部を損傷しますので注意が必要です．

この骨棘を切除すると，ACLのためのスペースがあき，ACLがフーッと深呼吸できるようになったような印象を受けると思います．たとえ骨棘がないように見えても，少し骨を削るだけでずいぶんACLが楽になる感覚があると思いますので，私はルーチンで行うように心がけています（図2）．

顆間窩内側の骨棘も取るよう推奨されていますが，私は行っていません．その理由は以下のとおりです．

①縦切りボーンソーのストッパーとなる：初心者のうちは，どうしても脛骨縦切りの位置が内側にずれ気味になります．この骨棘が，縦切りボーンソーの内方へのズレを防止してくれます．

②大腿骨コンポーネントの外方設置の際の骨性支持の一助となる：大腿骨コンポーネントは内顆中央に設置するのが理想ですが，実際には外側設置される傾向があります．時に顆間窩にオーバーハング気味になります．その際骨棘が残っていたら，わずかですが骨性支持が得られます．

c 顆間窩内側壁とPCLの間の剝離

エレバトリウムを挿入して，顆間窩内側壁とPCLの

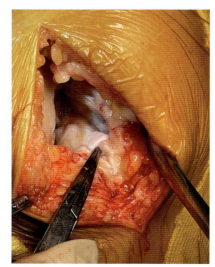

図1 ACL前方の骨棘

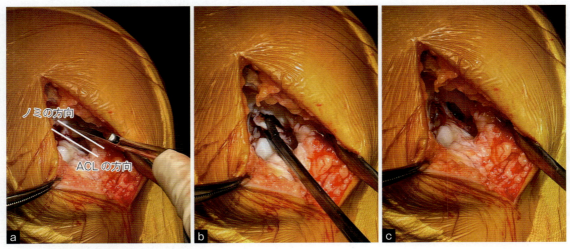

図2　顆間窩出口外側の骨棘切除
a：ノミを入れる方向．前内方から見てACLの走行と平行にノミを入れる．b：骨片の除去．2〜3 mm入れたノミを倒すようにして骨棘部分を骨折させて除去する．c：骨棘除去後．ACLのための十分なスペースができた．

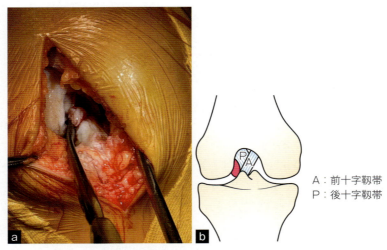

図3　PCLと顆間窩内側壁の剥離
a：両者間に挿入されたエレバトリウム．b：確保すべき空間（赤色の部分）．

間を剥離します．両者は時に癒着してスペースがなくなっていることがあります．その場合，縦切りボーンソーで誤ってPCLを傷つけることがあります（私は実際にその瞬間を目撃しました！）．

このような事態を避けるために，顆間窩内側壁とPCLの間を剥離してスペースを確保しておくことが必要です．癒着や骨棘形成が著しい場合は挿入が困難なときもありますが，まずは顆間隆起の基部に沿って挿入して，それを回旋させながら，大腿骨顆部に沿って上げていけば挿入できます（図3）．

d　顆間隆起の頂点にマーキング

脛骨縦切り部位は，顆間隆起頂点です．顆間隆起を山に見立てて，その8合目あたりが目標といわれることもありますが，初めからそこを目指すと内側すぎる縦切りとなりがちです．内側すぎる縦切りは，脛骨コンポーネントの内方設置となり，骨折などの合併症を引き起こしやすくなります．

顆間隆起の頂点を電気メスなどで焼いて，溝を作成します．この溝は，縦切り時のカッティングスロットの役目を果たし，ボーンソーのずれの防止に役立ちます．

時に遊離体や骨棘が形成されていることがありますので，あれば切除します．

また，顆間隆起が先鋭化していてなかなかマークできないこともあります．このときは一部リュ

エルで削ったり，ノミで溝を作ったりすれば，ほどよい窪みができて縦切りの安定化につながります．

この部分は滑膜で覆われていることも多く，剥離するとACLを剥がすことになるのでためらう，との声もよく聞きます．しかし，顆間隆起の頂点にACLが付着していることはありません．付着しているのは滑膜のみですので，頂点付近までは剥離しても全く問題ありません（図4）．それより内側すぎる縦切りを絶対避けるべきです．

e 内側顆内縁の骨棘切除

大腿骨内側顆の内縁の骨棘は，丁寧にかつ完全に除去します．なぜならこの部分の骨棘が残っていると，MCLが側方に張り出すように押し出されて，ギャップが過小評価されるからです．リュエルを用いて，前方から後方に向かって切除していきます．

内側顆の側面を指で触って，骨棘の突出がないか慎重に確認します．肉眼による確認のみでは，まだ骨棘が残存していることもあるからです．

MCL付着部前方の骨棘は，膝を屈曲させ，Zレトラクターを内側顆とMCLの間に挿入して軟部組織を開くように引いて，小さめのリュエルを使用することで切除できます．次いで，小さなノミを用いてMCLと内側後顆の間の骨棘を切除します．このとき，MCLの付着部を傷めないようにノミは下向きに使用します．

この部分の骨棘切除は大切なのですが，MCLを傷めやすいので，無理をせずに残りはミリング

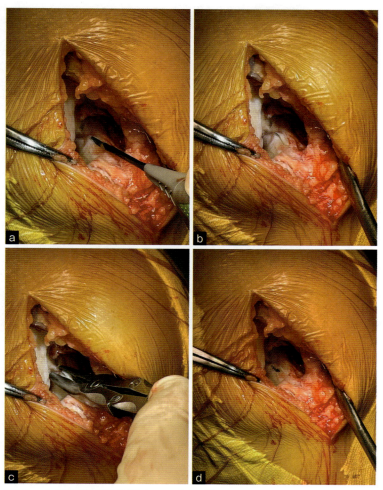

図4 内側顆間隆起先端のマーキング
a：内側顆間隆起の先端を電気メスでマーキング．b：マーキングがソーガイドの役割も果たす．c：先端が尖っているときはリュエルで一部切除する．d：そこを電気メスまたはノミでマークしてソーガイドとする．

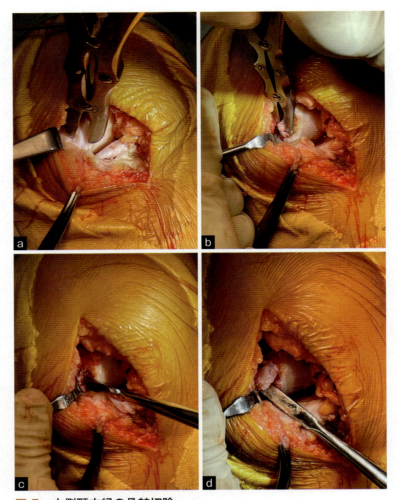

図5 内側顆内縁の骨棘切除
a：内側顆内縁の骨棘切除．b：MCL付着部前方の骨棘切除．Zレトラクターで展開すると容易．c, d：内側後顆内縁の骨棘除去．細いノミを用いてMCL損傷に注意しつつ除去する．

後に除去するようにしてもいいです（図5）．

以上で骨棘切除は終了です．a〜eまでルーチンで行うようにしてください．

2 大腿骨顆部のサイズ計測（p.141，図2参照）

術前にある程度目安をつけていたサイズが正しいかどうか確認します．

術中のサイズ確認にはp.141の図2のようにスプーンゲージを使用します．スプーンゲージは大腿骨コンポーネントの曲率と同じ曲率からなるゲージで，内側後顆の最下点に挿入します．そうしてゲージの後縁を後顆の軟骨に接するように（実際に見ることはできませんので感触で），スプーンゲージの前方エッジと関節面表面の間隔を見ます．

この空間が2〜3 mmあるサイズが最も適切です．スプーンゲージは後顆部に一致するサイズが適切なのですが，前方部分にはすでに骨軟骨欠損があるので，その分の空間が必要です．イメージとしては，OA前の関節表面にピッタリ合っていると想像してください．

次に，ギャップを計測します．スプーンゲージには標準の1 mm厚のほかに2 mm厚，3 mm厚のものもあります．適切な厚さのスプーンゲージをGクランプという接続部品で脛骨ソーガイド

と接続させると，ちょうどベアリングと脛骨コンポーネントの厚さ分のギャップが作成されるように骨切りを行うことができます．

Gクランプには3と4の2種類があり，それぞれ3mm，4mmのベアリングに相当するギャップを作成するように設計されています．

適切な厚さのスプーンゲージとは，MCLの本来の長さと緊張を再現する厚さのものです．スプーンゲージを入れて，左右に30°以上ひねることができるものはゆるすぎますので，1mm厚いものを試します．逆に，押し広げなければ入らないものでもいけません．

ここで注意すべき点が2つあります．

1つは，下肢を下垂させた状態では内側に圧縮力がかかっていることがある点です．ギャップが短縮した状態では脛骨の骨切り面が低くなり，骨切りが過剰となる可能性があります．踵を外側に持ち上げ，ストレスをかけない程度に関節裂隙を開く必要があります．適切なだけ関節面が開くと，そのあとは大腿が回旋しますので，その時点で評価します．このとき，膝の外側を押してストレスをかけてはいけません．MCLが過緊張となり，骨切り面が高く設定されてギャップが少なくなります（図6，▶動画13）．

もう1つは，挿入したスプーンゲージとソーガイドの表面との角度差が大きいことがある点です．この場合は，Gクランプをかけたときにスプーンゲージがソーガイドと強制的に平行となりますので，大腿骨後顆は少し持ち上げられ，MCLの過緊張を引き起こします．MCLが過緊張な状態では，骨切り面は高く設定されてギャップは少なくなります．このような場合は，3mmのベアリングを使用する予定のときでも，4のGクランプを使用するとよいでしょう（図7）．

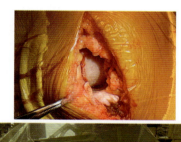
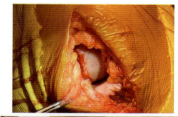
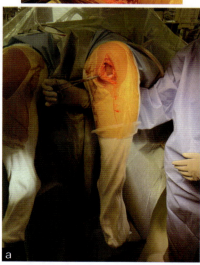
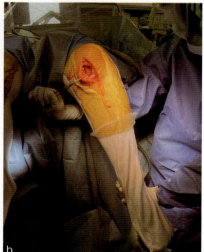

図6　踵を持ち上げてMCLを適切な長さに
a：自然下垂位．関節面が閉じてギャップが小さくなっている．b：踵を持ち上げた肢位．関節面が開き，ギャップが適切となっている．膝外側を押してストレスをかけていないことに注意．

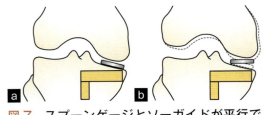

図7 スプーンゲージとソーガイドが平行でない状態
Gクランプをかけるとスプーンゲージはソーガイドと平行になり，大腿骨顆部が持ち上げられMCLの過緊張を引き起こす．

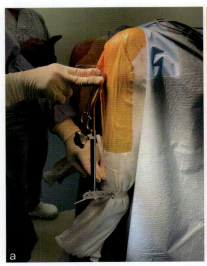
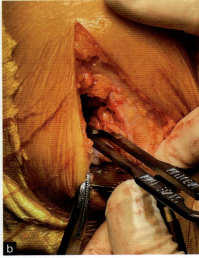
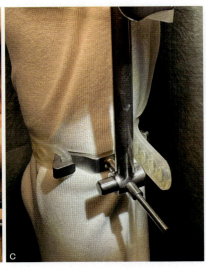

図8 脛骨髄外ガイド
a：全景，b：足関節を固定したところ，c：近位を固定したところ．

Point 私が内反骨切りジグ（p.284，図36）を愛用する理由の1つがこれです．ソーガイドを内反させておくと，スプーンゲージに接続したGクランプとソーガイドがほぼ平行となり，抵抗なく挿入できるようになります！

3 脛骨髄外ガイドの装着（図8）

　脛骨髄外ガイドは，左右を交換できる近位のソーガイド部品と，足関節固定具と一体になった遠位部分とを組み合わせる構造になっています．

　最初に足関節固定具をラバーバンドで固定し（正確に足関節中心に固定することができます），次にソーガイドを関節面のやや下，膝蓋腱の横に当てて仮設置します．

　次に後傾を調節します．ロッドの遠位端をスライドさせて，ロッドと脛骨稜が平行となるように調節します．両者が平行であることを2フィンガーテクニックを用いて確認します．ロッドと脛骨の間に2本の指を入れて両者の空間を探り，これを上端から端まで滑らせます．両者が平行であれば，上から下まで同じ空間が保たれていることが確認できます．ただし，側面像での脛骨軸は脛骨稜からだいたい2°～3°後傾しているので，それを考慮すると遠位が少し広いほうがいいでしょう．

　次に，スプーンゲージとソーガイドをGクランプで固定します．両者をクランプして固定すると，スプーンゲージとソーガイドの上面の間隔が，ちょうどベアリングと脛骨トレイの合計の厚さと同じになります．したがって，この位置で骨切りを行うと適切なギャップを作成できます．

前述のとおり，Gクランプには3と4の2種類あり，それぞれ3 mmベアリング，4 mmベアリングが挿入できるだけのギャップを作成できます．3のGクランプは骨切り量を少なくできるため，骨量の温存に有効ですが，のちの操作でギャップが狭くなった際に脛骨のリカットが必要となります．逆に4のGクランプは，ギャップが狭くなったときに3のベアリングを使用することでリカットを防止できますが，骨切り量がやや多くなります．どちらを使用するかは術者次第ですが，私は女性および大腿骨のサイズがSであれば3を，それ以外で4を使用しています（図9）．

　クランプしたときの確認事項は，以下のとおりです．
①スプーンゲージが内顆の最下点に来ているか
②ロッドは脛骨稜と平行に設置されているか
③ガイドは上前腸骨棘（ASIS）に向かっているか
以上を確認できたら，固定ピンで脛骨に固定します．

　脛骨固定ピンは，ヘッド付きピンを使用しています．直接打ち込むと不全骨折を生じることがありますので，2.5 mmの月光ドリルで下穴を開けて固定するようにしています．よく，ハンドピースにヘッドレスピンを挿入して，これを鉗子でクランプする手技が紹介されますが，これでも結構ずれたりゆるんだりしやすいので，ヘッド付きピンは絶対おすすめです．

　また，月光ドリル（p.79，図4参照）もこの際常備することをおすすめします．滑らない，スムーズにうがてる，発熱しない，とこれまでのドリルの概念をガラッと変えてくれます．月光ドリルはTKAのカッティングブロック固定ピンの下穴あけにも有効です（図10）．

> **Tips**
>
> 　ソーガイドを固定するとき，ロッドの上部分を把持し，スプーンゲージで内顆を持ち上げてMCLのたるみを取るようにしてロッドの長さを固定します．とくに，スプーンゲージを入れてみてユルイなぁと感じたときには必要な操作です．さもなければ予想外に骨切り量が多くなります．
>
> 　逆に，前述したとおり（図7）挿入したスプーンゲージとソーガイドが著しく非平行である場合には，クランプすることで内顆が持ち上がり，MCLが過緊張な状態となり脛骨の骨切りレベルが高めに設定されます．したがって，スプーンゲージとソーガイドの角度が大きく異なる場合は4のGクランプを使用したほうが，あとでギャップが狭くなることが少ないです．

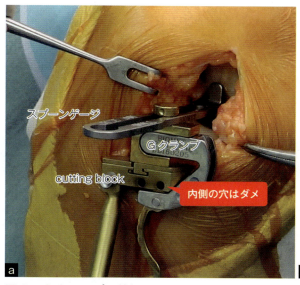 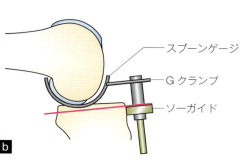

図9　Gクランプの仕組み
4Gクランプは4 mmベアリング，3Gクランプは3 mmベアリングのためのギャップを作成する．

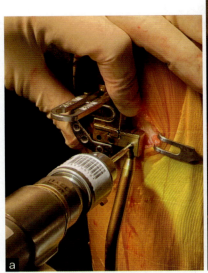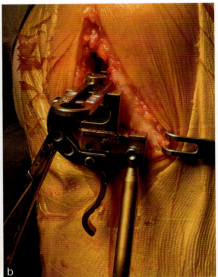

図10 ソーガイドの固定
a：月光ドリルで下穴をあける．b：ヘッド付きピンでソーガイドを固定．

> **Column**
>
> ### 暗くて中が見えない！
>
> ただでさえ狭い視野で行うUKAを下肢下垂位で行うと，関節内を水平に覗き込むようになるので視野は暗いです．快適に手術を行うには，ヘッドライト付きのヘルメットがとても便利です．是非機器申請してください．どうしても無理であれば，無影灯に清潔なライトハンドルを付けて，細かくライトの方向を変える必要があります．もしくは仰臥位で手術を行うと大幅に明るくなります．

脛骨固定ピンは，最も外側の1つだけで十分です．内側の2つを使用すると，ピン穴が内側の骨皮質やキールの近くに来るため骨折を生じる恐れがあるからです．遠位はラバーバンドでしっかり固定されていますので，中枢側はピン1本で十分な固定性を得ることができます．

> **Column**
>
> ### ロッドが短い！
>
> 低身長の人の場合，時にロッドを一番短くしても高い位置にしかカッティングブロックを設定できないことがあります．このようなときは，足関節固定具を足部に巻くようにしましょう．ただし，遠位部が少し前に来るのでロッドの傾斜の調節は忘れずに！

4 脛骨の水平骨切り

UKAでは，水平（横切り）と垂直（縦切り）の2つを行う必要があります．どちらを先にするかは，議論の分かれるところです．先に行ったほうがオーバーカットとなる可能性があるからです．他方，あとから行う骨切りは，ストッパーを工夫することでオーバーカットを防止することができます．

私は，横切り⇒縦切りをおすすめします．縦切りのオーバーカットには，脛骨内顆骨折を引き起こすリスクがあります．プレートによる骨接合術やTKAへの再置換など大きな手術が必要となり

ます．一方，横切りのオーバーカットは顆間隆起の剝離骨折を起こす可能性があります．しかし頻度は圧倒的に低く，またスクリュー固定で良好な経過をたどります[1]．

横切りには，スリット付きのシムを使用します．Oxfordのカッティングブロックのシムは取り替え可能となっており，①+0 mm スリットなし，②+0 mm スリット付き，③+2 mm スリットなし，④+2 mm スリット付きの4種類があります．

骨切り時にスリットが必要かどうかは，議論の分かれるところです．スリットがあるほうが安定するという意見もあれば，スリットにも遊びがあり必ずしも骨切方向が一定しないし，そもそもないほうがボーンソーの方向がよく見えて安心という意見もあります．

私はスリット派です．やはり安定しやすいからです．とくにOxfordのスリットは遊びが少なく，安定しやすいです．

スリットシムに変えたのちに，敷布鉗子で図11のように固定します．ソーガイドの凹みをまたぐようにして，股の部分を上面の角に来るように挟むとバッチリとフィットします．

次いで，Zレトラクターで骨切り面をブロックします．このためにZレトラクターを半月板の下，脛骨プラトーとの間に挿入します．そうしてプロテクターの向きと骨切り面を一致させます（図12）．

OxfordのZレトラクターは，そのまま下方に牽引すると後部が跳ね上がり，後方がプロテクトできていないということになりがちです．目視でしっかり確認するとともに，Zレトラクターのバーを脛骨ロッドと平行に引き下げるように把持します．

> **Column**
>
> 骨欠損がある例では，レトラクターを入れるすきまが存在しないこともあります．このような場合は，まず前方にエレバトリウムを入れて前方の骨膜を持ち上げ，エレバトリウムの先端の骨と軟部組織を丁寧に剝離します．この操作を丁寧に後ろまで行います（図13）．剝離を骨と軟部組織の間で行えば，安定性に影響はありません．
>
> レトラクターが間違いなく入り，骨切り面が十分プロテクトできていると確信できないときは，決して骨切りを行ってはいけません．

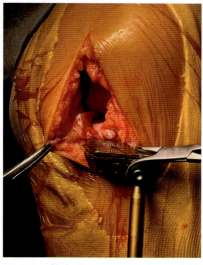

図11　敷布鉗子でソーガイドを挟んでいるところ
こうすることで，骨切り中にスリットシムが外れるのを防止できる．

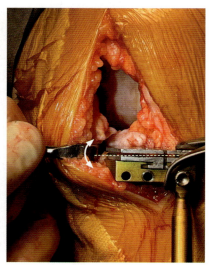

図12　骨切り面の確認とZレトラクターの保持の方法
骨切り面がZレトラクターの幅（↕）の中心に来ることを確認する．

脛骨の水平骨切りは2回に分けて行います（図14）．最初はまっすぐ後方に向かって骨切りします．骨切りの前には一度ソーガイドの近くでソーを動かして，その振れ幅の外側端を縦切りの骨切り線に合わせて骨切りします．ソーの振れ幅があるので，実際にボーンソーが進む方向はやや内側ですが，後方で少しずれがあります．正面を向けたまま骨切りすると，オーバーカットとなりやすいです．

骨切りは後方の骨皮質を切って「抜けた」感じがするまで切りきってください．中途半端で終わると，摘出時に後方部分が骨折して大きな骨欠損が生じ，固定が不安定となります．

後方まで抜くのが怖いとは思いますが，膝窩部とサイサポーターの間に間隙があることを確認（4フィンガーテクニック）できていれば，よほどオーバーカットしない限りは大丈夫です．

水平骨切り2回目は，内側骨皮質に沿って行います．MCLが完全にレトラクトできていることを再度確認し，刃先がZレトラクターに当たっていることを確認しながら，Zレトラクターに沿うように骨切りしていきます．直接目視できないので，感覚だけが頼りになります．

内側から後内側部分が切りきれずに，少し骨が残るエラーが時に生じます．骨欠損が多く，MCL付着部付近まで骨表面が来ているときに生じやすいエラーです．怖いですが，しっかりとZレトラクターに当てつつ完全に骨切りを行います．繰り返しますが，骨切り面がZレトラクターで完全に覆われていることを確認してください！　ブレードにはあらかじめマーキングがされていますし，また深さをペンでマーキングするようにセミナーでは教わります．有用な指標にはなりますが，手の感覚を掴むことが何より大切です．抜けたらすぐにブレードを引けるように，「手では

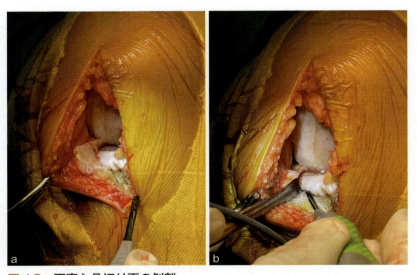

図13　丁寧な骨切り面の剝離
a：前方の骨膜の剝離．b：エレバトリウムで軟部組織を持ち上げて，必要最小限の剝離を行う．

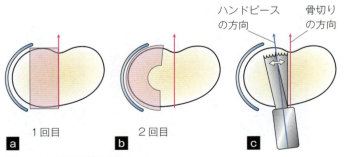

図14　水平骨切りのコツ
a：1回目．外側寄りを後方に向かって切る．b：2回目．内側骨皮質に沿って切る．c：ボーンソーの向きと骨切り線の違いを意識する．

押しつつ，心では引いておく」感覚が必要です．

5 脛骨の垂直骨切り

　まず，シムをスロットなしのものに変えます．その後，ソーブレードの先端を顆間隆起の頂点にちょこんと当てます．この部分はあらかじめ電気メスでマーキングされていますので，それが骨切りガイドのようになり，ブレードが滑ることを防止できます．次いでここを支点として，ブレードの方向を上前腸骨棘に変えます．そして，この方向・位置を保持しつつ垂直骨切りを行います．顆間隆起部分が硬い場合は刃を少し前方に移動させて，まず前方だけ骨切りします．前方の部分は比較的骨がやわらかく，刃がぶれにくいからです．前方部分の骨切りを完成させたら，刃を骨切り面に置いたまま，後方に平行に移動させて後方部分を骨切りします．水平骨切りと同様に「抜ける」感じが得られるまで骨切りします．

　時に，骨切り面から顆間隆起頂点付近の骨の高さがブレードの幅より大きく，頂点が切れていないことがあります．このような場合は，刃先を骨切り面から少し浮かせて，顆間隆起頂点付近の骨切りを追加します．

　留意すべき点は，深切りを避けることです．深切りは骨折リスクを増加させるからです．ハンドアップせず，刃を骨切り面に保ち，この上を後方に移動させる必要があります．しかしながら，後方ではPCLに押されてどうしても深切りになってしまうことがあります（図15a, b）．これを防ぐために，ボーンソーの先端を切断したものを水平骨切り面に挿入して保護します（まな板法）．最近は，海外ではブーメランという器具が使われています（図15c）．これであれば，ハンドルが付いていますので骨切り中に動かないようにしっかりと固定できます．残念ながら今は標準器械に入っていませんが，近い将来含まれるようになるはずです．

　同時に，水平骨切り面まで完全に骨切りする必要があります．もし完全に切れていなければ，後方に骨のタナが残ったり，逆に骨折して骨欠損が生じたりすることがあります．これらを避けて完全に骨切りするためには，水平骨切り面にブレードやブーメランを挿入して，これをまな板のようにして完全に切りきるようにします（図15d）．

6 脛骨骨片の摘出

　おそらく，このステップがUKAを行ううえで最もストレスのかかる操作の1つなのではないでしょうか？　大丈夫です．以下のようにすれば必ず摘出できます．

　まず，ノミで骨片の前方を持ち上げ，鉗子で把持します．運が良ければ，2本の鉗子で把持して前方に数回引っ張ることで摘出することができます．しかし，これで出てこない場合はノミを使って掻き出します．方法としては，骨片の裏面の，鉗子で摘んでいる部位のすぐ後方をノミで引っ掛けます．ノミは片刃のものを使い，平面側を骨切り面に向けます．そうして，刃先を骨切り面に引っ掛けるようにして前方に掻き出します．

　これでも出てこない場合は，キールスロット用のガウジ（溝ノミ）を関節面に突き立て，大腿骨関節面を視点にして前方に引き出します（図16）．

4　インプラント設置への手順とコツ　　161

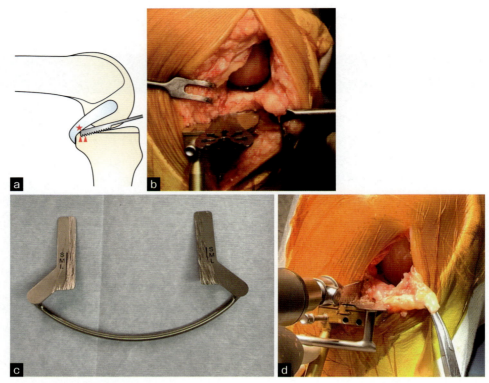

図15 深い縦切りの防止
a：縦切りボーンソーを注意して操作しても，後方ではPCLに押されて深切りになる可能性がある．
b：ボーンソーの刃（の先端を切断したもの）を骨切り面に挿入することで深切りを防止できる（まな板法）．c：欧米ではブーメランという器械が使用されている．ボーンソーの刃より把持しやすく動きにくいので便利．

> **Column**
>
> ### 骨片がなかなか取り出せないとき
>
> 　骨片が取り出せないときは，本当にストレスですね．その原因は2つあります．
> ①軟部組織が付いている：一番の原因は，内側半月の後根です．途中まで引き出せるがそこで止まってしまうのは，ほとんどの場合，後根が付着しているからです．逆に，抵抗なく引き出せるものは後根損傷があるものが多いのです．骨片の外側の骨切り面の一番後ろを見ると，そのくびれの外側面に後根が付着しているのが確認できます．これを電気メスで切離すると，容易に摘出できます．しかし，時に後方や後内側の関節包などの軟部組織が付いていることがあります．骨切り面が低すぎるときは生じにくいです．この場合は後根を剝離しても摘出できませんので，プラトーの内側に沿ってハサミを入れて，骨に付着している軟部組織を切離してください．
> ②骨棘の存在：脛骨プラトーの後縁に骨棘があると，これが大腿骨後顆に引っかかって取り出しにくいことがあります．この場合は前方に引き出すことも困難ですので，ノミやガウジでの摘出が必要となることが多いです（図17）．

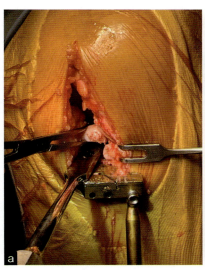 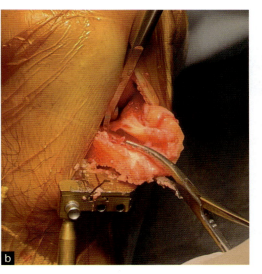 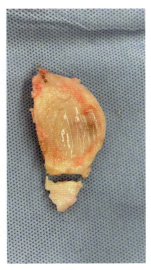

図16 脛骨骨片の摘出法
a：骨片を鉗子でしっかりと掴み，ノミで骨片の下面を引っ掛けてソーガイドを梃子の支点にして引き出す．b：ガウジを関節面に突き立てて，大腿遠位骨切り面を支点として掻き出すように摘出する．

図17 骨棘
骨切りが完全であれば大腿骨後顆骨切り後に容易に摘出できる．

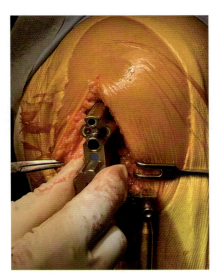

図18 屈曲ギャップの評価

> **Column**
>
> 　骨切りレベルが低いと骨片を取り出しにくい傾向にありますので，なるべく高い位置での骨切りがおすすめです．
> 　骨棘や後根のため，骨片の後方が骨折して残ることがよくあります．このときはまず，骨片をエレバトリウムや髄核鉗子で動かしてみてください．よく動くようでしたら，骨切り自体は完成しています．大抵は髄核鉗子で引っ張れば容易に摘出できます．このとき取れなくても，後顆切除後には必ず取れます．

　脛骨骨切りが終了したら，できたすきまに大腿骨ドリルガイドを挿入します（図18）．容易に挿入できるなら，ギャップは適切といえます．
　挿入が硬いようであれば，ドリルガイドのパドルが脛骨骨切り面と平行になっているか確認してください．また，下垂しただけではギャップが詰まっていることがありますので，踵を持って少し外側に持ち上げて，MCLのたるみを取るようにギャップを広げる必要があります．外反ストレス

4 インプラント設置への手順とコツ 163

はかけずに，自然な長さにMCLを戻す感覚です（図6，▶動画13）．

7　後顆の軟骨削り落とし

それでも狭ければ，適切なギャップが確保されておらずインプラントが入りませんので対処が必要です．大腿骨か脛骨のいずれかを切り足さねばなりません．脛骨のリカットはchallengingですので，まずは大腿骨の後顆の軟骨をノミで削り落とします（shaving）（図19）．軟骨が正常であれば，これだけで2mmギャップが広がります．

> **Column**
>
> **ギャップ評価時の大腿骨ドリルガイドの設定法**
>
> マニュアルやセミナーで，使ったGクランプと同じ目盛りに合わせた大腿骨ドリルガイドを使いなさいと言われます．したがって，4のGクランプを使ったら4に合わせてギャップを評価することになりますが，私は一律3に合わせて（一番縮めた状態で）評価しています．これが入れば，少なくとも3のベアリングは使える（可能性がある）ので，のちの操作が可能だからです．
>
> ただし，ここでギャップが適切であっても，あとでこのギャップが狭くなることもあります．その理由はp.174で後述します．

8　髄内ロッド挿入

大腿骨コンポーネントは骨軸に対して7°外反，10°屈曲で挿入します．このアライメントは，髄内ロッドと，大腿骨ドリルガイドをリンクデバイスでつなぐことで決定します．

髄内ロッドのエントリーポイントは，PCL付着部の1cm前方です（図20）．滑車の鞍上点（矢状面では最遠位，冠状面では最近位の点）から，4〜5mm内側が至適です．このエントリーに，4.5mmのドリルで骨孔を作成します．初めから骨軸方向を目指すと滑ることがありますので，いったん骨表面と垂直に作成したあとに，先端が入った時点で骨軸に向けます．

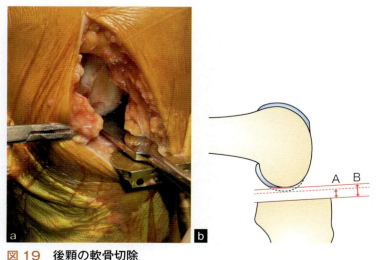

図19　後顆の軟骨切除
a：後顆の軟骨をノミで除去することで，b：屈曲ギャップを約2mm広げることができる（A→B）．

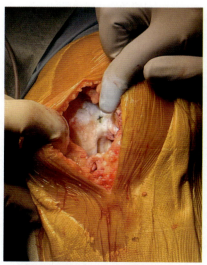

図20　髄内ロッドの適切なエントリーポイント（×部分）

骨孔が作成されたら，オウルで骨孔を拡大します．オウルの先端は骨軸の方向（≒上前腸骨棘の方向）に向けます．先端が骨皮質に当たっているようではいけません．しばしば矢状面での方向が間違っていることがあるので注意です．

最後に髄内ロッドを挿入します．適切な部位，方向に骨孔が作成されていれば，抵抗なく骨髄内に挿入できる（2フィンガーテクニックと表現されます）はずですが，なかなかそうはいきません．時に手のひらで叩いたり（ハンドタップ），場合によってはハンマーで叩いたりする必要があります（ハンマータップ）．しかし，ハンマーで強く叩くと骨皮質を穿破することがありますので注意が必要です．骨髄をとらえる感覚を培ってください．

9 大腿骨骨切り

a ペグホール作成（図21）

大腿骨骨切りでは，大腿骨ドリルガイドで作成したペグホールがすべての基準になります．このペグホールはドリルガイドを通して作成します．そのアライメントは，すでに髄内ロッドとの連結で決定されています．また，ペグホールの高さは，後顆骨切り量を決定します．したがって，ドリルガイドの設置がとても大切です．

再度ドリルガイドを挿入します．そして，その位置を大腿骨中央に合わせます．マニュアルでは，大腿骨内顆に中央の線をマーキングしてガイドを合わせる（ドリル穴の中央にマークが来る）ように記載されています．しかし，顆部の中央をマークすることは意外と難しいものです．さらに，穴を通してのマーキング確認は暗くて困難なことが多く，結局ドリルガイドの上縁とマーキングが一致するよう調節することになりがちです．とすると，実際のドリルガイドの傾き（大腿骨軸に対する回旋）とマーキングの傾きが異なっていた場合，ペグホールの位置がずれてしまいます．

そこで私は，ピンチテクニック（図21a）を使っています．これは，親指と人差し指で大腿骨内顆とドリルガイドを同時につまむというものです．指先で内顆の内外壁を同時に触れるので，顆部の形態を感じることができます．これを感じながら指の腹でドリルガイドの位置を調節すると，正確に中心に据えることができます．指をペグホールのすぐ横に当てることがコツです．

位置が決まったらドリリングを行います．まず，細いほうのドリルを挿入して，これを挿入したまま太いほうのドリルでドリリングを行います．この間ピンチテクニックは続けておくのがよいで

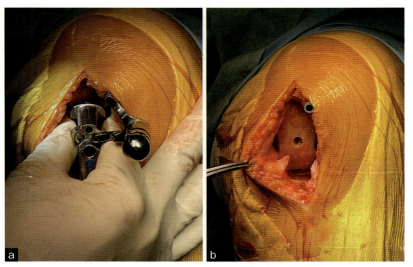

図21　ピンチテクニック（a）と適切なペグホールの位置（b）

しょう．

　大きいほうのペグホールは，位置ばかりでなく深さも大変重要ですので，ドリリングする際にはドリルガイドが骨表面に接しているかどうか確認する必要があります．

> **Column**
>
> ### ペグホールの位置がずれていた
>
> 　どんなに気をつけても，ペグホールの位置がずれることはあります．ある程度は許容できますが，中央よりも内側に作成した場合，またはあまりにも外側すぎる場合には再作成が必要です．内側すぎると骨質が不良であるためミリングの際にスピゴットがずれて骨折を生じる可能性がありますし，外側すぎると大腿骨インプラントの顆間隆起とのインピンジメントを生じます．
>
> 　ペグホールの再作成のためには，少なくとも作成済みペグホールの直径の半分以上位置をずらす必要があります（図22a）．ドリルガイドを髄外ロッドに接続したまま，内側または外側に移動させます．そこで新しい骨孔を作成します．しかし，どうしても以前の穴にドリルが引き込まれがちです．このような場合は，ペグホールに7のスピゴット（カラーなし）を挿入して，ここにドリルガイドを挿入します．ドリルガイドの回旋の自由度をもたせるために下のパドルを外したものを使用します．次に，ガイドを回転させて横にずらします．
>
> 　小さなドリルを挿入して，次いで7のスピゴットを外して回転させます（図22b）．そうして，大きなペグホールのドリリングを行います．こうすると，ドリルガイドの1ヵ所はドリルで固定されていますので，本体を把持するだけで安定して開け直すことができます．そうしてもとのペグホールは，ミリングで生じた骨粉を詰めて塞ぎます．
>
> 　穴のセーフゾーンについては，顆部の中央から，顆間窩に被らない程度に外側までの間，と考えています．

b　後顆の骨切り

　作成したペグホールに，大腿骨カッティングブロックを装着します．大腿骨カッティングブロックの曲率と，大腿骨の表面の曲率は必ずしも適合しているとは限りません．ペグホールの上または下（大抵は下）で最初に骨に接触して，ペグホール付近ではまだ浮いていることがよくあります．この状態でさらに叩くと，ドリルガイドが傾き，さらにペグホールも破壊されて安定性を失うこと

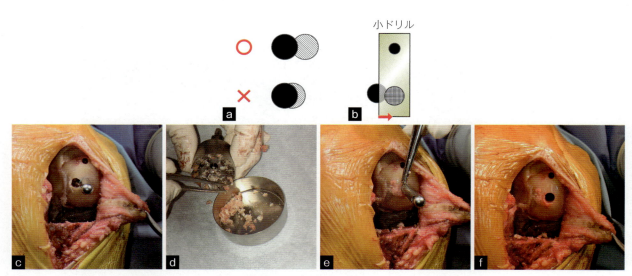

図22　スピゴットの穴ずらし
a：新しくペグホールを作成するためには，少なくとも半径より多く移動させる必要がある．b：小ドリルを中心にしてペグホールの位置をずらせる．c：新しいペグホールをあけたら，そこに7のスピゴットを挿入する．d：ミリングで生じた骨粉を取り出す．e：もとのペグホールに骨粉を詰める．f：もとのペグホールが塞がった．

になります．カッティングブロックの一部でも骨表面に当たったら，それ以上打ち込むのはやめておきます．

カッティングブロックを装着したら，後顆の骨切りをします．脛骨の骨切りと同様，MCLを保護する必要がありますので，レトラクターを内顆とMCLの間に挿入します．脛骨では半月板の下でしたが，ここでは半月板の上に挿入します．

ボーンソーが硬化した骨表面で弾かれて薄い骨切りにならないように，ハンドダウンしてブレードをしならせ，骨表面から離れた所でハンドピースを動かして骨切りを開始します（図23）．

薄い骨切りを避けるための工夫としては，以下のようなものがあります．

①二度切り：一度切ったあとで，もう1, 2回ソーで骨切りを行い，削り残しをなくします．
②プレカット（図24a）：スリットの下からソーを入れて，切り始めの付近の骨表面に少し切り込みを入れて，とっかかりをつけてから骨切りを開始します．
③プレミリング（図24b）：骨切りに先立ってミリングを行い，骨表面にとっかかりを作って骨切りを開始します[2]．

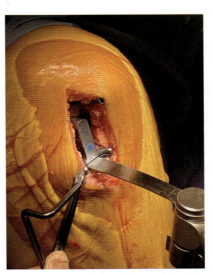

図23　ハンドダウンしての後顆骨切り

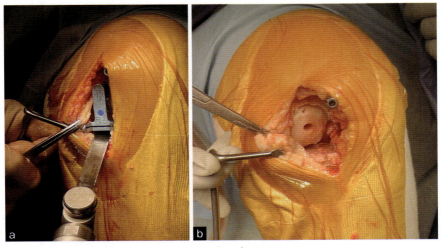

図24　後顆を正確に骨切りするための工夫
a：プレカット法，b：プレミリング法．

> **Column**
>
> Oxfordの大腿骨カッティングブロックのカッティング面は，ペグホールの方向と平行ではなく，1.5°伸展位になるように設計されています．したがって，どうしても伸展気味に骨切りされることになります．1.5°とされている理由は，このような状態で打ち込むことで，ペグホールと骨切り面の間の骨を挟み込むようになり，強固な初期固定性が得られるからです．さらに，後顆骨切り面とインプラントの間に空間が生じる（wedge sign）のを防止することができます．wedge signが生じると，屈曲のたびにこの空間が縮小するため，ルースニングの原因になるといわれています．

骨切りを終えた骨は，ノミで浮かせてKocher鉗子か髄核鉗子で摘出します．骨切りした骨はノギスで計測して，意図したとおりに切れているか確認します．

目安は以下のとおりです．
・S ：5 mm
・M：5.5 mm
・L ：6 mm

これらはブレードの厚みを差し引いた値です．

時に，骨切りが完全でないために，内側または外側に骨が一部残っていることがあります．とくに，内側で最初に取り切れなかった骨棘とともに残っていることがありますので，ノミまたはリュエルで切除します．

10 最初のミリング

ペグホールにスピゴットを挿入します．このときの基準は，スピゴットの先端が当たるペグホールの底です．カラーではありません．大腿骨ドリルガイドを設置した際に，ペグホール付近が浮き接触していない状態でペグホールを開けた場合には，カラーも浮いた状態になります．ここを叩き込んではいけません．この状態で，ミリングカッターで最初のミリングを行います．

ミリングカッターとは，大腿骨遠位を球状に削り出すリーマーです．その回転中心はスピゴットであり，削る深さはスピゴットにあるカラーの厚さで調節します（図25）．

まず，スピゴットをミルの中央の穴に挿入します．このとき関節包を噛み込みやすいので注意です．関節包をミルで削ってしまった場合，その閉鎖に大変苦労することになります．コツは，ペグホールの横の関節包をつまんで，45°前方に引っ張ることです（図26a）．ミルの窓から見えるスピゴットの先端が，ミルの中の金属に接したら，適切な深さでミリングが行えたことになります（図25）．

ハンドピースの回転部分を把持しながら，軸がぶれないように注意しながらミリングを行います．

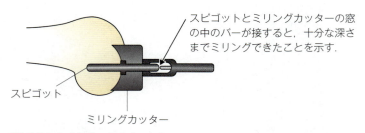

図25 スピゴットのしくみ
ペグホールに挿入したスピゴットに付いたカラーに当たるまでミリングする．カラーの厚みは1 mmごとに用意されており，1 mm単位での遠位骨切除を行うことができる．

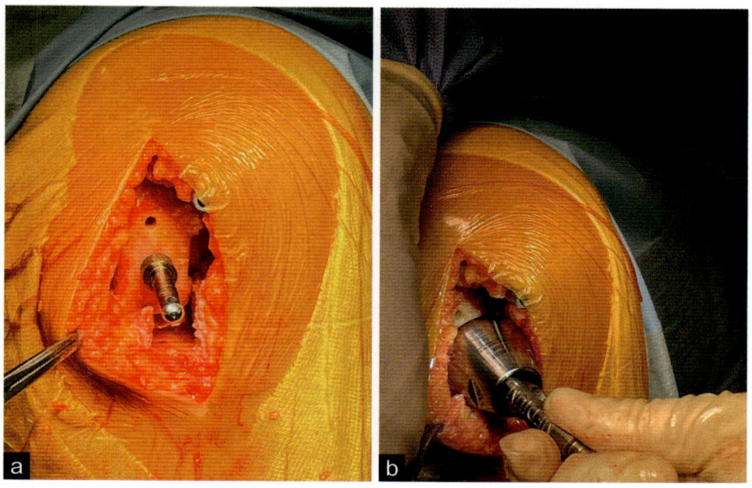

図26 ミリングのコツ
a：ミリングの空間を確保するには，ペグホールの横の関節包をつまんで前方45°の方向に引く．b：ミリングカッターをハンドピースを付けずに単体で挿入すると容易である．

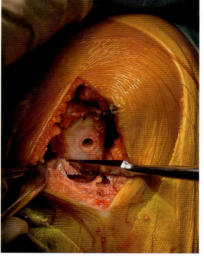

図27 角の骨落とし

骨に押し当ててから回転を始めると，硬化した骨の表面に歯が引っかかって軸がぶれ，最悪骨折することがありますので，骨の表面から少し離した所から回転を始めて，そっと骨を削り始めるようにします．

　骨がやわらかい場合，スピゴットの方向と異なる方向にハンドピースを押しつけると，スピゴットが傾き，意図した方向ではない面で骨が削れてしまいます．このようなときは，スピゴットがグラグラになっています．

　大腿骨のインプラントの向きは，結局は後顆の骨切り面の方向に従いますので，インプラントを挿入するとすきまが生じてしまいます．このすきまは，セメントで埋めざるを得ないことになります．

　長方形に近い内顆に丸くミリングを加えると，角の骨が余ります．この部分をノミで切除します（図27）．さもなくば，この部分が当たってインプラントをすきまなく打ち込むことができなくなります．内側の角を処理するときは，レトラクターでMCLを保護しておくと，不用意にMCLを傷つけることもありません．

　細かいことですが，この操作も片刃のノミで行ってください．平な面を削った側に当てると，滑らず意図したように骨切りできます．

4　インプラント設置への手順とコツ

11 半月板切除（図28, ▶動画14）

これもストレスフルな操作の1つです．しかし，以下の手順に従えば容易に行えます．

①前角部分の切離：この操作はすでに終わっていると思います．切離が終わったら，半月実質部と半月板付着部付近の関節包を2本のKocher鉗子で把持して，少し持ち上げて両方向に引っ張ります．

②前角から中節部までの切離：関節包から1mm程度をMCL側に残して，付着部に沿って前から後ろに切離します．半月板の上面と下面ともに，しっかりと切れていることを確認してください．とくに下面がしっかり切れているか確認しつつ切離してゆきます．半月板の上面ばかり見て切離を行うと，MCLの脛骨側の付着部を損傷する可能性があります．慣れないうちは，むしろ下から上に向かって切離していくのが安全です．

半月板を1mmほど残しておくと，ベアリングからMCLを守ることができます．大抵は中節部に放射状断裂をきたしていますので，連続性はいったん途絶えます．ここで無理に連続性にこだわると，MCLの損傷を生じますので注意が必要です．途絶えたら前方部分をいったん摘出して，後方分を再度把持して以下の操作を続けます．

③後節部の切離：中節部を切離したら，切離を後方に進め，半月板の実質部を完全に切ります．すると，半月板は後方関節包のみが付いている状態となるので，急に前方に移動します．

④こうなったら，切離の方向を外側に変え，半月板と関節包の間を切離します．

⑤後根部の切離：後節部分が十分に切れたら，最後に後根部分を前方から切離します．後根部分には大きな軟部組織の塊が残ることもありますので，しっかりと切除します．中節は少し残しても問題ないですが，後節は残るとベアリングを前方に押して脱転の原因となります．後節部は厚く幅広いので，もし摘出した半月板が小さすぎると感じたら，再確認する必要があります．

12 脛骨サイズの決定（図29）

摘出した骨片を逆側のテンプレートの裏面に当てて，おおよそのサイズを測っておきます．レト

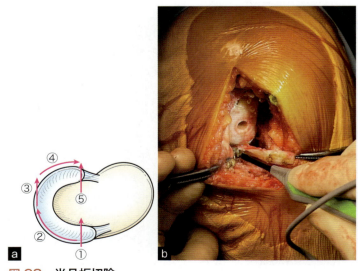

図28　半月板切除
a：①〜④の順に切除する（本文参照）．b：半月板の中節部は，MCLの脛骨付着部の損傷を避けるため下から上に切る．

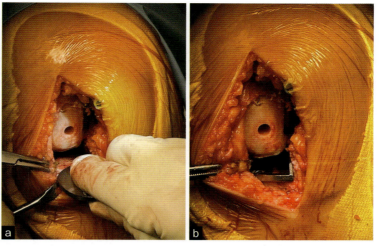

図29 脛骨のサイジング
a：Zレトラクターで脛骨内側プラトーを確認しつつ脛骨テンプレートを滑り込ませる．b：もしテンプレートの内外幅が合っているのに前方に押し出されるようであれば，後方半月の切り残しを疑う．

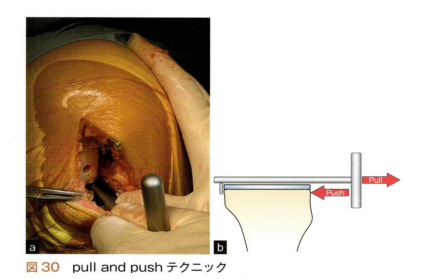

図30 pull and push テクニック

ラクターでMCLを引いて，骨皮質の内側が見えるようにしておきます．そうして，測ったサイズのテンプレートを前から，骨切り面に押し当てるようにして滑らせて挿入していきます．このとき，テンプレートの内側に骨切り面が見えるようであればアンダーサイズですし，レトラクターに当たるようであればオーバーサイズになります．アンダーハンギングは沈下（subsidence）が生じるので避けるべきですが，多少のオーバーハンギングは許容されます．しかし大きくオーバーハンギングすると，疼痛やMCL損傷を引き起こすので注意が必要です．

　内外幅が決まったら，前後長のチェックに移ります．内外側が適切であるのにテンプレートが押し返されて前方からはみ出るようなら，後方の半月板が切り残されていると考えられます．Tハンドルで，テンプレート越しに後方の骨皮質を引っ掛けます．

　次に，Tハンドルにテンプレートを押し付けます．こうすることで，後方骨皮質とテンプレートが同一平面に来ます．Tハンドルを引いて（pull），テンプレートを押すので（push），pull and push テクニック（図30）とよんでいます．

　この状態で前方を見ます．多少のオーバーハンギングやアンダーハンギングは許容されますが，極端な場合はもう一度内外幅を確かめる必要があります．大体は，縦切りが内側すぎて相対的に内外幅が狭くなっているためにオーバーハンギングしています．あまりにフィッティングが悪い場合

は，縦切りのリカットが必要です．方法は後述します．

13 屈曲ギャップの測定

屈曲ギャップはフィーラーゲージで測定します．少なくとも3のフィーラーゲージが入る必要がありますので，3から評価します．3のフィーラーゲージの厚さは3のベアリングと同じですので，もしこれが入らなかったら，最薄のベアリングでも入れることができないため脛骨のリカットが必要となります．

フィーラーゲージは，脛骨トレイの上面と平行に入らねば正しい評価ができません．つまんだだけでは微妙な回旋やリフトオフの力がかかるため，母指と中指で横から挟んで，人差し指で押さえつけるようにして前後に動かし評価しています（図31a）．

適切なサイズのフィーラーゲージは，抵抗を感じず，容易に前後に動かせる最厚サイズのものです．同時に厚さを1mm増やすと，フィーラーゲージがキャプチャーされて動かなくなることを確認しておきます．

ここで注意点が3つあります．

①屈曲ギャップ測定時の膝屈曲角度は，ペグホールの方向と骨切り面の方向が一致する角度である必要があります．計算上は90°＋10°（大腿骨ペグホールが10°屈曲）＋7°（脛骨骨切り面の後傾）＝107°ですが（図31b），正確に判断するのは難しいです．だいたい90°より少し曲がった角度と考えるとよいでしょう．

②スプーンゲージのところでもあったように，膝を下垂させただけでは内側ギャップが狭くなっていることがあります．少し踵を外側に持ち上げて，内側ギャップを戻したうえで評価します．

③フィーラーゲージが前方の軟部組織と干渉して，きつく感じることがあります．とくに小切開で行っているときがそうです．フィーラーゲージを，奥で，前方と干渉しない範囲で細かく動かして評価する必要があります．

14 伸展ギャップの測定

伸展ギャップの測定肢位は20°です．完全伸展だと，緊張した後方の関節包のためにギャップが

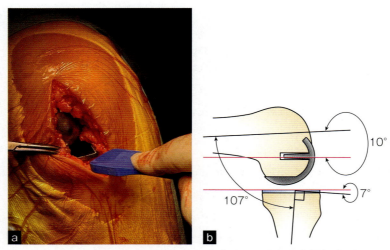

図31 フィーラーゲージの持ち方（a）と理想の膝屈曲角度（b）

過小評価されるからだといわれています．いったん踵を持ち上げて，完全伸展させてから20°まで屈曲させて，外反ストレスをかけて1のフィーラーゲージを用いて評価します．ただし20°といっても曖昧で，もともと伸展障害がある症例などでは結構な屈曲位で評価していることもあります．また，どの程度ストレスをかけたらいいのかもよく質問されるところです．

ストレスというと外反力をかける印象がありますが，内側の靱帯を引き伸ばしてはいけません．靱帯の本来の長さに復するだけです．この感覚は，麻酔下に外反をかけたときのエンドポイントの感覚です（▶動画15）．カチンと止まる，その状態を術中に再現します．完全伸展ではこのような遊びはほとんどないのですが，少し曲げると遊びが出てきて，それにつれてエンドポイントも感じられるようになります．そのような感覚で，その角度を再現するとよいです．

ただし，この位置を保持するには踵を保持する手，膝の外側を押す手，フィーラーゲージを入れる手の3本の手が必要になります．助手がいればよいのですが，いないときは足部を術者の腕と体幹に挟んで，片手で膝を押して，もう片手でフィーラーゲージを操作することになります．

こうして，適切な伸展ギャップを評価します．

> **Column**
>
> ### 時に完全伸展のほうがゆるいことがある
>
> われわれが最近報告したように，20°屈曲位よりも完全伸展位のほうがゆるい症例が存在します[3]．20°屈曲位で少しきついかなと思った症例でも，完全伸展させたときにゆるくなる症例が少なからず存在します．その原因は不明ですが，もともとの骨の形状と，完全球形である大腿骨コンポーネントの形状との食い違い，また，脛骨の前方が隆起した形状とフラットなコンポーネントの形状の違いが原因している可能性はあります．
>
> 原因はともかく，完全伸展でゆるすぎるとベアリングの脱転や内反の残存が危惧されますので，もし完全伸展のほうがゆるければ，そちらのギャップを採用するほうがいいでしょう．

15　2回目以降のミリング

屈曲時のスピゴットのサイズから伸展時のスピゴットのサイズを引いたサイズのスピゴットを挿入します．たとえば屈曲が4，伸展が1であれば，4−1で3のスピゴットを使用します．もし伸展時に1のフィーラーゲージも入らなければ，4−0で4のスピゴットを使用します．

2回目のミリング後に，再度大腿骨トライアル，脛骨テンプレートを付けて屈曲伸展ギャップを測定します．もしまだ伸展ギャップが屈曲ギャップと等しくなければ，さらにミリングが必要となります．たとえば最初のミリングのあと，屈曲が4で伸展が1であった場合，2回目のミリングは4−1=3のスピゴットを使用します．

その後のギャップは，屈曲が4，伸展がまだ3であった場合はどうなるでしょうか？　4−3=1で1のスピゴット？　そうではありません．最初に3で削った（伸展ギャップを3mm縮めた）にもかかわらず，まだ1mm伸展が少ないので，4で削る（伸展ギャップを合計4mm縮める）ために4のスピゴットを使用することになります．

繰り返しになりますが，スピゴットの位置の基準はペグホールの底になります．カラーが浮いていても，スピゴットがそこについている限りはそれが適切な深さになります．

こうして，屈曲ギャップ＝伸展ギャップとなるように大腿骨遠位の骨の切削を続けます．ミリングのたびに角の骨が余りますので，ノミやリュエルでその都度切除します．

また，ペグホールの周辺に骨の出っ張りが残ることがあります．1mm程度であれば無視できま

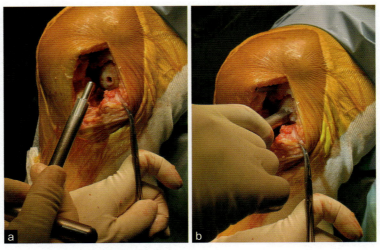

図32　bone collar remover
ペグホール周辺の骨堤を効果的に切除できる.

すが，それ以上となればコンポーネントをしっかりと設置できなくなりますので，切除が必要です．図32のようなカッターも用意されていますが，時にペグホール周辺の骨も破壊してしまうことがあるので，リュエルで切除することもあります．

> **Column**
>
> ### 屈曲ギャップが変わったとき
>
> 最初のミリングを行ったあと屈曲ギャップを測定すると，最初よりきつい，またはゆるくなっていることがあります．原因と対処法は以下のとおりです．
> ・フィーラーゲージが脛骨テンプレートの外側壁の上に乗り上げている→脛骨テンプレートの上に正しく載せます．
> ・測定の屈曲角度が違う→なるべく同じ屈曲角度で測定します．屈曲角度は，脛骨テンプレート平面とペグホールの方向が平行となる角度です．
> ・脛骨骨切り面に骨片や軟部組織が残っている→綺麗に洗浄したり，テンプレートを骨切り面に押し付けたりしながら，骨切り面の異物を押し退けるように（吸盤が吸い付くように）挿入するとよいです．
> ・何らかの原因でMCLを損傷した→しっかりと手技を行っていれば損傷することはありませんが，2mm以上屈曲ギャップが広がるときは，何か良からぬことが生じていると考えてfixed型UKAを使用するようにしています．

16 インピンジメントの解消

アンチインピンジメントガイド，通称ユニコーン（図33a）を装着します．前方の骨堤と後方の飛び出した骨棘を切除して，ベアリングとの干渉を防止するためです．装着時には，膝を90°屈曲させた状態で挿入します．あまり曲げすぎると，後方のスロットで脛骨関節面を損傷するので注意です．

前方の角にカルカリーマーのようなカッターを装着します．伸展すると挿入しやすいのですが，伸展位でカッターを使用すると脛骨の前方が削れてしまいます．カッターを使用するときは，屈曲位で行います（伸ばして入れて，曲げて削る）．次に，後方ノミを後方のスロットに挿入して，後

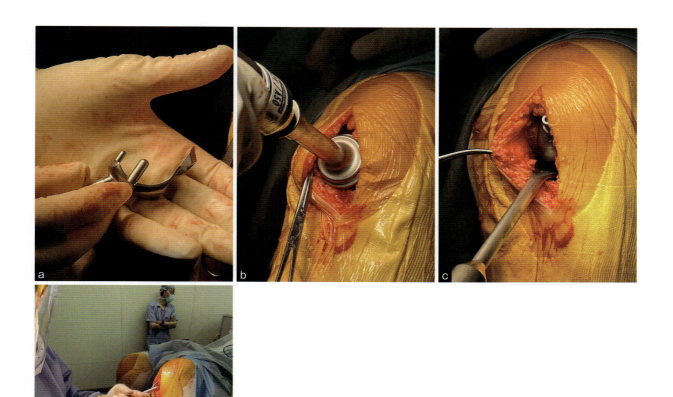

図33　ユニコーンの形状と前方および後方の削り方
a：ユニコーン（アンチインピンジメントガイド）の形状．前方ミリングのための角と，後方カッターのためのスリットを有する．b：前方ミリング．c：後方カッター．d：後方カッター使用時はカッターで後顆を持ち上げるようにする．

方の骨棘切除を行います．そのままノミを入れても滑ることがありますので，後方ノミの先端で後顆を持ち上げるようにすると，しっかりと切除できます．ノミは中央だけでなく，内側および外側にも向けてしっかりと骨棘を切除します．

アンチインピンジメントガイドを除去して，再度後方ノミを挿入して切除を追加します．切除した骨棘を，Kocher鉗子や髄核鉗子で除去します．関節包が癒着して取り残していることもあるので，指で触れて的確に切除します．

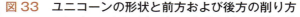

17　トライアル整復

大腿骨トライアル，脛骨トライアルを挿入したあとトライアルベアリングを挿入してチェックします．

トライアルベアリングは，専用のベアリング把持器で挿入します．もし刺入が難しければ，膝を屈曲させて，トライアルベアリングを大腿骨コンポーネントに沿わせるようにして後方に押し付けながら膝を伸展させます．

チェックポイントは，トライアルベアリングと脛骨トライアルの縦壁の間が適切であるかどうかです．間が近すぎるとトライアルベアリングの摩耗・脱臼，外反沈下などの合併症が生じます．逆に，間が広いとベアリングが回旋し（スピニング），回旋するとエントラップメント〔トライアル

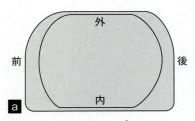
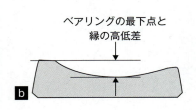

サイズ	前	後	内・外
XS	4.7	3.0	2.3
S	5.1	3.2	2.5
M	5.5	3.5	2.7
L	5.9	3.8	2.9

単位：mm

図34 エントラップメント

ベアリングの最下点と縁との高低差（図34），jumping height〕が少なくなります．目安として，トライアルベアリングと壁の間に髄内ロッドが入るようなら，スピニングを生じる可能性が出てきます．私はhittingを生じている場合は縦切りのリカットを行い，離れている場合は脛骨トレイをやや内側に動かして固定しています（p.68「第2章-10 術中トラブル・ピットフォールへの対応」参照）．

①伸展時にベアリングが前方の骨堤に接触しないかどうか調べます．もし接触があれば，ノミで除去します．

②屈曲時にベアリングのリフトオフや回転が生じないかどうかもチェックします．これらがある場合，後方にトライアルベアリングを押す何かが存在することが示唆されます．原因のほとんどは，後方の半月板や骨棘です．

　骨棘は顆部の内縁または外縁（顆間窩側）に残りやすく，それぞれ屈曲時のトライアルベアリングの外旋および内旋を引き起こします．後方の骨棘は指で触れることができます．もし，トライアルベアリングが内旋（前方が内側にずれる）するようであれば後方の顆間窩側に，外旋（前方が外側にずれる）するようであれば後方のMCL側に何かが存在することを示唆しますので，直視下または指で触れて確認し除去します．

　屈曲ギャップと伸展ギャップは調節できても，深屈曲ギャップは伸展時の骨の切削度合いに影響されるので調節が困難です．結果的に深屈曲ギャップがゆるくなって，トライアルベアリングが不安定となることがあります．しかし麻酔が切れて筋力が戻れば安定します．

　そのほか，脛骨トレイの前縁が屈曲時に浮き上がらないかどうか確認します．このリフトオフは，屈曲がタイトである，トライアルベアリングがオーバーハンギングしている，骨切り面が一定していないなどが原因で生じます．もし不安定であれば，セメンティングをしっかりと行って硬化するまで伸展位を保持してください．

18 脛骨のキール溝作成

　トライアル整復を確認したら，脛骨のキール溝を作成します．

　「12 脛骨サイズの決定」（p.170）にあるように，pull and pushテクニックにて，後方の骨皮質とテンプレートの後縁を完全に一致させます．アンダーハンギングになるとシンキングが生じます．オーバーハンギングになると，キール溝が後方骨皮質と近づいて骨折の原因となります．両者の後縁が一致する必要があります．

　Tハンドルは前方に引くだけでなく，外側の骨切り面にも押し付けて，テンプレートの縦壁と脛骨縦切り面をしっかりと接触させます．しかし，Tハンドルが脛骨の後方の窪みに来て，テンプレートが前方にずれることがあります．その際は，キール溝の上にTハンドルが来るようにしてpull and pushを行います．こうすることでキール溝と後方の骨皮質を最適とすることができます

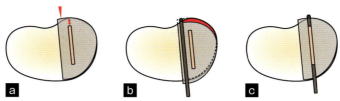

図35　正しく脛骨テンプレートを当てる方法
a：適切な設置．テンプレートが骨皮質に載り，キール溝と後方骨皮質の間に適切な距離が必要である（両矢印）．しかし，PCL付着部付近の脛骨には窪みがあり，時にテンプレートがオーバーハンギングする（矢頭）．b：テンプレート内縁を参照とした固定．Tハンドルが脛骨後方の窪みを捉えてpull-and-pushすることで前方設置となり，後方はアンダーハンギングする（赤い部分）．c：キール溝上を参照とした固定．Tハンドルをキール溝上に置いてpull and pushすることで，適切なキール溝と後方骨皮質の関係を保つことができる．

（図35）．ただし，脛骨縦切り面とテンプレートの外側壁が離れないように注意してください．

　術者が両手でテンプレートを適切な位置にしっかり固定したら，助手が固定ピンを挿入します．このピンを挿入するテンプレートに空いた穴の方向は，やや前傾，内傾しています．この方向に沿ってピンを挿入しないと，テンプレートが移動してしまいます．たとえば立てすぎると後方に移動します．助手はテンプレートの穴の方向をしっかりと確認するとともに，術者はピンを打ち込むときにテンプレートが前方または後方に移動しないか確認する必要があります．このピンをしっかり把持しながら，専用のキールソーでキール溝を作成します．把持にはピン抜去器を用いることが推奨されていますが，直接固定ピンを持ったほうが絶対安定しますし，微妙な振動や動きを感知することができます．

　キールソーは別名歯ブラシとよばれています．これをテンプレートの溝に沿わせて動かし，溝状に骨切りを行います．前方から後方に向かって骨を切削していきますが，前から後ろに押しながら進めてはいけません．勢い余って後方の骨皮質を破壊してしまうからです．ソーを使うのは下向きでだけです．下向きに十分切削を行ったら，いったん刃を骨から出して少し後ろに移動させ，再度下向きに切削する，ということを繰り返します．ちょうどイルカが息継ぎをするようにソーを使いますので，ドルフィンテクニックとよばれています[4]．このときテンプレートがずれると，後方の骨皮質を破壊してしまいますので，固定ピンをしっかりと把持しておく必要があるのです．

　ソーが溝の最後縁に来ると，音が鈍くなり，ソーの振動がテンプレートとピンを通して伝わってきます．それを感知したら，今度はソーを前方にゆっくりと，ソーがテンプレートの前方の端に当たって音が変わり，振動を感じるまで引きます．この動作を2，3回繰り返して，確実に前から後ろまで溝ができたことを確認します．

　最後にピンとテンプレートを除去して，溝が後方の骨皮質に連続して作成されていないか確認します．

19　最終トライアル

　大腿骨トライアル，脛骨トライアル，トライアルベアリングを用いて最終確認を行います．大腿骨トライアルはペグが2本のツインペグトライアルを，脛骨トライアルはキール付きのものを用います．最終確認のポイントは以下のとおりです．
①伸展から屈曲まで，ベアリングは安定しているか：この時点では，少々の屈曲拘縮が残存していても許容します．後方関節包の拘縮が解消して半年ぐらいで，自然に完全伸展が得られるようになるからです．
②伸展時に前方の骨堤とインピンジしていないか：屈曲拘縮が少し残存しており，これが将来解消

されたときのことも考えて，多少の余裕をみます．
③ベアリングと外側壁の距離は適切か：残念ながらキール溝を作成したあとではどうすることもできませんが…（p.184「第3章-6 術中トラブル・ピットフォールへの対応」参照）．
④ベアリングや脛骨トレイの浮き上がりはないか：脛骨トレイの不安定性に対しては，セメンティングをしっかり行い対処します（p.175「17 トライアル整復」参照）．

これらを確認したら，脛骨トレイの前縁とトライアルの前縁の位置関係を把握しておきます（たとえば1 mmアンダーハンギングなど）．

20 セメント固定準備

セメント固定に先立ち，骨内にしっかりとセメントが浸入する（cement penetration）よう準備を行います．大腿骨側は，ペグホールの上2ヵ所と下2ヵ所に専用のドリルで穴を開けます（図36a）．また，ペグホールを中心に洗浄液，血液を十分吸引します．当院では細いノズルを採用していますので，これをペグホールに挿入してよく吸い出すようにしています．

脛骨側も，同様にノズルをキール溝に挿入して十分吸引するとともに，ガーゼを当てて水分をしっかり吸っておきます．さらに，最初にソーガイドを固定したピン穴を探して，ここに18 Gの注射針を刺入しておきます（図37a，▶動画16）．ここに細いノズルを挿入して吸引します（細いノズルがなければ吸引管を直接取り付けます）．

5 ccまたは10 ccの，ロック機構なしの注射器を用意しておきます．希望サイズのインプラントが出たことを確認したら，セメントを混ぜ始めます．混ぜ切った直後の液体状のうちに，注射器でセメントを吸い，大腿骨のペグホール2つに圧入します（図36b）．次いで，大腿骨コンポーネントの後顆部分とペグホール周辺にセメントを塗ります（図36c）．後顆はインプラントの内側がやや凹んでいますので，ここに充填して，さらに少しだけ盛り上がるようにします．脛骨側も，インプラントの裏面にわずかな凹みがありますので，ここを埋めるようにセメントを載せます（図37b）．ただし，表面から盛り上がらないようにします．

セメントを1 cm程度のノミに取り，脛骨骨切り面に塗布します．セメントは，塗る感覚だとほとんど骨表面に残りません．ノミの面を使って骨髄内に圧入します．このままノミを離すと，せっかくのセメントがノミにくっついてきますので，それを防ぐために少しだけノミを動かす感覚です．ペタペタと塗りつけても，塗りつけるように大きく前方に動かしてもセメントが骨表面から取れてしまいます．骨切り面一面にセメントが塗れたら，骨髄内からの液が勢いよくノズルで吸引されていることが確認できると思います．

セメントが完全に塗れたと思っても，追加でもう一すくい骨髄内にセメントを圧入します．

脛骨の骨切り面がすべてセメントで覆われ，しかし骨切り面からはみ出さず（とくに後方！），かつセメントが骨切り面から大きく盛り上がらないようにします．

これらが確認できたら，いよいよ脛骨コンポーネントの挿入です．キール溝を確かめて，そこにキールの後縁を挿入するように少し脛骨コンポーネントを傾けて挿入します．そのまま後ろに押し込んで，キール溝の後縁に至ると自然に前方が沈んできますので，上から指で押さえて，コンポーネントを脛骨に押し付けます．そのまま，インパクターで優しく叩き設置させます．ハードヒットは避けてください．骨折します！

セメントが周辺にリークしていないか確認します．後方は，インプラント表面にセメントがないか目視します．側方は，レトラクターでMCLをよけて目視します．セメントがあれば丁寧に除去します．

側方は骨切り面のレベルまで目視できますが，後方の裏側はできません．そこで，Tハンドルを

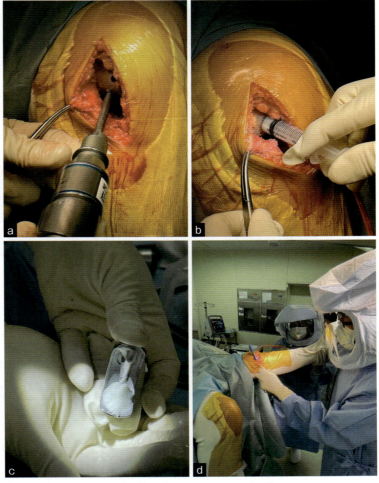

図36　大腿骨コンポーネントのセメンティング
a：専用ドリルを用いて，大ペグホールの前方に2つ，後方に2つセメントアンカーホールを作成する．b：液体状のセメントを注射器で吸引し，ペグホールに充填する．c：大腿骨コンポーネントには，後顆部分に少し盛り上がる程度にセメントを塗る．ペグホール周辺にも少しだけ塗っておく．d：1サイズ厚いフィーラーゲージを挿入して伸展↔屈曲まで動かす．こうすることでコンポーネントは骨表面に密着し，余剰なセメントが押し出される．

後縁に当てて，内側に向かって擦るように動かして，もしセメントがあれば掻き出せるようにします．Tハンドルはこの目的にはやや大きく，また大きな突起がついている側の反対側に小さな突起があり，これが結構邪魔になりますので少々使いにくいのですが，丁寧に除去します．

脛骨のコンポーネントの挿入が終わったら，大腿骨コンポーネントの挿入に移ります．

大腿骨の表面にも薄くセメントを塗りますが，ペグホールより後ろに塗ると，インプラント刺入に際してセメントを後ろに押し出すことになります．大腿骨コンポーネントの後ろに入ってしまったセメントはほぼ除去不可能ですので，過剰にセメントを盛らないようにします．

ペグがペグホールに入ったことを確認したら，入る所まで徒手的に挿入します．その後，インパクターで最終的に打ち込みます．打ち込みの方向はペグの方向で結構です．余ったセメントは大腿骨コンポーネントの両端から漏れてきますので，丁寧に除去します．

最終的な圧迫のために，予定より1mm厚いフィーラーゲージを挿入します．この状態で伸展から屈曲まで動かすと均等に圧がかかり，すべてのセメントが押し出されます（図36d）．最終的にセメントが漏れ出していないかを確認します．あれば丁寧に除去します．

大腿骨，もしくは脛骨の安定性に不安があれば，セメントが硬化するまで最も安定する肢位を保持します．

4　インプラント設置への手順とコツ

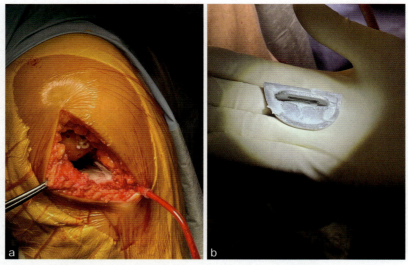

図37　脛骨セメントテクニック
a：骨髄内の吸引．ソーガイドの穴に18G針を入れ吸引して，cement penetration を促す．b：脛骨骨切り面へのセメント塗布．脛骨コンポーネント表面に存在するわずかな凹みに塗布する．

21 ベアリング挿入

　最後にベアリングを挿入します．ベアリングの前後を間違わないようにして挿入してください．高さが高いほうが前方です．また，スピニングを防止するための小さなバリが飛び出しているほうが外側です．図34の形状を思い出してください．

　大抵は軽く押さえるだけで入れることができます．しかし，ベアリングを入れるためには，後方のエントラップ分だけギャップが広がる必要があります．このエントラップは，大腿骨サイズが大きいほど大きくなります．また，大腿骨サイズが大きい男性は，周辺の軟部組織の弾性が低く，時にベアリングの挿入が困難なことがあります．このようなときは屈曲かつ強い外反をかけると入ることが多いです．どうしても挿入できないときはベアリングを大腿骨コンポーネントの表面に押し当て，なおかつ，前方の骨堤に押し当てたまま膝を伸展させると挿入させることができます．ベアリングが骨堤から外れないように，また回転しないようにしっかりと保持していくことがコツです（▶動画17）．

　すべてのインプラントを挿入したら，再度伸展屈曲して，すべてのインプラントが安定しているかどうか，またベアリングが安定して動いているかどうか確認します．セメントが残っていないかどうかも最終確認します．

　ここまで確認できれば，あとは洗浄して閉創します．

文献

1) Saitoh A et al：Intraoperative avulsion fracture of the intercondylar eminence in Oxford mobile-bearing unicompartmental knee arthroplasty: Case report. Knee **40**：220-226, 2023
2) Hiranaka T et al：Pre-milling technique improves the accuracy of posterior femoral condyle cut and reduces the tibial recut in Oxford unicompartmental knee arthroplasty. Arch Orthop Trauma Surg **144**：2761-2766, 2024
3) Araki S et al：Approximately 41% of knees have a looser gap in full extension than in 20° flexion after Oxford unicompartmental arthroplasty. Arch Orthop Trauma Surg **143**：495-500 , 2023
4) Inui H et al：A modified technique to reduce tibial keel cutting errors during an Oxford unicompartmental knee arthroplasty. Knee Surg Sports Traumatol Arthrosc **25**：710-716, 2017

5 縫合・術後管理のコツ

Dr.Hiranaka

1 縫合

私は全例 mini-under vastus approach で行っていますので，関節包→筋膜→皮下と順に連続縫合で閉鎖しています．関節包縫合は正直難しいので，まずは筋膜→皮下と縫合し，慣れてきて関節包を見つけられるようになったら関節包も縫合するというステップを踏んだほうがよいでしょう．

a 関節包縫合

関節包の縫合は，water tight に行います．展開時に膝蓋上嚢の関節包を上外側に向かって切開しているので，切開した外側端を見つけます．ここから連続縫合を開始します．私はゆるまない barbed suture である V-Loc™（Medtronic 社）を使用していますが，連続縫合が可能であれば，いずれの縫合糸でもよいと思います．縫合針は筋膜側から入れて，筋膜側に出すようにします．この部分の関節包は，関節腔と筋区画を分けている隔壁であるため，関節腔側から針を入れると関節腔側で結紮することになるからです．

外側のフラップは内側広筋の腹側に薄く張り付いています．内側広筋とともに引かれやすいので，筋肉だけをうまく引くようにします．膝蓋骨を浮かせるように持ち上げると，ピンと張ってきて同定しやすいです（図1）．私はK-wireを曲げた鉤を作成して，筋肉だけ引けるように工夫しています．

内側のフラップは大腿骨に張り付いており，断面がわかりにくいことがあります．関節包側は表面に滑膜の毛細血管が見えますし，表面がややデコボコしています．反面，筋区画側は表面がツルンとして毛細血管もありません．この辺りを鑷子でつまみ上げれば，断端が浮き上がってきます．

関節包は，膝蓋骨の内方までは明らかで縫合しやすいのですが，そこから下の膝蓋下脂肪体部分では急激に薄くなってわかりにくくなります．したがって，膝蓋骨から下（展開時に膝蓋腱内縁の縦切開部から上内側の内側広筋内縁に向かって切り上げた角の部分）では，上層の筋膜（膝蓋支帯）とともに縫合します（図2）．

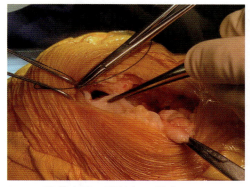

図1 膝蓋上嚢の関節包の縫合
筋肉だけを引き上げると関節包を見つけやすい．

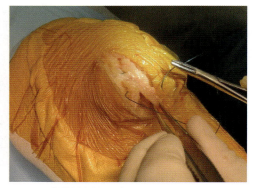

図2 膝蓋腱側面の縫合
この部分は深層（関節包）と表層の筋膜（膝蓋支帯）と一緒に縫合する．

縫合し終わったら，関節内に20 G注射針でトラネキサム酸（トランサミン®）を10 mL注入します．関節包がwater tightに縫合されていれば，トランサミン®が漏れることはありません．

b 筋膜縫合

中枢から筋膜を縫合します．筋膜は薄く，皮膚に強固に付いていますので，同定も縫合も難しいです．しかしながら，遠位になるに従い急激に厚く，強くなります．膝蓋骨の付近では靭帯状となっていますので，強固に縫合します（図3）．膝蓋骨の不安定性が危惧されるときには，この部分をエチボンドなどの非吸収性縫合糸で閉鎖することもあります．

筋肉内にロピバカイン（アナペイン®）と水溶性ステロイド（オルガドロン®）を注入します．筋肉の腫れと痛みを抑制するためです．また，筋膜を伝ってHunter管に至り，そこで伏在神経ブロック効果を発揮することも期待しています．

c 皮下縫合

こちらもV-Loc™などのゆるまない糸で閉創します．私は連続縫合で縫合しています．連続縫合するときは，垂直方向に縫合する方法（垂直縫合）と，水平方向に縫合する方法（水平縫合）があります．垂直縫合は深くまで縫合糸がかかるため，より強固に縫合できますが，皮膚の表面を綺麗に合わせにくいです．水平縫合のほうが綺麗に合わせやすいのですが，比較的浅い所にばかり糸がかかるため強度がやや心配です．私は水平縫合で，表皮と皮下組織の間に針をかけるようにしています．

どちらの縫合にしても，皮膚を綺麗に合わせるには針を出す深さと入れる深さを一致させることが大切です．

縫合糸が皮膚を貫いた状態にしておくと，そこに必ず細菌が生じてきますので，縫合糸（ステイプラーも含めて）は皮膚上に出さないようにしています．

皮下縫合を終えたら，創縁をサージカルテープで留めて，IV 3000（p.66, 図3a参照）で被覆します．サージカルテープは，長さ3 cm程度にカットして使用します．IV 3000は周辺を波型にカットして，腫脹しても皮膚に水疱ができないように工夫しています．IV3000には伸縮性がないため，腫脹が生じたときに，伸長した皮膚とIV3000を貼付して伸長しない皮膚との間に負荷がかかり，水疱を形成するからです．

その後，ギプスの下巻きで円座（ドーナツ）を作り，膝蓋骨の周辺を包むようにして，ギプスの下巻きと弾性包帯で圧迫します（p.66, 図3b参照）．ここまで終了したら，タニケットを下ろします．

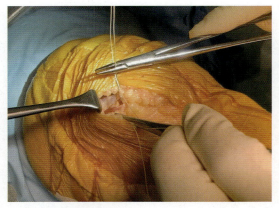

図3　筋膜縫合
筋膜は中枢部では薄いが，末梢に行くに従い急激に厚くなる．この部分は膝蓋骨の安定に重要なため，しっかり縫合する．

> ### Column
> #### 連続縫合は伸展で？　屈曲で？
>
> 　屈曲で筋膜や皮膚の連続縫合を行うと，両側のフラップがピンと張るため左右のフラップの縫合位置が揃いやすく，創部の端で dog ear を形成しにくいという特徴があります．しかし屈曲で縫合したあとに伸展すると，縫合がゆるみ，そこから出血しやすくなります．そこで私は，屈曲位で2，3針縫合したあとに，伸展位として糸を締めて創縁を密着させています．そして再度屈曲位として，2，3針縫合し伸展させるという動作を繰り返しています．結節縫合でもよいのですが，時間がかかります．縫合時間は総手術時間のかなりの部分を占めますので，感染リスクや侵襲の低減のためにも短縮の努力をすべきです．

2　ドレーン

　私はドレーンを使用していません．10年ほど前に金山竜沢先生（2024年現在，湘南鎌倉総合病院勤務）に教えていただき，勇気をもって中止しました．その結果，とくに問題は生じず，出血も腫脹も大幅に軽減しました．何より夜中に「ドレーンが抜けました」という看護師さんからの連絡が全くなくなりました！

　さらに，6年ほど前からは関節包の完全修復を目指して縫合しています．関節包が完全に修復されれば，本当に腫れません．低侵襲というUKAのメリットをさらに活かすことができます．

3　止血薬

　術中に，関節腔内にトランサミン®を注射しています．薬理的な止血効果とともに，関節内圧を上げる，いわばドレーンクランプ的な効果も期待しています．関節包の修復，トランサミン®関節内注射，ドーナツ＋弾性包帯でほぼ出血はコントロールできますので，そのほかの方法は行っていません．

4　鎮痛処置

　疼痛については，術前の大腿神経ブロック，坐骨神経ブロックでおおむね翌日までは防止できています．さらに，術後6時間おきにアセトアミノフェンを術後2日間まで投与し，その後はNSAIDsを1週間投与しています．

5　血栓予防

・術中：反対側にカフポンプを使用しています（片側例の場合）．
・術直後から：弾性ストッキングを装着させ，退院まで着用を促しています．
・術翌日から：エドキサバン（リクシアナ®）を2週間投与しています．また，四点歩行器で離床を促しています．
・術後1週間：D-dimer を測定しています．ここで高値（おおむね $10 \sim 15 \mu \mathrm{g/mL}$ 以上）であれば，下肢静脈エコーを行っています．

第3章 UKA

6 術中トラブル・ピットフォールへの対応

Dr.Hiranaka

　UKAには術中のマイナートラブルが多く潜んでいます．よく遭遇するトラブルや，それを乗り切るコツについてお話しします．

1 脛骨の横切りリカット

　スプーンゲージを用いて内顆の最下点を参照し，脛骨の骨切りレベルを決定しますが，さまざまな要因によりギャップが狭くなることがあります．大腿骨トライアルと脛骨テンプレートを挿入後，3のフィーラーゲージが入らなければ脛骨のリカットが必要です．ボーンソーの厚さは0.83mmですので，1mmのリカットは骨を切るというよりは削るような操作になりますので事実上不可能です．リカットできるのは最低でも2mm以上となります．

　リカットには精密な骨切りが必要となりますので，ソーガイドを用いて行うのがよいです．簡単なのは，前回使用した固定ピン穴を用いてソーガイドを固定し，シムを外して骨切りを行う方法です．簡便で，ソーを見ながら骨切りを行えます．しかしボーンソーが安定しないので，ソーをしっかり把持して一定の面で切るようにします．

　骨切り面が安定しやすいのは，新たにソーガイドを設置し直す方法です．スロットシムの上面はスロットの骨切り面の約2mm上になりますので，骨切り面をスリットシムの上面に合わせます．そうして新たにソーガイドを脛骨に固定します．このとき，ピンが以前のピン穴に入って同じ位置に固定されることが多いです．その場合はソーガイドを少し内側にずらして固定します．外側にずらすと，外反骨切りになるので合併症のリスクが高くなります．しかし，あまり内側にずらすとピン穴がキールに近付いて，骨折のリスクが高くなります．

　リカットが難しい原因の1つは，薄い骨切りではブレードが蹴られやすいことです．これは後方と内方で生じます．後方の骨切りが薄くなりやすいことへの対策としては，髄外ロッドの下端を少し引いて，後傾をわずかに増やすことです．また，内側の骨は硬化しているのでどうしても蹴られやすいです．初回の骨切りと同様に，中央寄りの，骨がやわらかい部分の骨切りを最初に行い，それに沿わせるようにして内側の骨皮質を骨切りします．とくに内側端の小さな骨が残りやすいです．これがあると，インプラントが外反設置となりますので注意が必要です．しっかりとレトラクターで保護しつつ，骨切り面の内側縁までよく見ることが大切です．少しでも切り残しがあれば，切除すべきです（**図1**）．

2 脛骨の縦切りリカット

　トライアルにてベアリングが外側壁に衝突しているようなら，縦切り位置をやや外側に移動させる必要があります．縦切りのリカットは，横切りよりも容易です．縦切り位置より2mm外側の顆間隆起上で電気メスで軟骨を焼灼したり，ノミで切り込みを入れたりして，縦切りソーがずれない

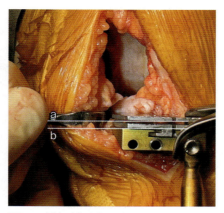

図1 横切りリカット
a：スロットシムの骨切り面，b：シムなしの骨切り面．

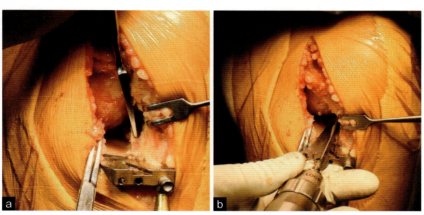

図2 縦切りリカット
a：前回の骨切り面の約2mm外側にノミで小さな切り込みを入れる，b：ここをスロットにしてリカットする．

ための溝を作っておきます．ボーンソーをしっかり把持して切ると，比較的容易に骨切りは可能です（図2）．このときも，比較的やわらかい前方を先に切って，それに沿って後方に押すように切ると比較的よく切れます．薄い鉄板を水平骨切り面に当てて，深すぎる縦切りを防止します．

3 MCLを切断してしまったとき

　私自身は経験がありませんが，アンカーを用いて修復して何とかなったという話を聞いたことがあります．おそらく皮切を延長して，皮下を剥離してMCLを外側から露出させ，断裂部分を縫合しつつアンカーで補強することになるでしょう．ということは，アンカーも病院のどこかに用意しておいたほうがよいのかもしれませんね．

4 スピゴットの所で大腿骨が割れてしまったとき

　ミリングのときに，ミルの刃が硬化した骨表面に引っかかり，スピゴットがぶれて，ここから大腿骨の骨折が生じることがあります（図3）．とくに，最近使用されているコンパクトなミルを使用するときに生じやすいです．当院では，このような症例を4例ほど経験しました．いずれも2本

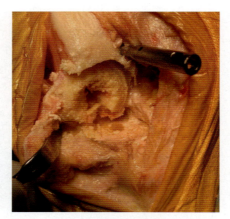

図3 スピゴット周辺の大腿骨骨折

ペグのトライアルを使用することで安定しましたので，そのままセメント固定としました．幸いにして全例経過良好ですが，もし不安定であった場合はTKAのコンバートが必要であったかもしれません．

　理想的には，UKAにおいてはTKAのバックアップがあれば安心です．

第3章 UKA

7 境界症例への対応

Dr.Hiranaka

1 適応に迷う症例

UKA の適応は，OA（①内側または外側の全層性軟骨欠損，②反対側の正常軟骨，③機能的 ACL，④許容範囲の PF 病変），もしくは⑤骨壊死です．

境界症例には 2 種類あると思います．1 つは上記の適応には当てはまるものの除外すべきか考えるべき症例，もう 1 つは上記の適応には当てはまらないが UKA が適応できる可能性がある症例です．

後者としては，ACL 不全や RA が考えられます．前者としては，Kozinn ら[1] が UKA の適応であっても**表 1** のような症例では避けるべきであると報告し（Kozinn の strict indication），広く認識されています．他方 Oxford group は，肥満，若年，軟骨石灰化，PF 関節の完全軟骨欠損に対する mobile-bearing UKA などは不必要な contraindication であると報告しました[2]．Kozinn の strict indication は fixed 型 UKA を想定したものですので多少異なる面もありますが，それぞれについて解説していきたいと思います．

a 肥満・高活動

Kozinn の strict indication では，体重 82 kg 以上の症例に対する UKA は避けるべきとされています．また，活動性が高い症例，たとえばスポーツ活動を行う者や，重労働などに従事する者に対しても避けるべきとされています．これは，fixed 型 UKA ではポリエチレンの摩耗や脛骨コンポーネントのゆるみなどにより failure が生じやすいとされるためです[3, 4]．一方で，mobile 型 UKA については禁忌ではないとした報告が多くみられます[5, 6]．これは，Oxford UKA の特徴であるインプラント間の形状が完全に適合しており接触面積が保たれるために，ベアリングの摩耗や破損が少なく，脛骨と骨間にストレスが生じにくいことによると思われます．しかしながら，近年は fixed 型 UKA でも良好な成績が得られていると報告されています[7]．

肥満患者には糖尿病や心血管疾患などの既往症が存在することも多いので，侵襲が少ない UKA は有利です．私の病院では肥満患者を適応外としていませんが，肥満例では展開も悪く操作がしにくいので，いつにも増して正確な手術を行う必要があります[8]．

スポーツに関しても，とくに制限していません．ACL が残存するので，術後はかなりのレベル

表 1 UKA を避ける / 慎重にすべき症例（Kozinn & Scott）

単顆型 OA で，以下に 1 つでも当てはまるもの	以下のものに対しては慎重に
・> 82 kg	・屈曲拘縮（> 15°）
・< 60 歳	・重度の内反（FTA > 185°）
・活動性が非常に高い，または重労働従事者	・外側コンパートメントの骨棘
・軟骨石灰化症	・骨粗鬆症
・PF 関節の軟骨骨が露出しているもの	

のスポーツは可能です．一般的に，術後は非接触性のスポーツに変更して継続している症例が多いと報告されています．私は制限を行うことはなく，ゆるみやインプラントの破損などによる再置換のリスクなども説明して，それを理解した上で希望される方に対しては許可しています．総じてスポーツ復帰例の満足度は非常に高いです．

b 外側軟骨石灰化

過去の報告に基づき，適応外とはしていません．これによりとくに外側の OA が進行したという経験もありません．

c 外側の骨棘

外側の骨棘も，ほかの基準を満たす限りは原則として適応外とはしていません．しかし，外側の骨棘形成が著しいものは，結局ほかの原因で適応から外れることが多いので注意が必要です．

d 外側半月の変性

UKA の術前には原則 MRI を撮影するようにしています．ACL と外側の状態を見るのがおもな目的です．しかし MRI を撮影すると，いろいろなものが見えてくるので判断に迷う材料が増えます．最たるものの 1 つが外側半月です．多くの症例で変性を認めます．

当院で検討したことがありますが，明らかな断裂でない半月変性であれば短期成績は変わらないという結果を得ています[9]．したがって，単純 X 線の Rosenberg view や外反ストレス写真で外側の軟骨が十分に保たれていると確認できれば，変性は無視してもよいと思います．

それでも心配な場合は…そう，TKA のバックアップを用意しておけば安心です．

e PF 関節の変化

Oxford の提唱する decision aid では，subluxation，bone defect，grooving がなければ全層性軟骨欠損があっても適応外とならないとされています[2, 10]．一方，Kozinn の strict indication では全層性軟骨欠損は適応外とされています[1]．両者で多少の食い違いがあります．

私は原則 Oxford の decision aid に従っていますが，外側の全層性軟骨欠損症例には注意しています．Oxford group の報告にも，外側の軟骨欠損症例は成績がやや悪いとしているものもあるからです．また，このような症例では微妙に tilting や外側偏位がみられることがあります[2]．

以前は，これら PF に問題のある症例に対しては内側 UKA と膝蓋大腿関節置換術を併用する Bi-UKA を行っていました．しかし，最近は kinematic alignment の成績がよいのでこちらを選択することも多いです．

f ACL 不全

ACL 不全の膝に対する UKA は，mobile 型であっても fixed 型であっても failure が多いと報告され，適応外と考えられてきました[11]．しかしながら，これら初期の報告以外に，ACL 不全膝で成績が悪いとした報告は意外と見当たらないのです．ACL 不全膝は UKA の適応外と考えられてきたので，このような症例自体少ないせいもあるかもしれませんが，むしろ，最近は mobile 型，fixed 型ともに中期成績は ACL 機能膝に対する UKA と同等であると報告されています[12, 13]．最近は手術手技や手術器械の性能が向上していますし，初期の報告では明らかに末期の膝 OA の症例が含まれていたため成績がよくなかったと考えられています[14]．

私は，術前 X 線所見で Oxford の decision aid の 5 項目をすべて満たした ACL 機能膝の OA と考えて手術を行ったところ，術中に ACL が消失または脆弱化していた，という症例に時折遭遇します．このような症例に対しては，外側軟骨が問題なければそのまま UKA を行うことが多いです．

しかしながら，70歳未満の症例や，活動性が著しく高い症例ではACL再建を併用しています．直視下に骨孔を作成するので，速やかで容易です．

> ### Column
>
> ### ２種類あるACL不全OA
>
> ACL不全OAには２種類あると考えます．１つはACL損傷（ACLD）がもともとの病変で二次的にOAとなったものであり（一次的ACLD-二次的OA），脛骨の前方移動と後方の骨軟骨の摩耗が著明です．通常はTKAが選択されますが，比較的若年で外側の軟骨が正常な場合ではUKAとACL再建を併用します．
>
> もう１つは，OAに伴い顆間窩外側前方の骨棘によりACLが二次的に損傷されるものです（一次的OA–二次的ACLD）．このような症例は，先に示したとおりACLが機能した特徴を残したまま，ACLが徐々に損耗して結果的にACLが消失したものです．過去の報告でも，軟部組織の拘縮や骨棘により，不安定性が顕著化しないといわれています．Hernigouらは，ACL不全膝にUKAを施行したところ，後傾が8°を超えたものでは全例再置換となったが，5°未満のものでは再置換がなかったと報告しています[15]．これに従い，単独でUKAを行うときは脛骨コンポーネントの後傾角度を少なめに設定するようにしています．

第3章 UKA

g RA

RAは，原則UKAの適応外です．関節炎により関節軟骨全体が影響を受け，たとえ単関節病変であっても炎症期に軟骨に変化が生じている可能性がありますし，将来的にOAとなることが危惧されるからです．しかしながら，近年は生物学的製剤が普及していますので，完全寛解に至ることも珍しくありません．このような症例では，UKAも可能であると考えています．低侵襲で感染が少ないことから，体力が落ちて免疫の低下したRA患者さんではUKAはとくに有利です．私は，たとえ寛解症例であってもRAへのUKAは避けるようにしていますが，理解が得られた患者さんに対しては行うこともあります．

文献

1) Kozinn SC, Scott R：Unicondylar knee arthroplasty. J Bone Joint Surg Am **71**：145-150, 1989
2) Pandit H et al：Unnecessary contraindications for mobile-bearing unicompartmental knee replacement. Bone Joint J **93-B**：622-628, 2011
3) Berend KR et al：Early Failure of Minimally Invasive Unicompartmental Knee Arthroplasty Is Associated with Obesity. Clin Orthop Relat Res **440**：60-66, 2005
4) Bonutti PM et al：Outcomes of Unicompartmental Knee Arthroplasty Stratified by Body Mass Index. J Arthroplasty **26**：1149-1153, 2011
5) Kuipers BM et al：Factors associated with reduced early survival in the Oxford phase III medial unicompartment knee replacement. Knee **17**：48-52, 2010
6) Molloy J et al：Obesity should not be considered a contraindication to medial Oxford UKA：long-term patient-reported outcomes and implant survival in 1000 knees. Knee Surg Sports Traumatol Arthrosc **27**：2259-2265, 2019
7) Cavaignac E et al：Obesity has no adverse effect on the outcome of unicompartmental knee replacement at a minimum follow-up of seven years. Bone and Joint Journal **95-B**：1064-1068, 2013
8) Polat AE et al：The effect of morbid obesity（BMI ≥ 35 kg/m2）on functional outcome and complication rate following unicompartmental knee arthroplasty：A case-control study. J Orthop Surg Res **14**：266, 2019
9) Tanaka T et al：MRI-determined preoperative lateral meniscus degeneration is not associated with adverse mid-term clinical results after mobile-bearing unicompartmental knee arthroplasty. Knee **27**：1279-1284, 2020
10) Hamilton TW et al：Radiological decision aid to determine suitability for medial unicompartmental knee arthroplasty：Development and preliminary validation. Bone Joint J **98-B**：3-10, 2016
11) Goodfellow JW et al：The Oxford Knee for unicompartmental osteoarthritis. The first 103 cases. J Bone Joint Surg Br **70**：692-701, 1988
12) Kikuchi K et al：Anterior Cruciate Ligament Deficiency is Not Always a Contraindication for Medial

Dr.Hiranaka

7 境界症例への対応

Unicompartmental Knee Arthroplasty : A Retrospective Study in Nondesigner's Japanese Hospital. J Arthroplasty **36** : 495–500, 2021

13) Engh GA, Ammeen DJ : Unicondylar arthroplasty in knees with deficient anterior cruciate ligaments knee. Clin Orthop Relat Res **472** : 73–77, 2014

14) Boissonneault A et al : No difference in survivorship after unicompartmental knee arthroplasty with or without an intact anterior cruciate ligament. Knee Surg Sports Traumatol Arthrosc **21** : 2480–2486, 2013

15) Hernigou P, Deschamps G : Posterior Slope of the Tibial Implant and the Outcome of Unicompartmental Knee Arthroplasty. J Bone Joint Surg Am **86** : 506–511, 2004

8 外側UKAの手技とコツ

Dr.Hiranaka

　日本人には外側型OAは少ないといわれていますが，実際には意外と多いものです．当院では約5％が外側型OAです．外側型OAのTKAは，外側の拘縮，内側の弛緩，骨欠損など内側と異なる点も多く，ハードルは高くなります．しかし外側のUKAが可能であれば，resurfacingのコンセプトで低侵襲な手術が可能であり，強力な武器となります．適応さえ間違えなければ，大変安定した結果が得られます．私は，内側UKAと同様の手技で行えるfixed lateral Oxford（FLO）を用いています（図1）．手技の流れが内側UKAと一貫しているだけでなく，外側顆の解剖学的形態（前後幅／内外幅比）に適合した脛骨インプラントデザインであることも利点です．

1 適 応

　内側UKAと同様の適応と考えています．すなわち外側のbone on bone，正常な内側関節軟骨，機能的ACL，そして許容範囲のPF病変です．判断する画像は内側OAと同様に，立位正面，側面，20°屈曲位内反，外反ストレス，スカイライン，そしてRosenberg viewです．外側OAは屈曲関節面優位に生じ，伸展位では明らかでないことが多いので，屈曲位であるストレス撮影やRosenberg viewで判断します．
　内反ストレス像では，関節面が平行か外側openとなり，かつ内側が正常な関節裂隙を保っている必要があります（図2）．

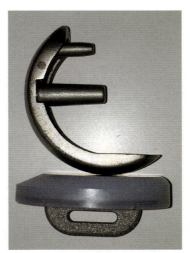

図1　fixed lateral Oxford（Zimmer Biomet 合同会社）

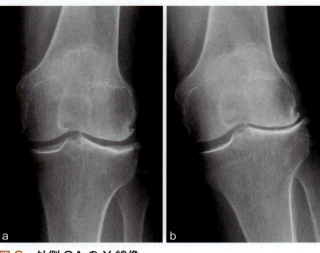

図2　外側OAのX線像
a：内反ストレス撮影，b：外反ストレス撮影．

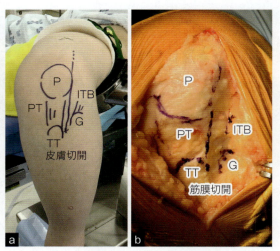

図3　皮膚切開部位（a）および筋膜切開部位（b）
P：膝蓋骨，TT：脛骨結節，G：Gerdy結節，PT：膝蓋腱，ITB：腸脛靱帯．

2　外側UKA特有の注意点

①完全伸展可能な伸展ギャップが得られれば，屈曲のゆるさは許容する
　→外側はもともと屈曲がゆるいので，屈伸ギャップを合わせるのは困難です．むしろ不可能といってもよいです．
②伸展ギャップは少し余裕をもたせて，過矯正を避ける
　→内反OAの外側と比較して，外側型OAの内側顆部は脆弱であるためです．
③大腿骨コンポーネントは，可能な限り外側に置く
　→screw home movementにて伸展時に，顆間隆起が外側顆部に寄ってくるため，大腿骨コンポーネントと干渉しやすいです．

3　セットアップ

内側UKAと同様に膝下垂位とします．完全伸展および完全屈曲可能か，レッグホルダーで膝窩部を圧迫していないか確認します．

4　皮切

脛骨結節とGerdy結節を触れてその間から開始し，膝蓋腱，膝蓋骨の外側縁に沿い，そのまま膝蓋骨の近位2～3cmの皮膚切開を加えます（図3a）．その後，皮下を剝離しますが，膝蓋腱の内側までしっかり剝離しておきます．

5　筋膜切開

脛骨結節とGerdy結節の間より開始し，膝蓋腱とITBの間を分けるように関節包切開を行いま

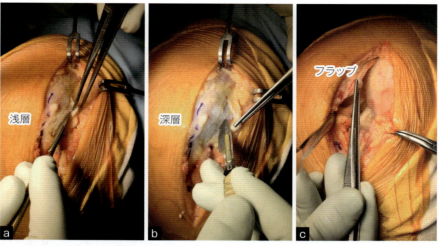

図4　膝蓋骨外側の筋膜切開
a：浅層を膝蓋骨の近くで切開．b：深層は，浅層より外側で切開．c：できたフラップ同士を縫合することで膝蓋骨を外側に引く力をゆるめて縫合することができる．

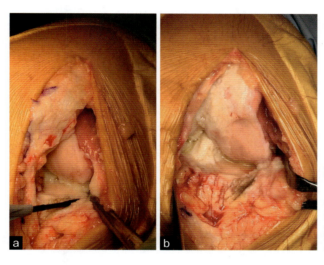

図5　ITB の Gerdy 結節からの剥離
a：レトラクターで引きつつ ITB を Gerdy 結節から剥離する．b：関節面より約 8 mm（コンポーネントの厚さ分）まで剥離しておく．

す（図3b）．両靱帯とも，傷つけないように注意します．その後，膝蓋骨レベルの関節包を浅層のみ，膝蓋骨外縁から数 mm の所で切開します．その深層に露出してきたやわらかい滑膜性関節包を，なるべく外側で切開します．このように，ステップ状に切開した関節包の端同士を縫合することにより，膝蓋骨を外側に過度に牽引することなく関節包を閉鎖することができます（図4）．外側型 OA では膝蓋骨の外側の軟部組織が拘縮していることが多いですから，膝蓋骨から上は大腿四頭筋腱外縁を中枢に向かって数 cm 切開します．

　膝蓋腱のレベルでは膝蓋下脂肪体が存在しますが，これは外側のフラップにつけるように，膝蓋腱の裏側から脂肪体を剥離して切開します．膝蓋腱を縦割して，その間から縦切りを行いますので，膝蓋腱裏に脂肪があると邪魔で刃先が見えにくいことと，膝蓋腱外側は膝蓋下脂肪体のフラップを用いて閉鎖しますので，外側の筋膜に脂肪帯がたくさんあるほうが有利であることが理由です．

　外側の筋膜に鉗子をかけて外側に引っ張り，外側半月の下にレトラクターか細めのエレバトリウムを挿入して ITB を浮かせて，その付着部を Gerdy 結節から剥離します．剥離は，かなり下まで行っておいたほうがよいです．脛骨コンポーネントは最薄で 8 mm ですので，それくらいまで剥離しておくとよいでしょう（図5）．

> **私の視点** Dr.Hamaguchi
>
> fixed lateral Oxford（FLO）では，私は患肢を下垂させていません．FLOでは屈曲ギャップを厳密に調整しなくてもよいので，下垂させて関節が開くようなセッティングよりも，あぐら肢位や膝蓋骨の内側亜脱臼を容易にできることを優先して，通常のTKAと同じ肢位をとっています．FLOでは術野の真正面に膝蓋骨が被さってきますので，そのままでは視野が限られます．十分な視野を得るためには，外側傍膝蓋アプローチで大腿四頭筋腱を近位まで展開して，膝蓋骨の可動性を得るようにしています．とくに外側UKAに不慣れな術者には，大きめの視野確保をおすすめします．

6 骨切り前の処理

　膝蓋骨をいったん内側に避けて，顆間窩部を観察します．内側と同様，ACL付着部の前方のキノコ状の骨棘があれば切除します．また，顆間窩の外壁に骨棘があれば，将来のACL損傷を予防するために切除しておきます（図6）．この操作も内側と同様です．しかし，この時点で膝蓋骨の内方移動はきついことが多いので，少し伸展させたり，エレバトリウムを内側顆内縁にかけて，梃子で膝蓋骨を内側に牽引するとアクセスできます．under vastus approachと同様に，膝蓋上嚢が突っ張っていたら，内側に向かって切開することも有効です．
　エレバトリウムを外側顆内縁に沿って挿入して，ACLとの間を剥離しておきます．可能であれば，外側顆間隆起の先端を電気メスでマークしておきます（図7）．
　一方，外顆外側縁の骨棘は切除しません．大腿骨コンポーネントはなるべく外側に設置しますので，少しでも骨のサポートがあったほうが有利であるからです．

7 骨切り高位の決定

　外側の関節包を外側に牽引すると，それとともに半月板も牽引されますので，関節内が観察できます．脛骨関節面は陥凹していることが多く，内反ストレスをかけることで外側の関節面の開大が観察されることが多いです．外側OAでは，脛骨の骨欠損を伴うことが多いからです．これによっ

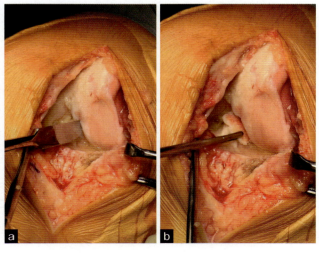

図6　顆間窩外側の骨棘切除

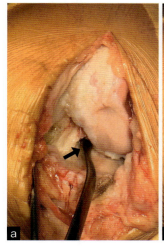
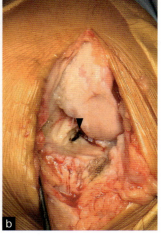

図7 ACLと外側顆部の間の剥離と外側顆間隆起のマーク
a：エレバトリウムをACLと顆間窩外側の間に刺入して剥離する（矢印），b：外側顆間隆起頂点に電気メスでマークをつけ（矢頭），脛骨縦切りの際のガイドにする．

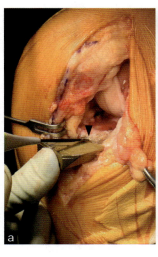
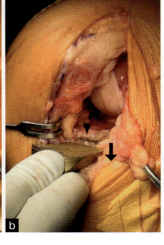

図8 カッティングレベルの設定
a：4のGクランプでセットした高さをマークする（矢頭），b：マーク（矢頭）から1〜2mm下にずらして（矢印）ブロックを固定する．

て関節のlaxityがどの程度か目安をつけておきます．

　スプーンゲージを挿入して大腿骨のサイズの計測を行います．内側と異なり，外側では伸展部分の軟骨欠損がないことが多いので，軟骨が正常に残っている場合はスプーンゲージの前縁が軟骨表面に来るサイズを選択します．内側よりサイズ許容性は大きいです．

　サイズが決まったら，髄外ロッドを装着します．ソーガイドの窪みを膝蓋腱外縁に合わせ，髄外ロッドが脛骨稜と平行となるように設置し，後傾を7°とします．内外反は，内側同様関節傾斜に合わせてもよいのですが，内側の切り込みを避けるためにmechanical（骨軸に垂直）に設定することが多いです．問題はレベルです．FLOの最薄のベアリングは3と表示されていますが，実際にはモバイルベアリングの5mmに相当します．したがって適切なギャップを作成するには，5のGクランプを必要とします．しかし，これは存在しないので，以下のいずれかで骨切りレベルを決定します．

①シムレス法：3のGクランプを接続したあと，シムを外してブロックの直上で切る方法です．シムを除去した状態では，カット面は2mm下になるので最も簡便ですが，スロットなしでの骨切りに慣れていないと難しいかもしれません．

②ずらし法：4のGクランプを装着して，ソーガイドを設置します．その位置を電気メスで脛骨の前にマーキングし，そこから1〜2mm下げた位置で固定します（図8）．

③外反ストレス法：内反をかけることで関節裂隙が1〜2mm以上開大する症例にのみ有効な方法です．LCLが適切な長さと緊張である状態でレベルを決定すれば，適切なギャップが形成されますが，LCLが短縮した状態で決定すると，ギャップが過大になることを利用します（図9）．

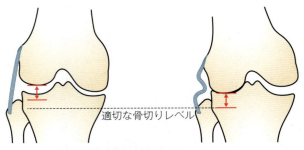

図9　LCLの弛緩状態と骨切りレベル
↕は3（または4）のGクランプで作成される，3（または4）のベアリングが入る分のギャップ．FLOの最薄ベアリング厚は5 mmなので，LCLが伸びた状態では，これに適した骨切りレベルより上になる（左図）．少し外反をかけてLCLを縮めた状態で骨切りレベルを決定すると，左図よりも低いレベルに設定することができる（右図）．

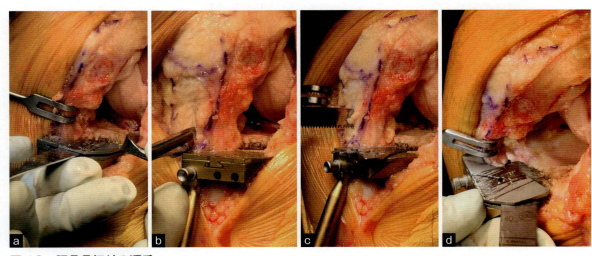

図10　脛骨骨切りの順番
a：水平骨切り，b：膝蓋腱縦割，c：脛骨縦切り，d：水平追加骨切り．

　スプーンを入れた状態で敢えて外反力をかけてギャップを縮めた状態で，3または4のGクランプで骨切りレベルを決定します．

　骨切りレベルを決定したら，ソーガイドを固定します．内側と同様に外側も，最も内側，ロッドの延長線上にある穴を用いて，ヘッド付きピンで固定します．このまま固定してもいいのですが，可能であれば膝蓋骨を覆う膜を剝離して内側によけ，膝蓋腱実質を露出させた状態で固定を行います．脛骨の骨切りレベルを決定したら，骨切り面がレトラクトできるかを確認します．ソーガイドが当たる部分は，Gerdy結節に相当します．剝離が不十分だとITBを傷つけますので，しっかりと剝離を追加してレトラクトする空間を確保します．

　水平骨切りをガイドに沿って行いますが，内側と異なり縦切りの骨切り面が膝蓋腱に隠れているため，骨切りが不十分となりがちです．縦切り線を想定しながら，すくうように骨切りを行います（図10a）．

　縦切りは膝蓋腱を通して行います．われわれの過去の研究では，脛骨縦切り線は膝蓋腱の中央のやや内側を通ります[1]．したがって，膝蓋腱の幅の中央やや内側寄り（約40％のところ）で，鋭利なメスを用いて膝蓋腱を縦割します（図10b）．そこから縦切りのボーンソーを挿入して，先端を外側顆間隆起に置き，上前腸骨棘（ASIS）に向かうよう，ボーンソーの向きを調節します．内側と異なり，縦切りの骨切り面の下にカッティングブロックが来ないことも時々ありますので，深すぎる縦切りとならないよう注意深く骨切りを行います．内側と比較してACLの外側壁への付着部

は低いので，オーバーカットしてACLを傷つけないよう注意しながら縦切りを行います（図10c）．以下のコツを掴めば，さほど困難ではありません．
①膝蓋腱裏の膝蓋下脂肪体を除去して可視性を確保します．
②顆間隆起のやや前方でいったん骨切りを行い，その後これを後方にスライドしつつ骨切りを完成させます．

しかし，前述したとおり骨切り面の一部が膝蓋腱に隠れてしまうため横切りが不十分になりがちです．とくに，膝蓋腱のすぐ裏の部分は切り残しになりがちです．そこで，再度スリットを装着して膝蓋腱をレトラクトしながら前方の骨切りを完成させます（図10d）．骨切りが完了したことは，脛骨の骨切り片がわずかに動くことでわかります．

内側に比較して軟部組織の付着はルーズですので，骨片は比較的容易に摘出できます．もし摘出しにくいときは，骨切りが完了していない，脛骨の骨欠損の窪みが深くて後方部分が大腿骨と干渉している，後根が残存してしっかりと付着しているなどが考えられます．

骨切りを終了したら，適切なギャップが作成されたかどうかを5にセットされた大腿骨ドリルガイドがスムーズに挿入できることで評価します．このとき，踵を内側に持ち上げて，短縮しているLCLを自然な状態に戻してギャップを評価することが重要です．下垂のみではLCLが短縮してギャップを過小評価する可能性があります．さらに，ドリルガイドが挿入された状態で1〜2mmの自然なlaxityが残っているのが理想的です．外側は少しゆるいのが自然ですし，内側よりも大腿骨後顆の骨切りが薄くなる傾向がありますので，もし余裕がないようでしたら大腿骨後顆の軟骨を削り落とすことで十分なギャップを確保します．

適切なギャップが作成できたら，髄内ロッドを挿入します．刺入点は顆間窩外壁（外側顆内壁）の上で一番遠位に張り出している所です．内側UKAの刺入点よりかなり外側ですが，外側骨皮質の内側面を添わせるイメージで施入するとスムーズに刺入できます（図11）．その後ドリルガイドを設置しますが，オーバーハンギングしない範囲で，可能な限り外側に設置します．骨棘が残っていたら，その骨棘の上に設置する感じでちょうどです．なぜなら，伸展位ではscrew home movementにより顆間隆起部分が外側に移動してきますので，大腿骨コンポーネントを内側に設置すると顆間隆起部分と干渉するからです（図12）．

ドリルガイドにはアダプターを装着して，髄内ロッドとリンクで接続することで屈曲0°，7°外反位のペグホールを作成します（図13a）．屈曲10°で設置するにはアダプターなしで，内側と逆側の穴を使用します（図13b）．しかし，リンクの腕がドリルホールの突起部分に干渉して，

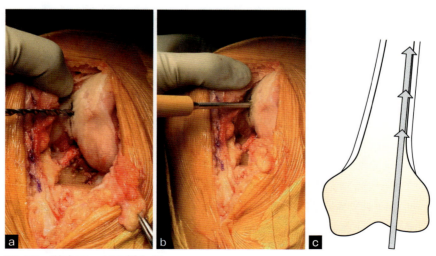

図11　髄内ロッドの刺入点
a：刺入点は外顆内縁上で一番遠位に張り出した所である．b, c：髄内ロッドは外側骨皮質の内側に添わせるように刺入する（矢印）．

8　外側UKAの手技とコツ　　197

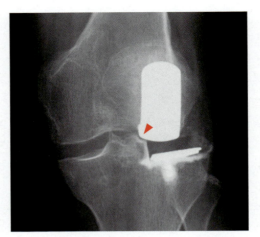

図12 大腿骨コンポーネントと顆間隆起の干渉（矢頭）
大腿骨コンポーネントを内側に設置することで生じる．

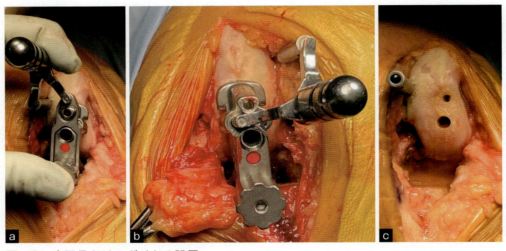

図13 大腿骨ドリルガイドの設置
a：アダプターあり，b：アダプターなし，c：ペグホール．

6 mmドリルが完全に施入できないことが多いです．このときはいったんリンクを取り外して，4 mmドリルを施入したうえで改めて6 mmドリルで完全にドリリングします．ペグホールは，外顆の外側寄りに作成されています（図13c）．

その後，内側と同様に後顆骨切りとミリングを行い，角の骨を落として半月切除を行います．

Zレトラクターでプラトー外側縁を見ながら，脛骨テンプレートを挿入します．アンダーハンギングとならないように，幅が広めのものを使用します．日本人の平均内外／前後比は0.679 ± 0.05であるのに対して，FLOの同比は0.680 ～ 0.686ですので，ほぼ形状はジャストフィットです[2]．

大腿骨トライアルを入れて，屈曲ギャップを評価します（図14a）．最薄のベアリング厚は5 mmですが，フィーラーゲージおよびベアリングの表記は3となっていることに注意してください．

屈曲では，3のフィーラーゲージが挿入できることが最低条件です．屈曲では伸展よりゆるめのギャップとなりますので，少し下垂位から内反させると1～2 mm間隙があくことが理想的です．あまりきついようですとリカットが必要です．リカットは，すでにシムなしで骨切りを行ったあとではブロックを少し遠位に移動させて再固定する必要がありますが，シムを使用して行った際にはシムなしで行うこともできます．

屈曲ギャップが確保できたら，次に伸展ギャップを評価します（図14b）．内側と異なり，外側

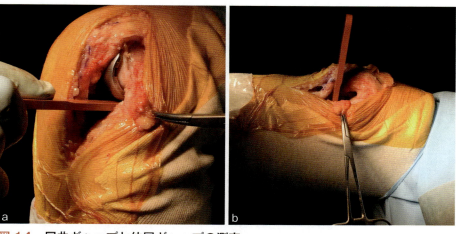

図14　屈曲ギャップと伸展ギャップの測定
a：屈曲，b：完全伸展．

　UKAでは完全伸展位での評価となります．まず3のフィーラーゲージを入れて完全伸展可能かどうか見ます．完全伸展が可能で，なおかつ外反をかけると1 mm程度余裕ができるのが適切です．外側UKAでは，とくに過矯正を避ける必要があります．3でこの状態が達成できていればよいのですが，ほとんどの症例ではさらなるミリングが必要となります．

　もし3がきついようでしたら，完全伸展＋1 mmの余裕が得られるまで2，1と減らしていきます．もし1でもきついようでしたら，0と判断します．このとき次のスピゴットを選択する基準は，屈曲ギャップではなく，3のフィーラーゲージで完全伸展＋1 mmを達成することです．もし1のフィーラーゲージでこの状態が再現できたのなら，たとえ屈曲で5のフィーラーゲージが入ったとしても，5－1＝4のスピゴットではなく3－1＝2のスピゴットを選択します．屈曲のゆるさは無視して構いません．結果的にほとんどの症例でベアリングは3となります．

　大腿骨外側顆は一部PFの外側ファセットを含みますので，深いミリングは避けたいところですが，外側UKAの最終的なスピゴットサイズは内側より1 mm程度大きくなりますので，どうしても深いミリングとなります．しかしミリングを行ってできる段差は，瘢痕組織で満たされてスムーズな関節面が形成されますので，あまり問題となりません．当院での研究でも，外側UKAでPF関節のOAが進行するという結果は得られませんでした[3]．それより，きつい外側ギャップとして，内側にoverloadingをきたすことを避ける必要があります．当院のデータでは約1/4の症例では最終スピゴットは6か7です．

　完全伸展位が得られたら，ギャップ調節は終了です．繰り返しますが，屈曲のゆるさは許容されます．

　ギャップが揃ったら，大腿骨と脛骨を仕上げます．大腿骨は，前方の骨切除を行います．前方の骨切除は内側のように前方ミリングは行わず，インピンジを生じない最小限の骨をノミで切除します（図15）．モバイルのようにベアリングが前方に移動しないことと，切除しすぎるとPFの外側ファセットの不整が危惧されることがその理由です．大体4 mmのドリルホールの5 mm程度近位まで切除すると，大腿骨コンポーネントが入ります．

　脛骨は全例セメント固定となりますので，セメント用のキールソーを使用します．内側と同様にpull and pushテクニックで後方縁と後方骨皮質を合わせ，この位置を保持しつつピン固定してドルフィンテクニックを用いてキール溝を作成します（図16）．

　大腿骨と脛骨の仕上げが終わったら，最終トライアルを行います．最終トライアルはtwo pegの大腿骨，キール付きメタルバックの脛骨で行います．脛骨が安定しているか，完全伸展時に大腿骨の骨縁が脛骨コンポーネントと干渉しないかを確認します．干渉があるようであれば，骨切除を

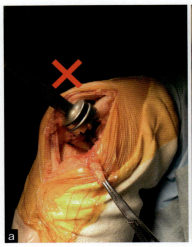
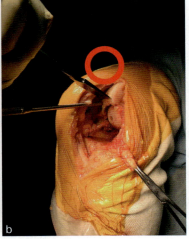

図15 大腿骨の処理
a：外側UKAでは，内側UKAのように前方のミリングは行わない．
b：ノミで必要最小限の骨切除を行う．

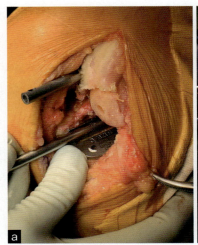
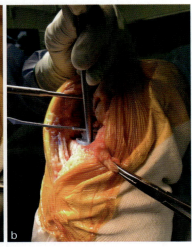

図16 脛骨の処理
a：pull and pushテクニック．
b：ドルフィンテクニック．

追加します．また，少し内反力を加えることで1～2mmすきまができることを確認します（図17）．

脛骨の固定は，全例セメントです．内側UKAのときにも行ったように，ピンク針による骨髄内吸引法を行っています．内側UKAと異なるところは，メタルとポリエチレンの一体型であるため，後方に残存したセメントを取りにくいことです．必要かつ十分なセメンティングを心がけねばなりません．

脛骨コンポーネントには，裏面のわずかに窪んだ所にのみセメントを塗布します．脛骨面はすきまなくセメントを塗布しますが，表面から盛り上がりはなく，代わりに骨髄内に多く浸潤している（cement penetration）状態にします（図18）．

刺入に際しては，膝蓋腱が邪魔になって，キールの方向にコンポーネントを挿入することが困難です．少し浮かせた状態で，上からキールをキール溝にはめこむイメージになります．

側方に関しては，Zレトラクターで軟部組織を内側に牽引することにより遺残セメントの有無を確認して，もしあれば除去することができます．後方に関しては，ポリエチレンの表面のレベルまで溢れてきたセメントに関しては直接確認して除去することができますが，それより低い所に存在するセメントは目視で確認することは困難なので，Tハンドルでポリエチレンの後縁をなぞるようにして掻き出します．

大腿骨の固定はセメント固定，セメントレス固定のいずれでも構いませんが，私はセメントレスを頻用しています．ペグホールの拡大など，不安定が危惧されるときにはセメントを用いています．

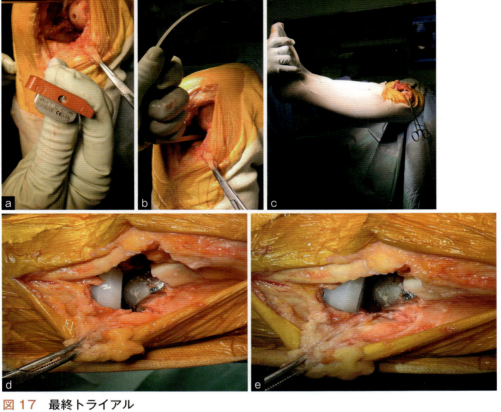

図17 最終トライアル
a：脛骨トライアル，b：打ち込み，c：完全伸展，d：中間位，e：外反位．

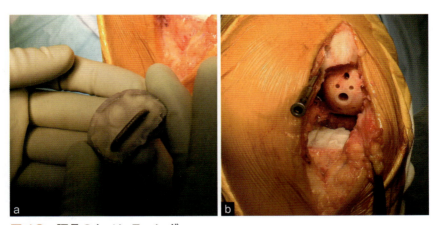

図18 脛骨のセメンティング

8 閉創

　関節内をよく洗浄したら，縫合を行います．内側と異なり筋肉を切開しているので，膝蓋骨から上のレベルの四頭筋の切開部から縫合します．筋肉部は筋肉の腹側（骨に近い側）が腱状になっているので，0バイクリル®で数ヵ所結節縫合します．膝蓋骨の直上まで縫合したら，今度は浅層の筋膜部分を同じく0バイクリル®で数ヵ所結節縫合します．膝蓋骨のレベルになったら0 V-Loc™を用いて連続縫合をしますが，膝蓋骨のレベルは，外側の滑膜性関節包と内側の靱性関節包を側側縫合します（図19）．こうすることで，膝蓋骨を過度に外側に引っ張ることなく縫合できます．

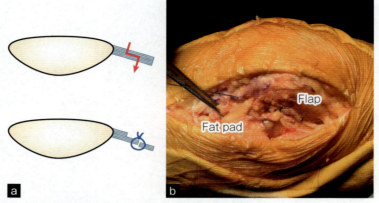

図19 膝蓋下脂肪組織を用いた関節包閉鎖
a：step状の骨切りを行い，flapの先端同士を縫合することで，膝蓋骨の外側の緊張を弱めて縫合する．b：膝蓋下脂肪組織を用いた関節包閉鎖．

　また膝蓋腱レベルでは，膝蓋腱を覆う支帯と，外側の筋膜に付着した脂肪体を縫合することで，緊張をかけずに関節包を閉鎖し，なおかつ縦切開した膝蓋腱を，実質部に糸をかけることなく，支帯で覆って閉鎖することができます（図19）．

　皮下を3-0 V-Loc™で縫合して，テーピング，IV3000貼布およびドーナツでの圧迫を行います．

文献

1) Kitazawa D et al：Trans patellar tendon sagittal tibial cut for lateral unicompartmental knee arthroplasty-location of the split-CT simulation study. J Orthop Sci **28**：829-831, 2023
2) Kamenaga T et al：Morphometric analysis of medial and lateral tibia plateau and adaptability with Oxford partial knee replacement in a Japanese population. J Orthop Surg（Hong Kong）**28**：2309499020919309, 2020
3) Fujita M et al：Preoperative Condition of the Patellofemoral Joint Does Not Negatively Impact Surgical Outcomes of Lateral Unicompartmental Knee Arthroplasty in the Short Term. J Knee Surg **35**：810-815, 2022

第3章 UKA

1 機種の選択

Dr.Hamaguchi

1 総 論

　UKAの分類はシンプルです．大きく分けて，ポリエチレンベアリングが動かないfixed型か，動くmobile型かです．細かな分類としては，セメント固定かセメントレスか，外側専用機種があるかどうか，金属アレルギー対応機種があるかどうかになります．

　2022年のJapanese Orthopaedic Association National Registryによると，日本におけるTKAとUKAの施行数とその比率はTKAが80,325膝，UKAが12,884膝であり，UKAが人工膝関節の14%を占めるまでに増加しています（**表1**）．数年前まで10%に満たなかったことを考えると，UKAの使用が急速に拡大している傾向が見て取れます．

　機種別のシェアは6割がfixed型UKAで，残り4割がmobile型のOxford UKAです．

　以下にfixed型およびmobile型UKAの歴史と特徴的なコンセプトを解説し，どのような条件と考え方でUKAを選択していくのかを説明します．

2 UKAの歴史

a fixed型UKAの歴史

　modern fixed UKAの始まりとしてはSt Georg型（1969年）やMarmor型（1972年）が有名ですが，fixed型UKAの原型はTKAを開発する流れのなかにも見ることができます．

　total hip arthroplasty（THA）の最初の成功者であるSir John Charnleyのもとで学んでいたFrank H Gunstonは，THAで成功したメタルとポリエチレンの組み合わせによるインプラントを両側顆にセメント固定する術式を開発し，1971年に発表しました[1]．レールと車輪のような仕組みをもったpolycentric kneeの見た目はまさしくUKA×2ですが，ゆるみをきたしやすく，臨床的な成功には至りませんでした（**図1**）．ゆるみや摩耗の問題が多かったfixed型UKAですが，その後も改良が加えられていきました．たとえばfixed型の代表的機種であるMG-Uni®がZimmer Unicondylar Knee®へ，そしてPersona® Partial Kneeへと進化したように，より安全で確実な手技の開発と成績改善の努力が積み重ねられ，現在のUKA百花繚乱の時代に至ります．

表1 Japanese Orthopaedic Association National Registry 2022年度

2022年度	TKA 初回手術	UKA 初回手術
コンポーネント数	80,325	12,884
% / TKA+UKA=93,209	86%	14%

1 機種の選択

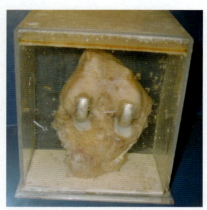

図1 Gunston の Polycentric Knee
（Wrightington Hospital の Sir John Charnley Museum にて筆者撮影）

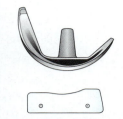
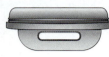

図2 Oxford® Partial Knee（Phase 1）
大腿骨インプラントはボーンソーによる3面カットであることがわかる．

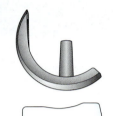
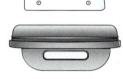

図3 Oxford® Partial Knee（Phase 2）
大腿骨インプラントのカット方法が変更となった．後面はボーンソー，遠位はボーンミルで掘り込む方法になり，1 mm 単位でのギャップ調整が可能となった．

b｜mobile 型 UKA の歴史

mobile 型 UKA は Oxford® Partial Knee（以下 OUKA，Zimmer Biomet 合同会社）のみの唯一無二の機種となります．OUKA は Oxford 大学の整形外科医 John Goodfellow とエンジニア John O'Conner が開発し，1976 年に Phase 1 として初めて臨床使用されました．本稿作成時点である 2024 年の，実に 48 年前になります．当初は UKA としてではなく両側顆を置換する TKA として使われました．Phase 1 OUKA の基本的な原理は現在も同じですが，当時は大腿骨側のサイズは 1 種類のみで，骨切除はボーンソーでの三面カットであり，現在のような厳密なギャップ調整はできませんでした（図2）．そのため，ベアリング脱臼率は 3% と高率でした．1982 年からは TKA の代用としてではなく，内側用 UKA として使用され始めました．1987 年に Phase 2 が登場してミリングによる 1 mm 単位のギャップ調整が可能となり，脱臼率は 0.4% に改善しました（図3）．1998 年には Phase 3 となり，大腿骨サイズが 5 種類に増えて，minimally invasive surgery 対応になりました．日本では 2002 年に Phase 3 が上市され，2012 年には Microplasty™ システムが導入されて，より正確な設置が可能となりました（図4）．現在では，UKA の機種別シェアで 4 割前後を占める UKA の top of the top となっています．

c｜fixed 型 UKA と mobile 型 UKA のコンセプトと特徴

機種選択は fixed 型か mobile 型かの二者択一でシンプル，とは書きましたが，それぞれのコンセプトを根源から理解するのは簡単ではありません．「動かないか」「動くか」だけではないのです．

1）fixed 型 UKA のコンセプトと特徴

fixed 型 UKA のコンセプトは「解剖学的関節表面の再現」です．摩耗した部分を，本来の関節形状に模した物に入れ替えてあげましょう，という考え方です．関節表面を基準として再建するので，fixed 型 UKA = anatomical UKA と表現することができます（図5）．ゆえに，脛骨後傾角度も個々の解剖学的後傾角度を再現すべきとされています．その理由は p.215「1）脛骨後傾角の考え方」で後述します．そして，最大の利点は「脱臼しない」ことです．これは，UKA に慣れていない術者が fixed 型を選択する場合の最優先事項かもしれません．一方，最大の欠点は耐摩耗性です．

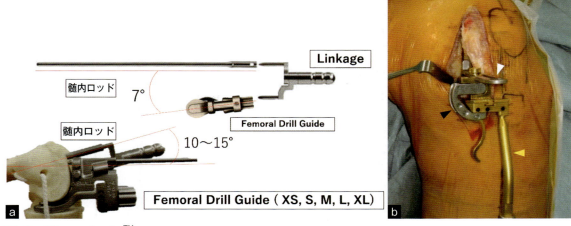

図 4　Microplasty™
a：大腿骨側の髄内ロッドと Linkage，Femoral Drill Guide．b：脛骨側のスプーンゲージ（白矢頭）と G クランプ（黒矢頭），脛骨髄外ガイド（黄矢頭）．

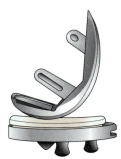

図 5　fixed 型 UKA
大腿骨インプラントは解剖学的形状であり，ベアリングは固定されてフラットな構造を呈し，膝の生理的運動を妨げない仕組みになっている．

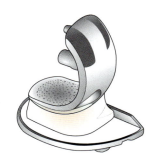

図 6　mobile 型 UKA（Oxford® Partial Knee）
大腿骨インプラントは球体の一部を切り取った凸球面で，ベアリングの上面はそれに完全一致した凹球面の ball and socket 構造である．ベアリング下面と脛骨インプラントは，平面で自由に滑走することで膝の生理的運動を妨げない仕組みになっている．

fixed 型 UKA の年摩耗率は 0.15 mm/ 年との報告があり[2]，計算上は 10 年間で 1.5 mm 摩耗することになります．しかし現在は，インプラント設計やポリエチレンの改良により mobile 型と遜色ない長期成績が示されるようになってきています．

2）mobile 型 UKA（= OUKA）のコンセプトと特徴

OUKA のコンセプトは「病前の靱帯張力の再現」と「球面構造による低摩耗率の実現」です．非解剖学的構造ながら，靱帯張力を基準とする点からは mobile 型 UKA = functional UKA と表現することができます（**図 6**）．靱帯張力の再現とは，おもに MCL の張力を指します．正常な膝の靱帯張力は，安静時にはほぼゼロの低値となり，運動時にはその制動性に応じた高い値を示すと考えられます．

私が思う靱帯の役割を一言で表現すると，「いざ鎌倉！」であります．普段はのんびりと，「そこそこに」過ごしている家臣（靱帯）ですが，いざ戦（仕事やスポーツなど）の環境に置かれたときは，しっかり関節を誘導かつ制動して，鎌倉殿であるお膝様を失礼なく安全に陣地からお城まで導く役目を担っているのが靱帯であると思います．これに基づいて手術中の膝の状態を「安静時」と考えると，いたずらに脱臼を恐れてベアリングをきつく入れてはいけない，という原則が理解できると思います．脱臼を恐れ，安静時からキツキツの厚いベアリングを入れるということは，戦のない平和なときに家臣たちを臨戦態勢の厳戒状態にさせているのと同じです．靱帯のメカノレセプターから常時信号発火することで，慢性的に痛みを感じる状態となり，いわゆる中枢感作や慢性疼痛の原因になり得ます．

OUKA の最大の利点は，0.01 mm/ 年とされる極めて低い摩耗率にあります[3]．年摩耗率が 0.01 mm ということは，10 年経っても 0.1 mm，100 年経っても 1 mm しか摩耗しないということです．前述したとおり，fixed 型 UKA の年摩耗率は 0.15 mm/ 年ですので，OUKA の摩耗率はま

さしくケタ違いの低さです．その極めて低い摩耗率を得るために，OUKA は球面構造と mobile 機構を採用する必要がありました．一方，OUKA の最大の欠点は「脱臼する」ことです．これは，UKA に不慣れな術者が mobile 型を選択しない最大の理由かもしれません．

3）セメント固定とセメントレス

セメントレス UKA は OUKA に設定されています．ハイドロキシアパタイト加工がされており，骨との生物学的固着が得られることから，長期にわたる良好な固定性が期待されます．実際，セメントレス OUKA の 10 年生存率は 97% と，極めて良好な成績が報告されています[4]．日本には 2015 年にセメントレス OUKA が導入されましたが，現在は原則として大腿骨インプラントだけが使用可能となっており，脛骨インプラントには使用制限がかけられています．理由は，脛骨骨折が多発したからでした．セメントレス OUKA を先行使用した日本の Oxford ファカルティ 15 人の非公式データでは，半年間で 474 膝中 21 膝（4.4%）が脛骨骨折を起こしました．20 人手術したら 1 人が骨折する計算ですので，メーカー側が使用制限をかけたのは賢明な判断だったと思われます．骨折の原因と対策については，第 4 章-2-C の平中先生の項（p.280）で詳述されています．

4）金属アレルギー対応機種

現在，金属アレルギー対応機種には以下の 2 種類があります．
- Oxford® Partial Knee 窒化チタンコーティング （Zimmer Biomet 合同会社）
- JOURNEY II UK（Smith & Nephew 社）

d UKA の機種選択の実際

1）UKA の適応の確認

fixed 型か mobile 型かにかかわらず，すべての UKA の適応は「anteromedial osteoarthritis（AMOA）」の病態の膝であるべきです．AMOA の定義は p.2「第 1 章-1 TKA と UKA の適応の考え方」で示したとおりですが，非常に大事な病態概念ですのでもう一度おさらいしましょう（表 2）．

表 2 の病態を 1 つ 1 つ確認して，AMOA かどうかの診断を進めていきます．もし 1 項目でも当てはまらなければ，TKA や high tibial osteotomy（HTO）などの適応とすべきです．すべての項目が当てはまれば，UKA の適応となります．

2）UKA の機種選択の「現実的な」考え方

UKA 適応であると判断されたら，fixed 型と mobile 型の特徴の差をよく理解したうえで選択基準を確認していきます．

まず，患者さん側の条件として以下を考慮します．

①年齢

②スポーツや活動性

③正座の必要性

①の年齢については，若年であればあるほど耐摩耗性と高い長期生存率が証明されている OUKA が有用です．しかも，セメントレスの使用によってさらに長期耐用性が期待できるかもしれません．私の OUKA の最年少患者さんは，内側半月後根損傷からの骨壊死例で 39 歳の方でした．お若い方に対してもどんどん UKA をやろう，というメッセージではありませんが，OUKA の利

表 2 AMOA の要件

・内側軟骨の全層欠損＝ bone on bone
・機能的に正常な ACL がある
・機能的に正常な MCL がある
・外側軟骨の全層温存
・PF 関節の骨欠損や亜脱臼がない

点を活かした適応と考えます．2024年現在，厚生労働省によると日本人女性の平均寿命は約87歳です．fixed型のポリエチレン耐用年数を15年前後とすると，70歳以上であればfixed型UKAも一生涯もつ治療として適応となります．

②スポーツや活動性については，医師がどのレベルまで認めるかにもよりますが，インパクトの強いスポーツや肉体労働者など，膝に過大な負荷がかかる症例ではポリエチレンへの接触圧が問題となります．インプラントにかかる応力が同じでも，fixed型はOUKAに比べて接触面積が小さいので，ポリエチレン表面の接触圧は高くなります．この認識は非常に重要で，具体的なポリエチレンの接触応力はfixed型が約45 MPaであるのに対して，mobile型はわずか2.7 MPaであり，実にその差は16倍とする報告があります[5]．また，fixed型UKAはcurve on flat構造になっており，これにより伸展〜屈曲で接触点が移動するのを許容しています（図7）．対するmobile型のOUKAは，curve on curveで全面接触するball and socket構造で，ベアリング下面が自由に滑走することで接触点の移動を代償しています．このためfixed型のポリエチレンは，伸展位接触点と屈曲位接触点の2点を中心として摩耗が進む傾向にあります（図8）．fixed型ポリエチレンの摩耗は「全体に均等に」起こるのではなく，「局所的に深く」起きることが特徴です[6]．これについてはほかの文献でも同様の摩耗形態が報告されており，fixed型の摩耗パターンの特徴と考えられます．この局所的に深い摩耗によってconformityが上がり，将来の機械的ゆるみの一因となる可能性も否定できません（図9）．以上から，繰り返しの高インパクトにさらされる活動性の高い膝にはmobile型のOUKAが有利であるといえます．

③正座の必要性については，これも医師が認めるかどうかによりますが，とくに日本人女性は術後でも正座の希望を捨てない方が多くいらっしゃいます．なかでも茶道や華道の師範の方で仕事上正座が求められるケースや，電設業や内装業の方で狭い空間で膝を深く曲げて作業しなければならないケースなどでは，正座や深屈曲が求められます．このような症例には，fixed型UKAかHTO

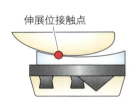
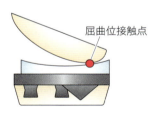

図7　fixed型UKAの伸展位と屈曲位の接触点
伸展すると前方で接触し，屈曲するとロールバックが起こり後方で接触する．

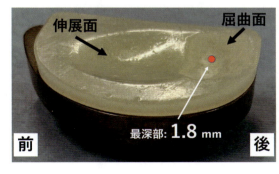

図8　fixed型UKAの摩耗パターン
術後11年の脛骨側機械的ゆるみで摘出した，fixed型UKAのベアリングの標本．伸展位接触点と屈曲位接触点の2点を中心とした，雪だるま型摩耗を呈している．諸家の報告でも，fixed型UKAのベアリング摩耗はこのパターンを示していた．

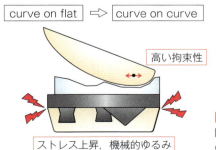

図9　fixed型UKAの機械的ゆるみの一因
陥凹摩耗による拘束性（conformity）の増加が骨-インプラント界面のストレスを増加させ，ゆるみをきたす可能性が危惧される．

が有用と考えます．mobile 型 OUKA を推奨しない理由は，脱臼の危険性があるからです．OUKA のベアリング脱臼については p.285「第 4 章-1-C-3 ベアリングの脱転」で詳述されていますが，深屈曲時のベアリングの挙動についてはまだ十分に解析されていません．0°〜120°までのベアリング挙動については「術中測定」で詳細な動態がわかってきていますが[7〜9]，実際の正座のように「お尻からの荷重がかかって」「下腿を内旋または外旋して」「大腿後面とふくらはぎの軟部組織が衝突して」「深屈曲」しているときのベアリングがどのようになっているかは不明です．気になるファクターは，ベアリングと脛骨縦壁との距離，脛骨インプラント後縁からのベアリングのオーバーハンギングの程度，ベアリングの回旋の方向と程度，正座時に内側関節面にかかる力は圧迫力なのか引き離し力なのか，など不確定要素ばかりです．根拠が乏しいまま患者さんに正座しても大丈夫とはお伝えできませんし，私の 2 例の脱臼例は正座がお好きな方でしたので，個人的には OUKA において正座は禁止としています．そこで，深屈曲を必要とする特殊な生活背景をもっている方には 2 つの選択肢を提示します．1 つは深屈曲を諦めて OUKA をするか，もう 1 つは年齢や活動性を考慮したうえで正座を優先したい方には fixed 型をするかです．

このように書いてくると，「（脱臼さえしなければ）全部 Oxford でよいのでは？？」と思えてきます．実際，私も平中先生も第一選択は OUKA です．脱臼させない理屈と手技をしっかりともっていれば，UKA をするなら OUKA が最強，最善です．それは，この 40 年以上にわたる歴史と明確な適応基準，確立された手技，揺るぎない長期成績が物語っています．OUKA 以外の fixed 型 UKA には，このいずれかの要素が不足しているように個人的に感じます．

文 献

1) Gunston FH：Polycentric knee arthroplasty. Prosthetic simulation of normal knee movement. J Bone Joint Surg Br **53**：272-277, 1971

2) Ashraf T et al：Polyethylene wear in a non-congruous unicompartmental knee replacement：a retrieval analysis. Knee **11**：177-181, 2004

3) Kendrick BJ et al：Polyethylene wear in Oxford unicompartmental knee replacement：a retrieval study of 47 bearings. J Bone Joint Surg Br **92**：367-373, 2010

4) Campi S et al：Ten-year survival and seven-year functional results of cementless Oxford unicompartmental knee replacement：A prospective consecutive series of our first 1000 cases. Knee **25**：1231-1237, 2018

5) Simpson DJ et al：The effect of bearing congruency, thickness and alignment on the stresses in unicompartmental keen replacements. Clinical Biomechanics **23**：1148-1157, 2008

6) 浜口英寿：ポリエチレン陥凹摩耗が機械的ゆるみの一因と考えられた Fixed ベアリング UKA の 1 例．日人工関節会誌 **52**：739-740, 2022

7) 浜口英寿：Oxford UKA のベアリング挙動．JOSKAS **43**：460-461, 2018

8) Suda Y et al：Mobile bearing orbit on the tibial component in Oxford unicompartmental knee arthroplasty. Knee **42**：136-142, 2023

9) Kawaguchi K et al：Intraoperative mobile-bearing movement in Oxford unicompartmental knee arthroplasty. Knee Sports Traumatol Arthrosc **27**：2211-2217, 2019

第3章 UKA

2 術前計画

Dr.Hamaguchi

私のUKAの第一選択はOUKAです．fixed型UKAについては限られた経験しかありませんが，平中先生はOUKA一択ということですので，私はfixed型に関しても少しだけ触れさせていただきます．

1 UKAの術前計画の前に

「第1章-1 TKAとUKAの適応の考え方」(p.2)と「第3章-1 機種の選択」(p.203)で，適応としての前内側型OA（AMOA）についてかなり詳しくお話ししました．熱心に読んでいる皆さんは，多分もうAMOAの何たるかを理解しているかと思いますが，本項でお話しするサイジングや顆間部の評価などの理解にはAMOAの画像所見の注意点も押さえておく必要があります．くどいようですが今一度，図解とともに理解を深めてみてください．

a AMOA膝のサイジングとテンプレーティングの注意点

健常な膝関節に変性が始まると，まず立位荷重面が摩耗してきます．その摩耗面は，歩行時の関節接触面にあたる脛骨の前内側部と，それに相対する大腿骨の伸展荷重面です（図1）．しかし，屈曲荷重面では伸展面ほど大きな過重負荷が頻繁にかからないため，大腿骨後顆と脛骨後方軟骨はまだ温存されています．これがAMOAの典型的な病態です．

このAMOAをX線側面像でテンプレーティングする際の注意点があります．伸展荷重面の軟骨はもちろん，軟骨下骨もかなり摩耗している場合があるので，X線像そのままの骨輪郭にテンプレートを当てるとサイズを過小評価してしまう危険性があるのです．実際のテンプレーティングのコツは後述します．

b UKAの禁忌！ 伸展−15°の意味は？

UKAの禁忌項目として「伸展−15°より伸びない膝は禁忌である」と聞いたことはありません

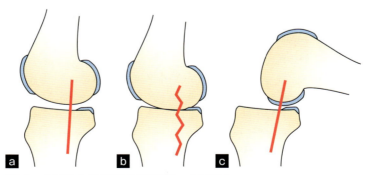

図1 AMOA伸展での摩耗面＝AMOA
a：荷重部前内側関節軟骨の欠損，b：AMOAの荷重時の病態＝bone on bone，c：AMOAの屈曲の病態．健常軟骨とジョイントラインは保たれている．

か？　私も見聞きしたことはありましたが，伸展制限とUKAの禁忌の関係が直感的に結びつかず，もやもやとした違和感をもっていました．その違和感を抱えながらUKAをしていくにつれて，伸展制限とACLの損傷程度，具体的には顆間部の骨棘とACLとのインピンジメントに関係がありそうだと気づきました．それを証明するために，以下のような調査を計画しました[1]．

①上顆軸撮影かCTによる顆間部の評価で，ACLの状態を評価できるのではないか？　と仮定．
②顆間窩のノッチ幅の狭小化を定義してみる（図2）．
③TKA症例で，いろいろな状態のACLとノッチ幅を評価してみる．
④ノッチ幅とACLの損傷状態に関連はあるか？　あるならUKAに適するノッチ幅はどこまでか？
⑤そのような膝の伸展制限はどれくらいか？

　以上を調べると，②で調査したノッチ幅（notch osteophyte ratio %：NOR%）と③のACLの損傷状態は，よく相関することがわかりました．NOR%が70%以上の，顆間窩が広く残されている群ではACLは2束ともほぼ正常でした．NOR%が70～60%の群ではACLは滑膜損傷がありつつも2束とも温存され十分に機能しており，47～40%の群ではACLは1束しか残っておらず，40%未満の群ではACLは消失していることがわかりました（図3）．NOR%が40%未満の場合にACLが1束以下である陽性的中率は，91%と高率になります．そして，このNOR%と伸展制限の関係は負の相関関係を示しました（R=0.37，P＜0.01）（図4）．さらに，伸展制限15°よりも伸び

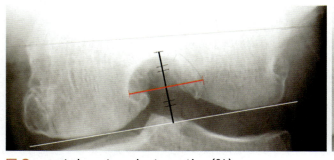 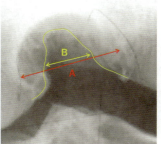

図2　notch osteophyte ratio（%）
notch osteophyte ratio ＝（B/A）× 100%
顆間窩の幅と骨棘で狭められている幅を測定して，開いているノッチ幅を%で表す．
（浜口英寿：UKAの手術適応における大腿骨顆間窩骨棘と前十字靱帯の評価．日人工関節会誌　42：393-394，2012より許諾を得て転載）

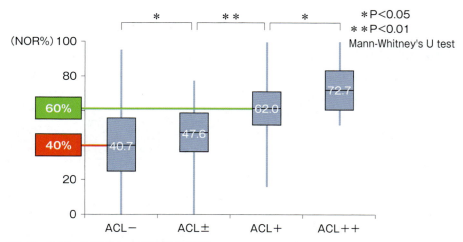

図3　ACLの状態とNOR%の関係
UKAの適応であるACL＋以上の群はNOR%が60%以上あり，UKAの禁忌となるACL－群はNOR%が40%以下であった．
（浜口英寿：UKAの手術適応における大腿骨顆間窩骨棘と前十字靱帯の評価．日人工関節会誌　42：393-394，2012より許諾を得て転載）

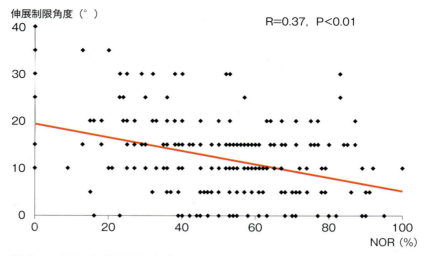

図4　NOR％と伸展制限角度
NOR％と伸展制限には有意な負の相関があり，NOR％が小さいと膝は伸びにくくなる．
(浜口英寿：UKAの手術適応における大腿骨顆間窩骨棘と前十字靱帯の評価．日人工関節会誌　42：393-394，2012より許諾を得て転載)

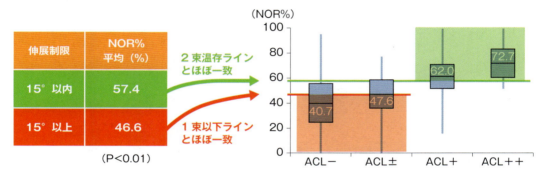

図5　伸展制限15°とNOR％とACLの関係
伸展制限15°未満の伸びやすい膝の群ではNOR％は57.4％，伸展制限15°以上の群では46.6％であり有意差（p＜0.01）を認めた．図4にこの数値を当てはめると，ちょうど15°未満群のNOR％は2束が温存されている値とほぼ一致し，15°以上制限群のNOR％は1束以下の値とほぼ一致していた．これが伸展制限（屈曲拘縮）15°へのUKAは禁忌とされる理由である．
(浜口英寿：UKAの手術適応における大腿骨顆間窩骨棘と前十字靱帯の評価．日人工関節会誌　42：393-394，2012を参考に作成)

る群と15°よりも伸びない群に分けて，それぞれの群のNOR％の平均値を出すと，前者が57.4％で後者は46.6％でした．これらはそれぞれACL＋群の平均値である62.0％と，ACL±群の平均値である47.6％と非常に近い値であることがわかりました（図5）．

以上をまとめると，15°以上伸びない膝は顆間窩の幅が半分以下になっていて，ACL損傷を高率に合併しており，UKAの適応にはならないといえます．つまり，「15°以上伸びない膝」は「伸びないから禁忌」だったのではなく，「伸びないということは，ACLがダメだということだから禁忌」だったのですね．

2　サイジングとテンプレーティング

OUKAのテンプレートは105％拡大となっており（図6），X線管球からカセッテまでの距離を1mとして設定されています．fixed型の代表格であるPersona® Partial Knee（PPK）は110％拡大です．

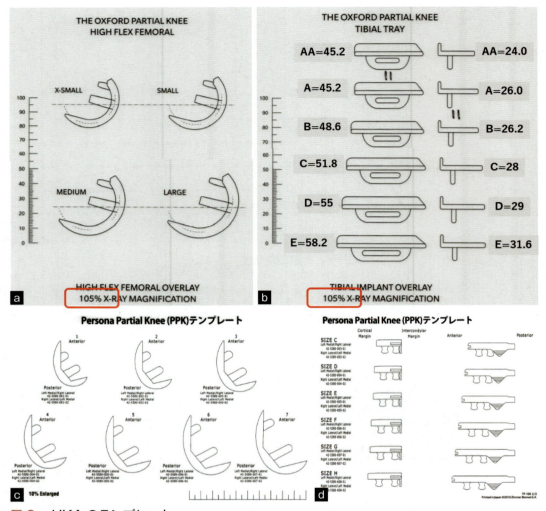

図6　UKAのテンプレート
a, b：OUKAのテンプレート．拡大率は105%（脛骨インプラントの数値は筆者記入），c, d：PPKのテンプレート．拡大率は110%．
(a, b：Zimmer Biomet合同会社：Oxford® Partial Knee手術手技書より許諾を得て転載，c, d：Zimmer Biomet合同会社：Persona® Partial Knee手術手技書より許諾を得て転載)

a　大腿骨サイジング

まず，できるだけ正確な側面像を撮影します．次いで内側顆を同定しますが，外側顆のほうが特徴的なので，こちらを先に同定して，「それとは違うほう」が内側顆になります．

> **Point**
> 外側顆の見分け方（図7）
> ①前方の滑車隆起が大きい．
> ②半月板前節と接する凹のノッチがある．
> ③後顆後縁がアヒルのお尻状にピョコっととんがっている．
> ④fabellaがある場合は，fabellaから3〜4 mmの距離があるのが外側顆．

Pointの①〜④に当てはまらないほうが内側顆です．内側顆は，前述したとおり伸展荷重面は骨組織まで摩耗して失われている可能性がありますが，後顆屈曲面は本来の軟骨下骨が残されているはずです（図8）．この認識は，とくにOUKAのサイジングで重要になります．

1）OUKAの大腿骨のサイジング

OUKAのギャップ参照点は，20°屈曲位接触点と100°屈曲位接触点の2ヵ所あります．20°の接

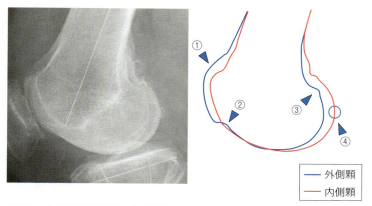

図7　大腿骨外側顆と内側顆の見分け方
外側顆の4つの特徴である①滑車隆起が大きい，②ノッチがある，③後顆後縁がとがっている，④fabellaとの間に3〜4mmの距離がある，を見つける．そうではないほうが内側顆である．

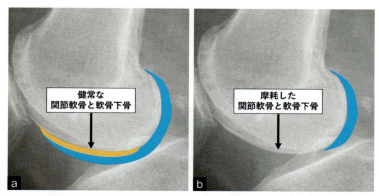

図8　健常関節面（a）と軟骨下骨まで摩耗したAMOAの関節面（b）
黄：軟骨下骨，青：関節軟骨．

接点は摩耗が進んでいることが多いので，テンプレートをそのまま骨の輪郭に合わせると，実際よりもサイズが小さくなります．摩耗する前の軟骨下骨を1〜2mm分大きく見積もって，テンプレートを当ててサイジングすると安全です（図9）．最終的に後方フランジが2〜4mmオーバーハンギングするのが，後方軟骨の厚さを考慮した理想的なサイズです（図10）．

2）fixed型の大腿骨のサイジング

すべての機種には当てはまりませんが，たとえばPPKは，この伸展荷重面の摩耗によるジョイントラインの上昇を考慮に入れて，後顆骨切りレベルも切り上げてバランスをとる設計となっています．fixed型の大腿骨サイジングのコツは，伸展荷重面から後顆軟骨下骨のラインをテンプレートで合わせて，後方フランジが後顆より小さくならないようにすることと，前方フランジが軟骨面より突出しないようにすることです．後顆より小さくなると，深屈曲で後顆とポリエチレンが衝突して可動域制限の原因となりますし，前方フランジが突出すると，膝蓋大腿関節損傷の原因となります．

> **Column**
>
> ##### 中間サイズで迷ったらどうする？
>
> OUKAで中間サイズとなった場合，原則として「大きいほうを選ぶのが安全」とOxfordのテキストブックに書かれています．大きめを選択する理由には2つあると思います．1つは，後方が足りないと後方軟骨とベアリングが衝突する危険性があるから，もう1つは，小さいサイズのベアリングでは容易に回転して脱臼する危険性があるから，と考えます．

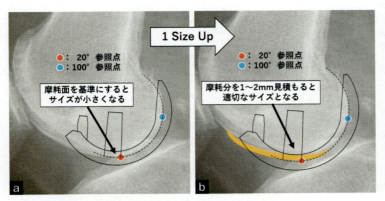

図9 摩耗面を基準としたときのピットフォール
a：bone on bone による摩耗が大きいと，サイズ選択を誤る危険性がある．
b：1～2 mm 遠位側に大きく見積もると安全である．

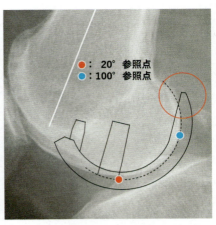

図10 適切なテンプレーティング
屈曲20°参照点を1～2 mm大きく見積もり，後方フランジが2～4 mm突出するのがベストなサイジングとなる．

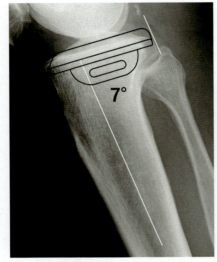

図11 脛骨側面テンプレート
OUKAの脛骨後傾角度は一律7°とする．内側顆後縁を合わせて，前方ぴったりの大きさか5 mmアンダーハンギングまで許容される．

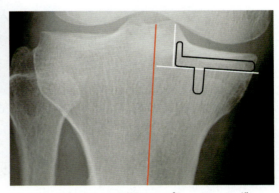

図12 OUKAの正面テンプレーティング
側面像で決定したサイズのテンプレートを正面に合わせる．内側縁は2 mm未満のはみ出しまで許容，外側は内側顆間隆起頂上を越えないことを確認する．

b 脛骨のサイジング

1）OUKAの脛骨のサイジング

　OUKAの脛骨のサイジングは，側面から始めます．テンプレートで以下を確認します（図11）．
①一律，後傾7°．
②後方をぴったり合わせる．
③前方は，ぴったりか5 mmアンダーハンギングも許容．
　正面は，側面像で選択したサイズのテンプレートで以下を確認します．
①脛骨軸に垂直～やや内反．
②内側は，ぴったりか2 mm未満のはみ出しを許容．
③外側縦切りが内側顆間隆起を越えないこと．
　この順番でサイジングしていくと，経験的に日本人女性の9割以上の症例で内側顆間隆起の頂上で縦切りを行うことになり，日本人男性ならば内側顆間隆起の1～2 mm内側になる傾向があります（図12）．

表1　OUKA の脛骨インプラントサイズ

サイズ	前後径（mm）	横径（mm）
AA	**45.2**	24.0
A	**45.2**	**26.0**
B	48.6	**26.2**
C	51.8	28.0
D	55.0	29.8
E	58.2	31.6

OUKA の脛骨インプラントサイズは**表1**のとおりです.

サイズに比例して大きくなるのではなく，前後径は同じだが横径が違うパターン（AA と A），横径はほぼ同じだが前後径は違うパターン（A と B）とあるので注意しましょう.

2）fixed 型の脛骨のサイジング

fixed 型の脛骨のサイジングは，側面から始めます.

①後傾は「原則として」個人固有の後傾角度に合わせる.

②後方をぴったり合わせる.

③前方もぴったり合わせるか，2 mm 未満のオーバーハンギングを許容.

正面像は，側面で選択したサイズのテンプレートで以下を確認します.

①脛骨軸に垂直〜やや内反.

②内側はぴったりか 2 mm 未満のはみ出しを許容.

③外側縦切りが内側顆間隆起を越えないこと.

3）CT によるダブルチェック

私は 3 D-CT デジタルテンプレートを採用していないので，通常の CT スライスにて測定してサイジングのダブルチェックをしています（**図13**）.

①水平面にて脛骨の前後径を測定し，サイズを決定する（前後径の方向は大腿骨内側顆の関節面センターラインの方向を参照する）.

②冠状面にて，水平面で選択したインプラントサイズの横径が脛骨内側縁〜内側顆間隆起頂上までに収まるか，縦切りの位置はどこになるか確認する.

③矢状面にて大腿骨内側後顆の輪郭にテンプレートを当てて，小さすぎないサイズを選択する.

c　fixed 型と mobile 型の術前計画で異なる所

fixed 型と mobile 型の術前計画で，大きな差が出た所が 2 ヵ所ありました.

①脛骨の後傾角：fixed 型は個人固有の後傾角 vs. mobile 型は一律 7°.

②脛骨の前方被覆：fixed 型はぴったり vs. mobile 型は 5 mm アンダーハンギング許容.

同じ UKA で，このような違いがあるのはなぜでしょうか？　私もこの理由がしっかりと書かれている文書を見たことがなく，長らく不思議に思っていました.ですが，ずっと思考実験をしてきて自分なりに納得できる答えが見えてきましたのでご紹介します.すべてが正しい理論ではないことは重々承知ですが，このように考えると理解しやすく腑に落ちるというお話です.

1）脛骨後傾角の考え方

a）なぜ fixed 型と mobile 型で後傾角が違うのか

fixed 型のコンセプトは，解剖学的関節表面形状の再現です.膝関節には個人ごとに固有の形状があり，その形状に沿わせるように靱帯が膝を導いて制御しています.この膝の最大伸展位と最大

2　術前計画　215

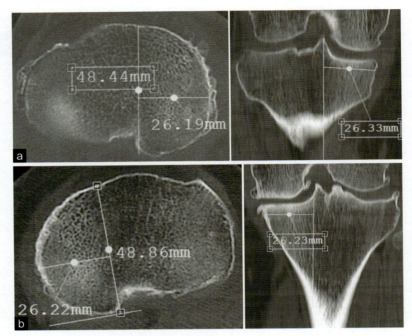

図13　OUKAのCTによるサイズチェック
aの症例もbの症例も，前後径は約48mmなのでサイズB，横径は約26.2mmとなる．縦切りの位置は，aの症例では内側顆間隆起の頂点だが，bの症例では頂点から1〜2mm内側になる．

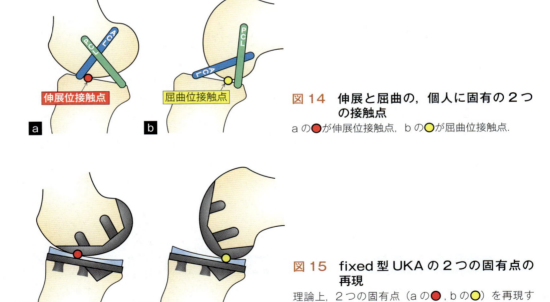

図14　伸展と屈曲の，個人に固有の2つの接触点
aの●が伸展位接触点，bの●が屈曲位接触点．

図15　fixed型UKAの2つの固有点の再現
理論上，2つの固有点（aの●，bの●）を再現するためには固有の後傾角を再現する必要がある．

屈曲位の接触点を想定します（図14）．この2点を結んだ線と骨軸の成す角が，患者さん固有の後傾角となります．大腿骨インプラントが解剖学的形状をしているfixed型UKAでは，この2点を再現することが運動生理学的に必須となりますから，原則として脛骨インプラントも患者さん固有の後傾角に設置すべきであることがわかります（図15）．

一方，mobile型であるOUKAは，大腿骨インプラントが非解剖学的な球体なので後顆の形状の再現と屈曲位接触点の同定は可能ですが，伸展時には患者さん固有の伸展位接触点とは無関係となります（図16）．このままでは後傾角の基準を決められませんので，Oxfordグループは「欧米人の平均後傾角である7°とする」[2]としました（図17）．後傾角を一律7°として作った屈曲ギャッ

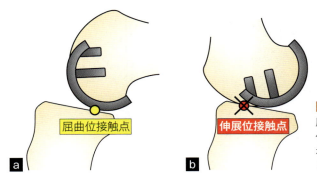

図16 OUKAの伸展位と屈曲位の接触点
屈曲位接触点（aの●）は解剖学的近似が可能だが，伸展位接触点（bの●）は解剖学的ではないことがわかる．つまり，再現すべき後傾角は決められないことになる．

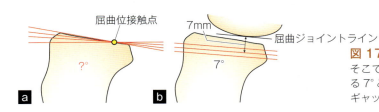

図17 OUKAの後傾角は規定されない？
そこで，OUKAの後傾角は一律欧米人の平均である7°として，それを平行移動させて7mmの屈曲ギャップを目標に作っていくことになった．

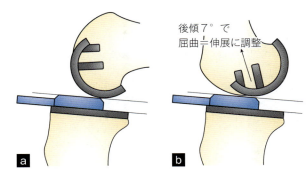

図18 OUKAの伸展ギャップの調整
後傾7°の屈曲ギャップと等しいギャップになるように伸展位で調整していく．

プをもとに，伸展ギャップがそれと等しくなるように調整していくのがOUKAの考え方です（図18）．だから，fixed型とmobile型で目標とする後傾角は違ってよいのですね．

b）fixed型の後傾角は本当に患者さんの後傾に合わせていいのか？

ここで，fixed型UKAの後傾角に新たな問題が発生します．fixed型では原則として，患者さん固有の後傾角を再現することが重要であることは述べましたが，Matsudaら[3]によると，日本人の内反膝の脛骨内側顆の後傾角は平均9.9°とされています．では，UKAの後傾角の上限はどれくらいなのでしょうか？　後傾角が大きくなると，ACLへの過負荷や脛骨インプラントの後方沈下，脛骨骨折の危険性が増加します．日本からの報告では，10°以上の後傾は避けるべき，もしくは8°以上には設定しないとされています[4,5]．後傾角の平均が9.9°で上限値が10°となると身動きがとれない状態になりますし，日本人の後傾角は10°を超えることが頻繁にあり得ます．どう解釈して対処すればよいのでしょうか？

脛骨後傾角を減じると，理論的には屈曲ギャップが減少しますが，その埋め合わせは大腿骨後顆骨切り量を増やすことで対処可能です．もともとfixed型は，摩耗した伸展面を基準にして大腿骨遠位端を切除するのが一般的です．この場合，ジョイントラインは1～2mm上昇することになります．このままだと相対的に屈曲ギャップがきつくなりますから，大腿骨後顆を切り上げなければなりません．これに対処すべく，たとえばPPKは大腿骨後顆をインプラント分よりも2mm厚く切除するように設計されています．この手法だと，伸展面も屈曲面も1～2mmほどオーバーカットした状態になります．つまり，1サイズほど小さく見積もって大腿骨側を置換していることになります．このような調整によって，後傾角が小さくてもギャップとしてはつじつまが合うことが多いのです．もちろんPPK以外の機種でも後顆骨切除の追加による屈曲ギャップの調整は可能で，

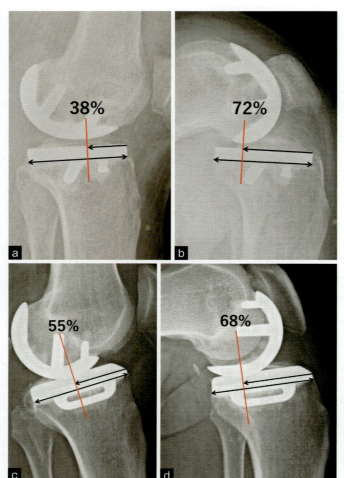

図19 fixed 型 UKA と OUKA の脛骨前方被覆の違い
fixed 型の接触点は，伸展0°で前方から38%（a），屈曲120°で72%（b）と前方にも大きな荷重がかかる．一方 OUKA の荷重線は，伸展0°では前方から55%（c），屈曲120°では68%（d）なので常に中央よりも後方荷重となる．両者の荷重部位の違いによって前方被覆の許容範囲が変わってくる．

これによって最終的な屈曲ギャップのきつさを修正しているのが実情と思われます．

2）脛骨の前方被覆の考え方

実例を見ながらのほうが理解しやすいと思いますので，fixed 型と mobile 型の伸展と屈曲の特徴がよくわかる X 線写真を提示します（図19）．fixed 型 UKA は解剖学的形状ですので，関節の接触点は完全伸展では脛骨前縁から38%，屈曲では72%とほぼ生理的な動態を示します．一方，mobile 型は球体ですので，大腿骨インプラント中心から脛骨インプラントに下ろした垂線を荷重線とすると，伸展で前縁から55%，屈曲で68%と常に後方で荷重を受けていることがわかります．この事実から，fixed 型では前方荷重となるため前方被覆をしっかりと行い，OUKA では後方荷重となるため必ずしも脛骨前縁を完全に被覆しなくても力学的に許容されるのだと考えます．実際のOUKA では，前方が5 mm もアンダーハンギングになることはあり得ませんのでご安心ください．

さてこの2つの相違点，皆さんの腑には落ちましたでしょうか？

文 献

1) 浜口英寿：UKA の手術適応における大腿骨顆間窩骨棘と前十字靱帯の評価．日人工関節会誌 **42**：393-394, 2012
2) Goodfellow J：Principles of the Oxford operation. Unicompartmental arthroplasty with the Oxford knee, Goodfellow J（eds）, Oxford University Press, Oxford, p.81, 2006
3) Matsuda S et al：Posterior tibial slope in the normal and varus knee. Am J Knee Surg **12**：165-168, 1999
4) 栗山新一ほか：画像診断における UKA の適応．関節外科 **40**：884-891, 2021
5) 石田一成ほか：Persona® partial knee を用いた fixed-bearing UKA の手術手技と注意点．関節外科 **40**：908-918, 2021

第3章 UKA

3 手術体位

Dr.Hamaguchi

　基本的に，fixed 型 UKA の手術体位は TKA と同じです．この項では，OUKA の体位と肢位に関して説明します．

1 体幹の位置

　TKA の体位と最も違うのは，体の位置です．OUKA では患肢下垂が原則ですので，患側の足台を抜いて患肢を下垂させて，術中の屈伸操作で周囲と干渉しないかどうか確認します．そのためには，患者さんの股間が足台の接続部になるように遠位に体をずらします．このずらし方が足りないと，術中の屈曲操作で踵が手術台に当たって十分に曲げられないことがあります．OUKA 純正のサイサポーターを使用する場合は，支持器（ベッドレールへの固定器）を患者さんの心窩部と臍の間に設置すると取り回しやすいと感じています（図1）．

> **Point**
> なぜ下垂させるのか？
> - OUKA は靱帯張力を基準にする手術であるため．
> - 下垂させることによって，下腿の自重で関節裂隙が開くため．
> - 下垂させることによってフィーラーゲージなどによる靱帯張力の評価がしやすくなるため．
> - 下垂させないと，屈曲位では大腿部の自重による関節圧迫力がかかるため．
> - そうなると靱帯張力できついのか，圧迫力できついのか判定が困難となるため．

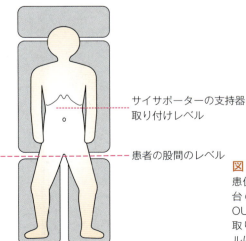

図1　OUKA の体位
患側足台を取り外して，患者の股間レベルが足台の接続部レベルになるように合わせる．OUKA 専用サイサポーターのベッドレールへの取り付け位置は，患者の心窩部と臍の間のレベルになる．

2 患肢の肢位

　股関節外転20°～30°，股関節屈曲20°～30°になるようにサイサポーターの位置を調整します．U字パッドで膝窩部を圧迫しないようにします．膝窩部を圧迫してしまうと，ボーンソーが深く入った場合，神経や血管が逃げ場を失って損傷されやすくなるので注意が必要です．小柄で太った患者さんではとくに気をつけましょう．膝は他動的に，完全伸展から120°屈曲まで自由に操作できるようにします（図2）．

　このサイサポーターですが，日本人には大きすぎて使いづらく，U字パッドの固定ネジをいくら締め付けても簡単に動いてしまうので術中に肢位がどんどんずれてきます．また，ベッドレールに取り付ける支柱も円柱形なので，固定器をいくら締め付けても簡単に回ってしまいます．これではせっかく調整した外転肢位も屈曲肢位もすべて台無しになります．これを防ぐために，どこの病院にもある支持器をU字パッドの下にあてがい，持ち上げるようにして固定しておくと安心です（図3）．非公式ですが2023年の日英Oxford Faculty Meetingにて新しいサイサポーターが開発中であることが示されましたが，いつわれわれが使えるようになるかは未定です．

3 駆血帯の工夫

　セメント固定時は駆血帯をかけますが，U字パッドが大きいためカフと重なって干渉しがちです．カフの巻き方がゆるいと，inflationさせたときにカフが前方に押されて，大腿動脈の圧迫が不十分になる可能性があります．それを避けるためには，可能であればカフとU字パッドを重ねないこと，カフをしっかりと締めること，駆血圧を高めに設定することなどを考慮します．私のTKAの駆血圧は280 mmHgがルーティンですが，UKAでは300～350 mmHgとしています．

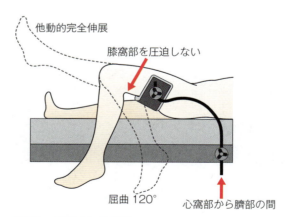

図2　OUKAの肢位
股関節外転20°～30°，股関節屈曲20°～30°とする．膝窩部を圧迫しないように注意する．膝は他動的に，完全伸展から120°屈曲まで自由にできるようにする．
(Goodfellow J：Unicompartmental Arthroplasty with the Oxford Knee, Oxford University Press を参考に作成)

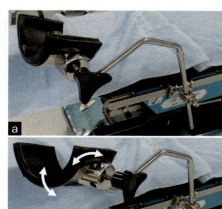
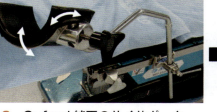
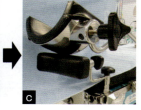
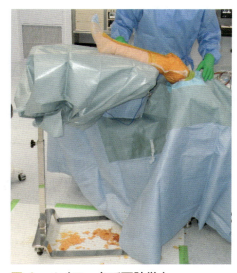

図3 Oxford純正のサイサポーター
a：位置を調整して固定する．b：Uの字パッド部が簡単に動いてずれてしまう．c：予防として一般的な支持器をパッドの下に追加し，支えを入れると安定する．

図4 メイヨー台で下肢挙上
メイヨー台に枕を載せてドレーピングし，縫合時や両側手術の待機中の患肢挙上に利用する．

4 縫合時の肢位の工夫

　下垂したままでは縫合しにくいので，挙上させて軽度屈曲位で縫合します．その際に，高さの調節が可能なメイヨー器械台にクッション枕を載せて，清潔にドレーピングした足台を使用します（図4）．両側同日UKAの場合も，このメイヨー台を使って非術側を挙上して，長時間の下垂を避けるようにしています．

第3章 UKA

4 アプローチ：皮切と展開

Dr.Hamaguchi

まずはしっかりと参照線を引きましょう．参照線は，1本の線で，丁寧に，正確に描きます．ちょっと触っては線を引き，またちょっと触ってはもう少しずらして線を引き…などと繰り返しているうちに，どれが本当の参照線かわからなくなっている術者も時に見受けられます．アニメの名探偵のセリフではありませんが，「真実はいつも1つ」です．1本の線を自信をもって引きましょう．

1 体表の参照線

OUKAでは，患肢下垂の状態で参照線を引きます．膝蓋骨，脛骨粗面，膝蓋腱内外側縁，脛骨稜，上前腸骨棘（ASIS），膝蓋骨内側1/3点の各ランドマークを同定します．ASIS線は，ASISと大腿骨滑車溝である膝蓋骨内側1/3を結んだ線です．脛骨の縦切りの方向を示す大事な線になりますので，術中のダブルチェックのために足背にも転写しておきます（図1）．その際は，足関節を最大背屈させて，足関節と下腿にロックをかけて一体化させた状態で転写します．もしASIS線が描かれているのが大腿部のみだと，筋鉤などで創部を強く開いたときに下腿が回旋してしまい，大腿部のASIS線と脛骨の位置関係が崩れてしまいます．足背にもASIS線を転写しておくことで，術中いかなるときでも，足関節を背屈させることによって脛骨との関係を保ったままASIS線を確認することができます．

皮切線は，膝蓋骨上極レベルから脛骨粗面レベルまで，膝蓋骨内側縁をかすめて膝蓋腱内側縁の

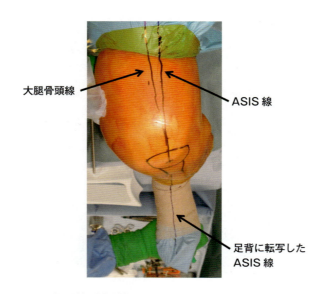

図1 参照線（左膝）
上前腸骨棘と膝蓋骨内側1/3を結んだ線である上前腸骨棘線（ASIS線）を引いて，上方から見下ろした状態．足関節最大背屈位にして，下腿とロックさせた足背にもASIS線を転写しておくと術中の確認に便利である．

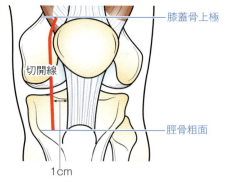

図2　皮切（左膝）

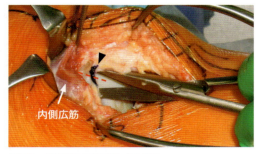

図3　関節包の切開（左膝）
メチレンブルーでマーキングした関節包（黒矢頭）を，剪刀で近位に切り上げる（赤点線）．

1 cm 内側におきます（図2）．

2　深層の展開

　私は筋層展開には mini-midvastus approach を用いていますが，これは術者の好みによりいずれのアプローチでも構わないと思います．mini-midvastus approach は，内側広筋の線維方向に 1 cm だけ切り込みます．これだけでもかなり展開が楽になります．いずれのアプローチを用いるにせよ，膝蓋上囊部の関節包を近位に切開しておくと，パテラの可動性が高まり有用です（図3）．切開する前にメチレンブルーでマーキングしておき，閉創時には修復縫合します．

　この段階で，軟部組織カクテル注射を後方組織も含めて十分に浸潤させます．私は片膝当たり 0.375％ロピバカイン 40 mL ＋アドレナリン加 1％リドカイン 20 mL ＋ケトプロフェン 50 mg を注射しています．両側同日 UKA の場合は，片膝当たり半分の量とします．早い時点でのカクテル注射は，末梢の侵害受容信号の伝達を抑えて，術後疼痛管理に有利となる可能性があります．

3　膝蓋下脂肪体の処置

　膝蓋下脂肪体は視野の邪魔になりますので，私は ligamentum mucosum を含めて内側 2/3 を鋭的に切除しています．注意点は，脂肪体の止血をしっかりとすることです．膝蓋下脂肪体は膝関節内で最も鋭敏な痛覚をもつといわれ，血流も非常に豊富です．脂肪体の切除面からの出血点を，丁寧かつ十分に焼却止血します．指で体表側からギューッと圧迫すると隠れていた出血点がわかりますので，これも念入りに止血します．

　UKA 術後数ヵ月で突然関節血症を起こし繰り返す患者さんを何人か経験していますが，関節鏡で見ると膝蓋下脂肪体からの出血が強く疑われ，そこを電気焼却止血することによって完治しています．ですので，UKA 時の同部の止血は重要と考えます．

4　関節内の参照線

　関節内の参照線も重要です．大腿骨内側顆の輪郭とセンターライン，脛骨内側顆間隆起の縦切り線を引いていきます．

a 大腿骨内側顆の参照線

まず，大腿骨内側顆の骨棘の境界線を引きます（図4）．内側顆の骨棘を見て触って同定します．難しいのは，内側顆の前方と顆間窩側の境界線です．内側顆の前方はカーブしていますので，カーブしていない後方を参照します．内側顆の顆間窩側はもともと張り出している構造なので，骨棘なのか健常部なのか見分けが難しいことがありますが，私はPCL周囲の視野の確保の観点から，骨棘とともにこの出っ張り部分もノミで落とすようにしています（図5）．内側の骨棘をリュエルでかじり取りますが，後内側の骨棘は7〜8 mmの片刃ノミで，内側上顆を傷つけないように気をつけながら，内側顆の円周上をなぞるように除去していきます．これで内側顆の骨棘切除は完了です．

b 大腿骨顆間窩の処置

指で触ると，顆間窩の骨棘がよくわかります．とくに外側の骨棘は，屈伸のたびにACLに噛み込んでいじめています．片刃ノミの平面側を内側に向けて，この骨棘を落としていきます．上記の顆間窩内側の骨棘切除と合わせると，ACLを全周性に開放する感じになります．もう1つ忘れてはならないのは，ACL脛骨付着部の前にあるキノコ状またはテーブル珊瑚状の骨棘を確認して除去することです（図6）．これは触らなければ見逃すことがありますので，X線像に加え，必ず触って確認する習慣をつけておきましょう．これを除去し忘れると，伸展時に顆間部ノッチと衝突して伸展制限を残す可能性があります．

c 脛骨内側顆の参照線

いきなり顆間隆起頂上に線を引こうとしてはいけません．まず筋鉤や開創器をゆるめて，大腿と下腿が自然な位置関係となるようにします．その状態のままで，脛骨内側顆の一番描きやすい所にASIS線を引きます．ASIS線は，大腿部前面と足背の2ヵ所を参照してダブルチェックします．次いで，エレバトリウムをPCLの下から差し込み，後方に引っかけてグイッとPCLとACLを圧排

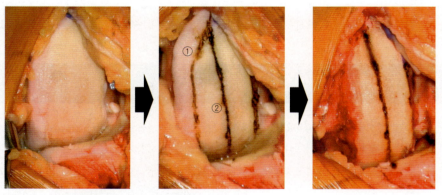

図4　大腿骨内側顆の参照線（左膝）
まず骨棘の境界線（①）を引き，内側顆センターライン（②）を決定し，骨棘を除去する．

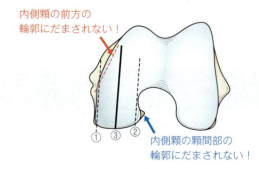

図5　大腿骨内側顆の参照線の描き方（左膝）
骨棘を取り除く前に参照線を引くことをおすすめする．最もわかりやすい内側の境界線①を決めて，それと平行な線②を顆間窩側の境界に引き，次にセンターライン③を引く．内側顆の前方や顆間窩側の出っ張りにだまされないようにしよう．

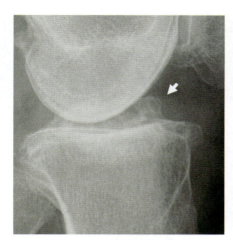

図6 脛骨ACL付着部前方の骨棘
キノコ状の骨棘（矢印）を見逃さずに切除する．

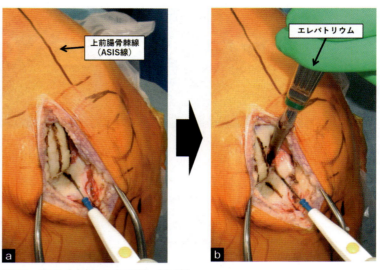

図7 脛骨内側顆の参照線（左膝）
a：筋鉤などの創部の緊張を解いて，脛骨関節面にASIS線を引く（この写真では撮影のため開創器をかけている）．b：次いでエレバトリウムや筋鉤を用いて十分な視野を確保し，内側顆間隆起を同定し縦切り線をマーキングする．

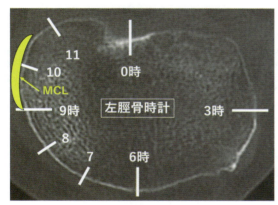

図8 脛骨時計
左脛骨を上方から見下ろした図．時計になぞらえて説明している．MCLは思ったよりも後ろにある．

します．そうすると内側顆間隆起がよく見えますし，触ると頂点が同定できるので，術前計画どおりのレベルに縦切り線をマーキングします（図7）．最初から顆間隆起頂上に線を引こうとすると，助手が思いきり筋鉤を引いてしまって下腿が回旋し，大腿部のASIS線とのズレが生じますので注意しましょう．

脛骨内側顆の骨棘除去では，純正のZレトラクターを内側のガターに入れて，小さめのリュエルを用いて前方から後方へ，骨棘をかじって除去していきます．たとえば左の脛骨を上から見て，時計になぞらえた「脛骨時計」を仮想します（図8）．PCL付着部が0時で，脛骨粗面内縁が6時だとしましょう．左の前内側である6～8時までの骨棘は小リュエル（刃にオフセットがついたヤンゼン型を愛用しています）でかじり取れますが，8～9時の部分は小さめの髄核鉗子か守屋式鋭匙鉗子を上下逆にして，MCL深層や関節包を傷つけないように慎重に骨棘を取り除いていきます．では，それより後方の骨棘はどうしているのか？　ですが，AMOAの膝であれば後方まで摩耗は進んでいないはずですから，大きな骨棘形成も後方にはないはずです．もしも9時より後方に骨棘がある場合は，最初に無理に取ろうとせず，脛骨を切除したあとの視野が広がった状態で切除すると案外簡単です．

4 アプローチ：皮切と展開　225

第3章 UKA

5　インプラント設置への手順とコツ

Dr.Hamaguchi

　この項では，私が使い慣れているOUKAについて，脛骨の骨切りから始まり，大腿骨の処置，ギャップ調整，本物の挿入までを通して説明していきます．

　OUKAでは，Microplasty™というガイドシステムが2014年から採用されています．脛骨側ではスプーンゲージとGクランプによる適切な脛骨骨切り厚の設定が可能となり，大腿骨側では髄内ロッドとリンケージ，femoral drill guide（FDG）の組み合わせによる最適な大腿骨インプラントの設置位置の調整が可能となりました．

　OUKAには専用のボーンソーのセットがあります．横切り用，縦切り用レシプロソー，キール用歯ブラシソーです（図1）．いずれも専用設計されていますので，OUKAの手術においては使用を強く推奨します．

1　脛骨の骨切り

a　スプーンゲージの使い方

　スプーンゲージの役目は2つあります．1つは大腿骨サイズの評価，もう1つは関節裂隙の幅の評価です．XS／S／M／L／XLの5種類のサイズがあり，それぞれに1mm厚のゲージがあります（図2）．2mmと3mm厚のゲージにサイズ分けはなく，全サイズ共通になっています．このスプーンゲージを母指と示指でつまみ，フィーラーゲージと同様にいわゆる「2フィンガーテクニック」を利用して関節裂隙に挿入します．このときに関節の最深部を通るようにします．

1）大腿骨サイズの評価

　まず前後に揺すってみます．大腿骨遠位面から3～4mmのすきまができるようなゆるさが理想的です．ぴったりではなく前後に余裕があるサイズを選ぶ理由ですが，AMOA膝は伸展位荷重面が摩耗しているわけですから，当然その部分の軟骨や軟骨下骨は失われているはずです．この摩耗

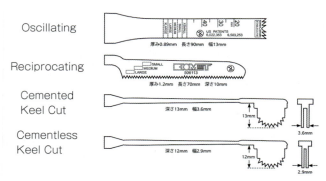

図1　OUKA専用ボーンソーセット
keel cut用の「歯ブラシソー」にはcemented用とcementless用があるが，現在の日本では脛骨セメントレスインプラントは原則使用不可となっている．
（Zimmer Biomet合同会社：Oxford® Partial Knee製品カタログより許諾を得て転載）

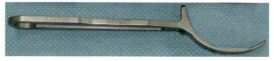

図2　スプーンゲージ

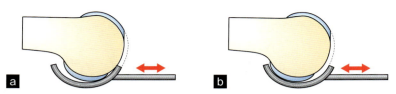

図3 スプーンゲージの使い方〜大腿骨のサイズ
摩耗する前は，点線部分まで軟骨があったはずである．ゲージを前後に揺すってみて，3〜4mm前方にすきまができるぐらいのサイズが適当である．

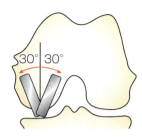

図4 スプーンゲージの使い方—関節裂隙の幅
ゲージをひねってみて，左右に30°ずつ振れるのが適切な厚さである．それ以上振れる場合はゆるすぎるため，厚いゲージを試す．

で失われた分を含めた補正が必要であり，かつ中間位サイズなら大きいほうを選ぶ原則があり，それが3〜4mmの余裕になるわけです（図3）．

2) 関節裂隙の幅の評価

1mm厚のスプーンゲージを入れて，鍵のように左右にひねってみてください（図4）．ひねれる範囲が30°以上（左右合計で60°以上）の場合はゆるすぎますので，2mmまたは3mm厚ゲージで試してみます．滅多にありませんが，3mm厚ゲージでもゆるい場合は，AMOAでもかなり後方まで摩耗が進んでいるかもしれません．その際は，スプーンゲージが大腿骨に触れずに脛骨側に落ちている可能性があり，このまま脛骨を切ると屈曲ギャップが過大になる危険性があります．このように3mm厚ゲージでもゆるい場合は，Gクランプを4mmではなく3mmとしてゲージと脛骨骨切りガイドを固定すると，脛骨の骨切り厚が厚くならずに済みます．

b 脛骨骨切りガイドの使い方

チェックポイントは以下の3つです．
①ガイドの回旋はASIS線に合わせる．
②後傾は約7°．
③やや内反にして，絶対に外反は避ける．

①のASIS線とガイドの回旋を合わせるのは難しくないでしょう．脛骨骨切りガイドの遠位のアンテナ状ロッド（後傾を調整するロッド，以下アンテナロッド）を，ASIS線に合わせるだけです．

②の後傾7°は，案外当てずっぽうの術者が多いかと思います．OUKAはカットブロック自体が7°後傾の設定になっていますので，骨切りガイド自体は骨軸に平行に設置することになります．術中にこれを設定するのはなかなか難しいのですが，コツを紹介します．

アンテナロッドは根元側が太くて先端側が細くなっていますが，経験的にほぼすべての症例で，アンテナロッドの太い部分の終点でセットすると7°前後の後傾が得られます（図5）．肥満などで軟部組織が厚い場合は，髄外ロッドをスライドさせて調整してください．

③の外反を避けるのも難しくありません．骨切りガイドを設置して，①と②を調整し，Gクランプをロックをかけない状態でセットしておきます．術者がカットブロック部分を指でグイッと外側に押すと，ブロック部が膝蓋腱や脛骨粗面に当たって止まります．そこがおおまかな内外反中間位となっているはずですが，やや外反している可能性もありますので，念のためそこから5〜10mmカットブロックを内側に戻してGクランプをロックし，ピン固定をします．これで1°〜2°内反設置となっているはずです．理屈はp.106「第2章-7 アライメント調整のコツ」を参照してください．

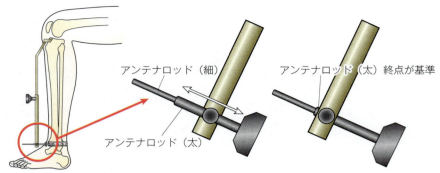

図5 脛骨骨切りガイドの調整〜後傾
後傾7°は，ほとんどの症例でアンテナロッドの太い部分の終点が基準となる．

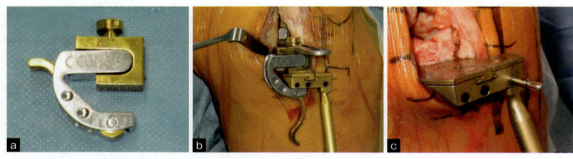

図6 Gクランプとスプーンゲージと骨切りガイドの組み合わせ
a：Gクランプ，b：Gクランプ＋スプーンゲージ＋ガイド，c：ピン1本で固定．

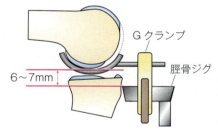

図7 Gクランプによる脛骨骨切りレベルの設定
3 mm Gクランプだと大腿骨屈曲関節面から6 mm遠位で，4 mm Gクランプだと7 mm遠位で脛骨骨切りが設定できる．関節裂隙の余裕も含めて骨切りレベルを設定できる，優れもののシステムである．

c Gクランプの使い方

　Gクランプは，その形状がアルファベットの「G」に似ていることから命名されたようです．Gクランプには3 mmと4 mmの2種類があります．この厚さ表示が意味するところは，最終的に入るであろうベアリングの厚さです．3 mm Gクランプは，最も薄い骨切除で3 mmベアリングを入れたいときに使います．4 mm Gクランプは，前後1 mmの選択の余地を残した4 mmベアリングを目指したいときに使用します（図6）．Oxfordグループの見解として，XSやAAなど小さなサイズの膝の場合は，骨温存の観点から3 mm Gクランプの使用が推奨されています．しかし，私はGクランプは4 mm一択です．なぜなら，3 mm Gクランプでは，セメントマントル厚によって最終的に3 mmベアリングでもきつくなってしまうことが危惧されるからです．どちらを選ぶかはさまざまな条件によりますが，Gクランプとスプーンゲージと骨切りガイドを組み合わせることで，正確な脛骨の切除が可能となります（図7）．

d 脛骨横切りの実際

　いよいよ脛骨を切っていきます．かつては縦切りをしてから横切りをする順番でしたが，2016年から変更になり，横切りを先に行うことが推奨されました．理由としては，「横切りはやりすぎても骨折しないけど，縦切りはやりすぎたら骨折するから」という趣旨になります．先に横切りをや

やオーバー気味にしておくことによって，縦切りのボーンソーがその横切り面に達した時点で骨が動くので，それ以上のオーバーカットはしないはずでしょう，という性善説的な前提です．しかし私としては，オーバーカットしてしまう術者は，どのような順番でもやはりオーバーカットしてしまうだろう，という性悪説的な前提を支持したいと思います（そうならないようにお気をつけください！）．この件の理論的な裏付けとして，Oxfordグループが実験結果を発表しており，脛骨内側顆の応力は縦切りをオーバーすると明らかに増加するが，横切りを顆間隆起の下まで1cmぐらいオーバーしても内側顆の応力には影響しない，という結果が得られています．ですが，もしBi-UKAをする場合は，ACLの張力で顆間隆起骨折を起こしかねませんので横切りにも注意しましょう．

横切りの最大の注意点は，「内側側副靱帯（MCL）を守れ！」です．これには助手のZレトラクターの位置がすべてです．術者が責任をもってZレトラクターを内側ガターに挿入して，ボーンソーの行き先に被るように調整し，この位置をキープするように助手に渡します．MCLは思ったよりも後方にいます．前述の脛骨時計（左膝）（p.225，図8）で表現すると，9～10時の辺りです．ここの範囲をボーンソーから守るように，Zレトラクターをこじ入れるのが重要です．助手のキープ力を確認しながら，ボーンソーを進めていきます．前述したように，顆間隆起の下へ1cmほど潜って，外側にオーバーカットしても何ら問題はありません．むしろ，サイズAAのようなボーンソーの刃の振れ幅とほぼ同じ幅のインプラントの場合は，顆間隆起の下側に切り込んで「ソーの逃げ場」として利用することができ，かえって安全です．

後方の組織や神経血管を守るには，どうしたらよいでしょうか？　奥行きの調整には，ボーンソーの刃にメチレンブルーペンでマーキングをしておくと便利です．マーキングの位置は，術前サイジングで決めた脛骨インプラントの前後径と，脛骨カットブロック（シム）の前後径を足した長さとします（図8）．助手が上から見下ろして，ちょうどシムの前縁にそのラインが来たときに術者に合図を送ると安全です．術者の「後方骨皮質を抜いた手応え」と「助手の合図」でダブルチェックします．

e | 脛骨の縦切り

脛骨の縦切りは，前項「第3章-4 アプローチ：皮切と展開」で内側顆間隆起にマーキングした縦切り線（p.225）で行います．最初はレシプロソーを顆間隆起に斜めに当てて，刃が滑らないようにしてスタートさせ，刃が噛んで落ち着いたらまっすぐ縦にして切り込んでいきます．いきなり全長にわたって切ろうとせずに，2cmほど奥を残して切ると安全です．というのも，レシプロソー

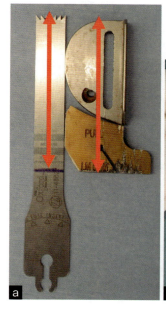
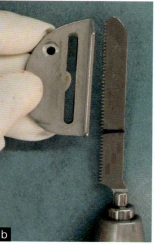

図8　ボーンソーのマーキング
a：横切りボーンソーのマーキング＝予定脛骨インプラントの前後径＋カットブロック（シム）の前後径となる．b：縦切りレシプロソーに予定脛骨インプラントの前後径をマーキングして，これを術者が見ながら奥行きを調整する．

の刃先の奥には PCL が張っていますので，いきなり奥までソーを突っ込んで切り始めると PCL を損傷する危険性があるためです．手前を切っておいて，刃の逃げ道を下に作っておき，最後に刃先を浮かせるようにして奥に入れて最後まで切り込む感じになります．レシプロソーには，予定脛骨インプラントの前後径をマーキングしておくと安全です（図8）．縦切りの際は後方骨皮質を切りすぎないように，全工程においてボーンソーの手元を上げないことが極めて重要です．

f 脛骨切除骨片の取り出し

切除骨片の取り出しのコツをいくつかお伝えします．骨がすべて切れている状態なら，縦切りが終わった段階でピョコっと動きます（jumping）．この骨片の前方部をリュエル（大）でつかみ，左右にユラユラと揺らしながら前方に引っ張り出してきます．強く引きすぎると骨片が割れてしまい，この後のサイズ合わせがやりにくくなりますので注意しましょう．何回かユラユラ揺らしているうちに，後方の軟部組織が剥がれて摘出できる場合が約半数，何かが邪魔になって出てこない場合が残り半数です．邪魔になっているのは，PCL 付着部か内側半月後根，内側関節包付着部です．ユラユラ揺らしていると，どこがくっついているかよくわかりますので，電気メスなどでその部分を剥離します．

骨が完全に切れていない場合は，縦切りが終わっても jumping しません．この場合，安易にノミで割ろうとするのは NG です．ノミを打ち込んだりこじったりすると，パキッと割れて骨切り面に凸や凹の部分ができたり，最悪では骨切り面が島状に割れてしまう可能性もあります．切り残しが起きやすいのは，左脛骨時計（p.225，図8）の 9〜10 時，11 時 30 分の縦横交差点部です．可能であれば Z レトラクターを再度しっかり入れて，ソーで切りきったほうが骨面の出来上がりは綺麗です．どうしても軟部組織損傷が怖くてソーを奥まで入れにくい場合は，薄くて小さめのノミを愛護的に進めて骨片の後方をフリーとします．切除骨片の裏面を確認してください．辺縁のどこかが出っ張っていたり凹んでいたりしたら，脛骨本体側の骨切り面はその反対の状態になっているはずです．このまま気づかずに手技を進めるとトラブルのもとですので，凸部を削るなどの処置を忘れずにします．

g 脛骨インプラントのサイズ仮合わせ

取り出した切除骨片を，反対側用の脛骨トライアルと背中合わせにするようにしてサイズ確認します．平らな台の上で，縦切り面を下にしてお互いの後方をぴったり合わせ，内側と前方の被覆をチェックします．すべてピッタリなら文句なしですが，実際に最もありがちなパターンである「切除骨片の前後径は合っているけど，横径が小さい」場合の対処を考えてみましょう．

まず，脛骨インプラントサイズを頭に入れておきます．p.215 の表1を参考に，術前計画のサイズとその前後のサイズの差を確認しておきます．もし計画サイズが B（前後径 48.6 mm，横径 26.2 mm）だとしたら，1 サイズダウンの A では前後径で 3.4 mm 減ですが，横径は 0.2 mm しか減りません．1 サイズアップの C では前後径は 3.2 mm 増で，横径は 1.8 mm 増となります．このように，前後径と横径は比例して変化するわけではありませんので要注意です．脛骨インプラントサイズ選択で最優先すべきは，横径です．インプラントの 0〜2 mm 未満のはみ出しは許容されますが，2 mm 以上はみ出ると MCL との irritation で疼痛の原因となります．では，そのような「切除骨片の前後径は合っているけど，横径がトライアルよりも小さい」原因をどう考えるのか．原因は2つ考えられます．原因①は，縦切りが攻めきれておらず内側すぎる場合で，対処法は縦切りをより外側に追加することです．原因②は，術前サイジングを大きめに見積もってしまった場合で，対処法は1サイズダウンです．ほとんどのケースは，原因①だと思われます．原因①に対して安易に1サイズダウンすると，脛骨インプラントが内側設置となってしまい，術後の脛骨骨折の危険性が高まります．これは，経験の少ない術者が陥る代表的なピットフォールです．では，どのように

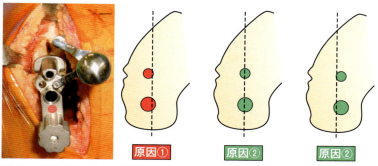

図9 脛骨縦切りの位置とFDGのペグホールの関係
原因①：縦切りが内側すぎる場合は，ペグホール中心が内側顆のセンターラインよりも内側になる．原因②：術前サイズを大きく見積もった場合は，ペグホール中心がセンターライン上か外側になる．

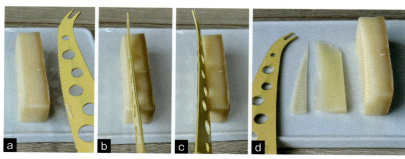

図10 脛骨縦切り追加のコツ
a：ハードタイプのチーズをナイフで薄く切りたいとする．b：チーズに垂直に刃を入れて切った場合．c：刃が逃げないように斜めにして切った場合．d：垂直に刃を入れるとすぐに刃が逃げてしまうが，斜めを保って切っていくと均等な厚さのチーズが切れた．

して原因①と②を見分けるのでしょうか？ 慣れてくると，切除骨片の形状を見て直感的にわかってきますので，実際にサイズ合わせして骨片が小さければ，すぐに縦切りを追加することもあります．①か②か迷う場合は，脛骨カットブロックの固定ピンを残したまま，いったん先の手技に進んで髄内ロッドとリンケージとFDGをセットしてみてください．このとき，FDGのペグホールの中心が大腿骨内側顆のセンターラインよりも内側なら，明らかに縦切りが不足していますので原因①となります．FDGのペグホールの中心が内側顆のセンターライン上か外側ならば，原因②となります（図9）．原因①の場合は，残していた固定ピンを利用して，脛骨骨切りガイドを再設置して処置を追加できます．

1）縦切りを追加する場合

もしも縦切りを追加するとしたら…，難易度MAXです．

コツは，ワインのつまみのハードチーズをナイフで薄く切るときを思い出してください（図10）．チーズの端に垂直にナイフを入れると，すぐに刃が逃げてしまい，チーズは削けた切れ端になってしまいますが，刃を斜めに入れて，その角度を保ったまま切り進めていくと均等な厚さのチーズとなり，おいしくいただくことができます．縦切りの追加も，これと一緒です．2mm外側に電気メスでマーキングし，刃がすべらないようにして，レシプロソーを斜めにして，刃の動きが落ち着いたら刃は斜めにしたまま真下にゆっくりと下ろしていきます（図11）．このときも，ハンドアップしないよう注意します．うまく下まで切れたと思っても，まだ油断は禁物です．ボーンソーの刃がしなるため，奥の後方部分が弾かれてしまい，切り残しができている可能性があります（図12）．よく確認して，奥だけ切り足しするなど調整しましょう．

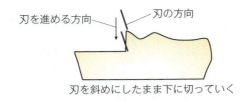

図 11　ボーンソーのコツ
縦切り追加時のボーンソーの「刃の方向」と「刃を進める方向」を保ったまま慎重にカットしていく．

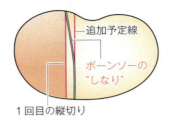

図 12　ボーンソーのしなり
脛骨縦切り追加時は，ボーンソーがしなり後方に切り残しができることが多いので要注意である．後方だけを何回か切り足して調整するとよい．

h　脛骨骨切除量の確認

　骨切除してできた脛骨の屈曲ギャップが，適切かどうか確認します．FDGの厚さを，使用したGクランプの数値と同じにします．4 mm Gクランプを使用したなら，FDGも4 mmとします．このFDGを母指と示指の2フィンガーで持って，屈曲ギャップに挿入してみます．軽い抵抗で挿入できて，中でカタカタしない程度であることを確認します．もしきつければ，FDGの厚さを減じてみて，たとえば4 mmから3 mmにしてみます．1 mm減でちょうどよいのであれば，脛骨横切りリカットよりも大腿骨後顆の処置をおすすめします．大鋭匙やボーンソーで，大腿骨後顆の軟骨を削ってみてください．その後だと，FDGの厚さをもとの4 mmに戻して入れることが可能になっているはずです．結果的にジョイントラインが1 mm上昇しますが，術後結果にはほとんど影響せず，脛骨リカットよりも安全にギャップ拡大が可能です．2 mm減でちょうどよければ，脛骨リカットを追加しましょう．脛骨カットガイドのシムを外してリカットしますが，この際に骨硬化部でソーが弾かれないように意識して行います．

2　大腿骨の骨切り

a　髄内ロッドの挿入

　髄内ロッドは刺入点が重要です．これを誤ると，大きなトラブルのもとになります．ポイントは「膝蓋骨を圧排しない」ことです．
　刺入点は，内側顆の外側壁の延長線上で，ノッチ前方10 mmの交点です（図13）．この位置から刺入して，大腿骨髄腔の内側壁に沿わせるようにして挿入していきます（図14）．絶対にしてはならないことは，膝の真ん中の滑車溝から入れることです．この状態ではロッドが膝蓋骨を外側に大きく圧排しますので，膝蓋腱を介して脛骨も外側に大きく動いてしまい，大腿骨と脛骨の相対的位置関係が崩れてしまいます．これではMicroplasty™の効果を発揮できません．

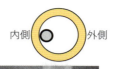
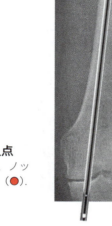
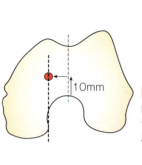

図13　髄内ロッドの刺入点
内側顆の外側壁の延長線上で，ノッチ前方10mmの位置が刺入点（●）．思ったよりも内側になる．

図14　髄内ロッドの挿入方向
髄腔内の内側壁に添わせるようにして挿入する．

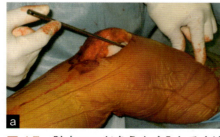
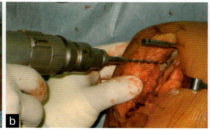
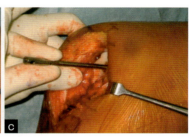

図15　髄内ロッドをうまく入れる方法
a：髄内ロッドを膝蓋上嚢から大腿骨骨幹部前面に沿って挿入する．b：髄内ロッドと平行にドリルする．c：髄内ロッドが容易に挿入できる．

> **Column**
> ### 髄内ロッドがうまく入らないんですけど…
>
> 　髄内ロッドが突っかかって入らない！　という経験があるかと思います．うまく入れるコツは，髄内ロッドを髄外ロッドとして利用することです（図15）．まず膝を伸展させて，大腿部を触って骨幹部を探ります．髄内ロッドで膝蓋上嚢をプツッと破り，そのまま大腿骨骨幹部前面に沿わせて挿入していきます．手元に10cmほど残して挿入し，そのロッドを滑車溝に合わせて指で軽く押さえて固定します．これで髄内ロッドと骨軸が平行になったはずです．このロッドと平行になるように，刺入口と挿入方向を合わせてドリルして，髄内ロッドを挿入すると簡単です．お試しください．

b　髄内ロッド‐リンケージ‐FDGの組み立てと設置

　髄内ロッドは完全に奥まで入れず，10cmほど残した状態にしておきます．リンケージとFDGと髄内ロッドを膝の外で連結して組み立てて，そのまま一体化させて関節内に髄内ロッドごと押し込んで挿入していきます．このとき，助手が膝の屈曲を少し大きめにするとスムースに挿入できます．このFDGの優れたところは，脛骨縦切り面に沿わせてFDGを設置して大腿骨ペグホールを開ければ自然と，大腿骨インプラントやベアリングが，屈曲位で脛骨インプラントの縦壁から1mmの距離になるように設計されているところです（図16）．ただし，大腿骨と脛骨の相対的位置関係が変わらなければ，という前提条件がつきます．これについてはp.244「第3章-7-1 FDG

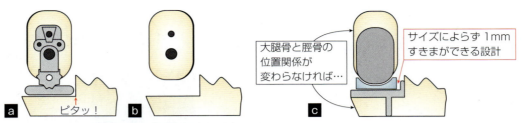

図16　FDGによるインプラントの設置位置
a：FDGを脛骨縦切り面にぴったりつけて設置，b：ペグホール作成，c：このように脛骨縦切り面を基準にインプラントを設置すると，屈曲位において脛骨インプラント縦壁とベアリングのすきまが1mmとなるように設計されている．

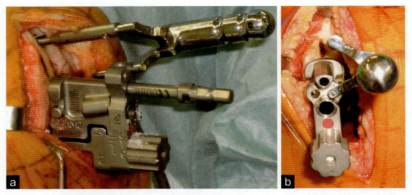

図17　FDG設置のチェックポイント　3＋1
FDGが内側顆遠位面，後顆と脛骨縦切り面に接しているか確認する．その結果，FDGのペグホールが内側顆のセンターラインのどの位置に来るかを確認する（aでは15°屈曲設置用アダプターを使用）．

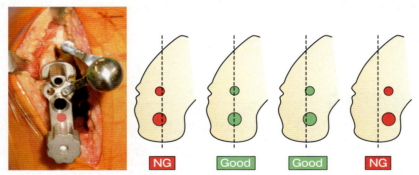

図18　FDGのペグホールの位置
ストライクゾーンは，ペグホールの「中心」が内側顆のセンターライン上から外側にあり，かつ太いペグホールがセンターラインをかすめる範囲までと考える．ペグホール中心がセンターラインよりも内側にある場合と，外側すぎる場合はNG．

がセンターラインよりかなり外側になってしまう」で詳述します．

1）チェックポイントは3＋1

　FDG設置の3つの必須チェックポイントは以下です（図17）．
①大腿骨内側顆遠位面に接しているか．
②大腿骨内側後顆に接しているか．
③脛骨縦切り面に接しているか．
　①は見て確認できます．②は本項の「1 脛骨の骨切り-h 脛骨骨切除量の確認」（p.232）で，FDGを用いてすでに確認済みです．③は視認できませんので，FDGを脛骨縦切り面に押しつけるようにして確認します．この3つを確認したうえで，その結果としてもう1つのチェックポイントであるFDGのペグホールが内側顆のセンターラインのどの位置にあるかを確認します（図18）．スト

ライクゾーンは，ペグホールの「中心」が内側顆のセンターライン上から外側に位置しており，かつ太いペグホールがセンターラインをかすめる範囲まで，と考えます．ペグホール中心がセンターラインよりも内側にある場合はNGで，これは脛骨縦切りが内側すぎることを示唆します．ペグホールがセンターラインをかすめないほど外側すぎるのもNGで，これは髄内ロッドが膝蓋骨を圧排して，脛骨が外側偏位していることを示唆します．FDGが外側に寄りすぎていると感じた場合，上記を確認したうえでFDGを徒手的に1〜2mm内側に戻すことも可能です．限度はセンターラインまでとなります．このあたりの詳細は，p.244「第3章-7術中トラブル・ピットフォールへの対応」で後述します．FDGの位置が決まったら，2つのペグホールをドリルします．

c 後顆の骨切除

後顆の骨切りガイドを設置して，後顆を切除します．このときに，ボーンソーの手元を下げて，後顆の丸みと骨硬化面に弾かれないようにゆっくりと切っていきます．MCLとACLを傷つけないようにしましょう．この後顆の骨切除厚は，インプラントの厚さと同等の4.5mm（ソーの厚さも含めて）になるはずです．

d 半月板の切除

屈曲ギャップが広くなり，関節の奥まで見晴らしがよくなりましたので，ここで内側半月板を切除します．助手に膝を屈曲＋外反で保持してもらい，開創器を半月板前節にかけて前方に引っ張るようにすると，半月板にテンションがかかり切除操作がしやすくなります．電気メスを用いて，関節包側に1〜2割残すようにして，MCLを守りつつ半月板を切除します．

Column

もしも大きめの大腿骨後顆骨棘があったら

AMOA膝において，後方に大きな骨棘があることはまれですが，たまにはあり得ます．手術の後半で，anti-impingement guide（AIG）を用いて後方の余剰骨や骨棘を落とせるのですが，この時点では伸展屈曲ギャップの調整が完了していますので，ここで大きめの骨棘を除去すると伸展ギャップが変化して，ゆるくなる可能性があります．このような場合は，半月板を切除した段階で，弯曲ノミを使ってフリーハンドで後方骨棘を落とします．助手が膝を深屈曲＋外反にして下肢全体を持ち上げるようにすると，良好な後方視野が確保されて骨棘も触れることができます．

---

e 1st ミリング

＃0スピゴットを太いペグホールに軽く打ち込みます．骨壊死例なら，打ち込まずに徒手的に押し込みます．骨壊死例の注意点に関しては，p.244「第3章-7術中トラブル・ピットフォールへの対応」で詳述します．最近変更されたspherical cutterを用いて伸展面をミリングしていくのですが，このspherical cutterの刃が大きく立ちすぎているため，いきなり回転させると骨に噛み込んでしまい，内側顆骨折を起こす例が散見されます．とくに1stミリングで発生しやすいので注意してください．ミリングのコツは，カッターを骨に触れる前に回しながらソーッと近づけていき，骨に触れたら，あまり力を入れずに軽く押す程度にします．ゴリッ，ゴリッと何度か骨と刃が強く噛む感触がありますので，それが落ち着いたら強く圧迫力をかけても大丈夫です．カッターの窓から見えるスピゴットの先端と，カッターのストッパーが接触するまでミリングを進めます．骨折は一度起きると悲惨なことになりますので，再度強調します．

最初のミリングは回転させながら骨にそーっと当てること

そして，大事な仕上げを忘れないでください．ミリング後には，下方の両サイドに削り残りのバ

5 インプラント設置への手順とコツ　235

リができます．これを残したままだと，トライアルの後面に当たって浮いてしまい，正確なギャップ評価ができなくなりますので，ミリングのたびに必ずノミなどでバリを落としておくことが重要です．

Column

＃０スピゴットって結局は何してるの？

なぜ＃０なのでしょうか？　スピゴットのナンバーは，表面から削れる深さを表します．＃０スピゴットは関節表面を球面にしますが，その高さは変えません．今現在の関節面を基準とした球面を作り，１ペグトライアルが入るようにするのが＃０スピゴットの役目です．

---

f　屈曲と伸展ギャップの差を確認

大腿骨１ペグトライアルと脛骨トライアルを設置して，ギャップを評価します．脛骨トライアルを挿入するときは，下に骨くずを挟んだりして浮いていないか確認してください．私は，脛骨トライアルを前方から滑り込ませるようにして，異物を挟まないように工夫しています．

膝屈曲100°前後で，足関節内果に術者の指で軽く外反力をかけながら，3 mm フィーラーゲージ（FG）から挿入します．このときに"2フィンガーテクニック"を用います．母指と示指の2本の指で FG を持ち，軽い抵抗で関節内に挿入できる厚さを感じ取ります．適切な FG では，挿入するときにトライアルにコツッと当たる感触のあとにすぐスッと入り，中でカタカタしないが2本指で軽く出し入れできる抵抗感の状態となります．

屈曲の FG 厚と伸展－20°の FG 厚を決定して，その差を引いた値が次の 2nd ミリングのスピゴットナンバーになります．たとえば屈曲 FG 4 mm，伸展 FG 1 mm であれば，4－1＝3ですから 3 mm スピゴットで伸展ギャップを掘り込んで，屈曲＝伸展ギャップにしましょうという計画になります．

Column

なぜ伸展ギャップは完全伸展ではなくて，伸展－20°なの？

完全伸展すると後方関節包がパンッと張りますし，前方関節裂隙もシュッと閉じます．これは，UKA の術者が知りたい内側の靱帯の張力とは全く別の，矢状面の運動に伴う軟部組織の張力変化です．われわれが知りたいのは，純粋な MCL の張力なのです．ゆえに，完全伸展ではなく「やや屈曲の 20°にしましょうか，このあたりが落とし所でしょう」という Oxford 会議（？）の結果だと思います．こう聞くと，伸展が－10°でも－15°でも－20°でも，完全伸展でなければどれでもよい，要は MCL の張力を純粋に抽出できれば OK，ということが，賢明な皆さまならおわかりになることと思います．

---

g　膝伸展位のギャップ測定の最適肢位とは？

OUKA の伸展－20°のギャップ評価は，術者によって非常にバラつきが出るところだと思います．intra-operator と inter-operator でも変わってくると思いますが，われわれができることは，個々の術者が同じ測定肢位と同じ測定基準で評価を行うことだと思います．では，肢位保持のコツと注意点を述べていきます（図19）．

①足のつま先を外側に向けて，自然な下腿外旋位とすること．
②伸展－20°とするには，一度完全伸展させてから手のひら横1枚分だけ踵を下ろすこと．
③軽い外反力をかける．

①に関しては，ついつい足先を垂直に天井に向けてしまいがちですが，下肢全体が外転＋外反＋外旋しているので，つま先がやや外側を向いているのが膝の自然肢位のはずです．

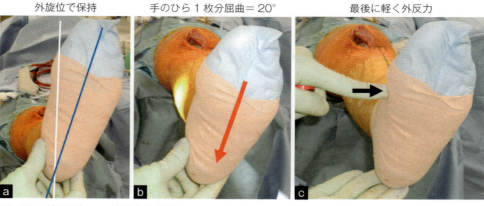

図19 伸展ギャップ測定と肢位
a：足部はつま先をまっすぐ上に向けたくなるが，外旋位が自然肢位である．b：伸展-20°とは，手のひら横径の1枚分を下げるだけでよい．c：最後に軽く外反力を加え，伸展ギャップを計測する．

②に関しては，一般の術者は屈曲を大きくしている傾向があります．伸展-20°とは膝完全伸展から12～13 cm踵を下ろすだけで済むのですが，皆さん-20°のつもりで-40°くらい曲げていることが多いのが実情です．

③に関しては，最終的に軽く外反をかけて膝を開いてあげましょう，ということです．伸展＋外旋で，その下肢を術者が手で保持すると，どうしても下から支える力が下肢全体から見れば内反力として働いてしまいます．ゆえに，その内反を相殺する程度のごく軽い外反力をかけて，最適なMCL張力となるベアリング厚を選択することになります．

h 2ndミリング

さて，伸展ギャップと屈曲ギャップを差し引いた値のスピゴットナンバーを使用して，伸展ギャップを掘り込んで屈曲ギャップと等しいギャップを作っていきます．ミリング後の下方両サイドのバリ取りを忘れずに．

i 2ndトライアル

大腿骨1ペグトライアルと脛骨トライアルを再挿入して，伸展と屈曲ギャップを評価します．イコールギャップを目指して，3rdミリングと3rdトライアルもあり得ます．

j 前方と後方の骨性インピンジメントの解消

伸展屈曲ギャップが整ったら，AIGを用いて前後の余剰骨の処置を行います．前方をカルカーリーマー様のリーマーで削り，後方はスリットから弯曲ノミを入れて，余剰骨や骨棘を除去します（図20）．

1）AIGの意義はなに？ ベアリングとの衝突を避けられる？

勘違いされている方が多いと思いますが，AIGはベアリングと大腿骨前方の骨が衝突しないようにするための物ではありません．2004年から，2ペグインプラントが使用開始となりました．1ペグと比較して，2ペグは前方に15°延長され，その分だけ屈曲位設置が可能となりましたが，同時に1ペグよりも前方を余計に掘削しないとインプラントが収まらなくなりました（図21）．そのために開発されたのがAIGです．名前からして誤解を生んでいる"anti-impingement"の本来意味するところは，「2ペグインプラントが1ペグ用にミリングした骨とimpingementしないように骨を削る」であり，伸展時にベアリングと前方の骨が衝突しないことを保証するものではありません（図22）．

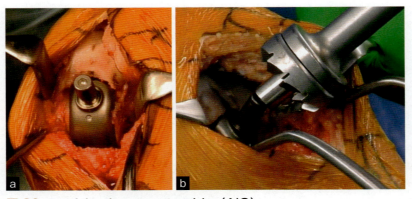

図20　anti-impingement guide（AIG）
前方はリーマーで（a），後方は弯曲ノミで（b），前後の余剰骨を除去する．

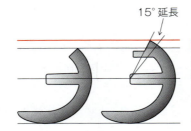

図21　1ペグと2ペグの大腿骨インプラントの比較
2ペグの大腿骨インプラントが，メインペグを基準として15°前方に延長されている．これにより，10°～15°の屈曲位設置をしても十分な伸展位接触面積が確保される．一方，この前方への延長により以前の骨切除手技では大腿骨インプラントが収まりきらなくなったため，AIGで前方のスペースを確保する．

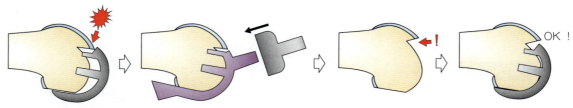

図22　AIGの役割
AIGとは，新しい2ペグインプラントが1ペグ用にミリングした骨に入らないので，2ペグインプラントと骨が「衝突しないように」処置するための器具である．ベアリングと骨の衝突に関しては全く関係ない．

k　2ペグトライアルとベアリング前方衝突の確認

　AIGにより，2ペグトライアルが入るスペースができました．インプラントとベアリングのトライアルを設置して，挙動などをチェックします．まず，屈曲位でエレバトリウムなどを用いて，ベアリングのspin-out testを行います．回らなければOK，引っかかって抵抗はあれども力を加えれば回ってしまうのは偽陽性とします．本物のベアリングには回転予防の「羽根」がついているので，偽陽性の場合でも本物ならば回転しないと考えます．抵抗なくクルクル回るのは陽性ですので，何らかの対策が必要です．詳細はp.244「第3章-7術中トラブル・ピットフォールへの対応」で説明します．

　次に，完全伸展させて，ベアリング前縁と先ほどのAIGの掘削縁が衝突しないか確認します．ほとんどの症例で衝突しますので，前方クリアランス確保が必要になります．ベアリング前縁と骨組織までの距離が完全伸展で，最低3mmとなるようにノミなどで骨切除を行います（図23）．この骨切除は，図23のように関節面に対して垂直に行ってください．イメージとしては，なだらかな砂丘ではなく断崖絶壁を作る感じです．そして，この骨切除部分にはボーンワックスを塗り込んでいます．これは止血のためではなく，瘢痕形成を予防するためです．こちらも詳細はp.293「第4章-1-C-術後前方インピンジメント」のなかで後述します．

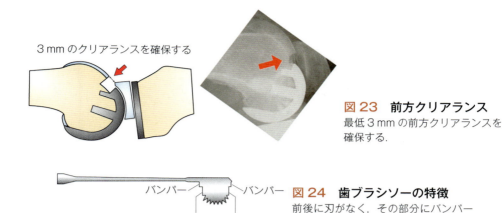

図23 前方クリアランス
最低3mmの前方クリアランスを確保する.

図24 歯ブラシソーの特徴
前後に刃がなく,その部分にバンパーがある.

l 脛骨サイズの最終決定

脛骨のサイズは2段階で確認します.Zレトラクターを内側にかけて,脛骨の内側縁がよく見えるようにしておきます.まず,予定サイズの脛骨トライアルを挿入して,横径のみを評価します.ぴったりか,はみ出ているか,足りないかなどを確認します.横径が許容範囲であれば,次いで前後径の評価をします.T型フックを脛骨内側顆の後壁にかけて前方に引っ張りつつ,脛骨トライアルを後方に押し込みます.工法がぴったり合っている状態で,前方の被覆具合を確認します.横径と前後径が許容範囲であれば最終決定とします.

m キール溝作成

最終決定した脛骨トライアルをピン固定して,歯ブラシソーを使います.ピンは,術者自らがピンホルダーを使ってしっかりと保持してください.歯ブラシソーはレシプロソーと同じ動きをしますが,前後方向には刃が付いておらず,その部分にはバンパーがあります.車のバンパーと同じで,脛骨トライアルのキールスロットの前後端を傷つけないようになっています(図24).ですから,歯ブラシソーの使い方としては,刃を上から下に下ろして切る動作を繰り返しながら徐々に進めていくのが効果的です.たとえるなら「空手チョップを次々と打ち下ろしながら前へ進む」感じです.埼玉医科大学総合医療センターの乾 洋先生は,東大病院にお勤めの頃にこの手技を「ドルフィンテクニック」と名付けられました.イルカが水面を跳びはねて泳ぐ様をイメージした,空手チョップとひと味違ったとてもおしゃれなネーミングです.

キール溝を掘ったら,もう一手間かけてあげてください.歯ブラシソーの構造上,骨切り部の前後には削り残しの部分が1～2mmできるので,これをオウルで除去します.とくにキール溝の前端の骨は,除去しないと脛骨インプラントが後方寄りに挿入されてしまい,後壁損傷による骨折や後方突出による伸展制限などが起こり得ます.オウルは,骨面に対して垂直に刺すように入れて,グイッと骨を掻き出します(図25).そこそこしっかりした骨組織が取れると思います.後端の骨は,優しく掻き出す程度で十分です.キール付きトライアルを挿入して,設置位置とフィッティングを確認してください.

n セメントのアンカリングホール作成

専用のセメントキードリルで,多数のアンカリングホールを穿っていきます.大腿骨ではメインペグの周囲に6～10個,中間屈曲面に5～6個,後顆骨切り面に3～5個のアンカリングホールを作ります.脛骨は7～10個ほどのアンカリングホールをあけますが,脛骨後方や内側縁付近は骨壁がもろいため,力を入れると骨を崩してしまう危険性があります.ドリルの重さでゆっくりと穴を開けていくつもりで,焦らずに参りましょう(図26).

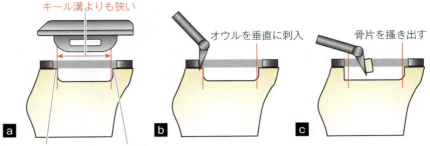

図25 オウルを使用する意義
a：歯ブラシソーの骨溝は，バンパーの分だけキール溝よりも短くなっている．b：オウルの刃を垂直に立てるようにして刺入する．c：骨片を掻き出す．

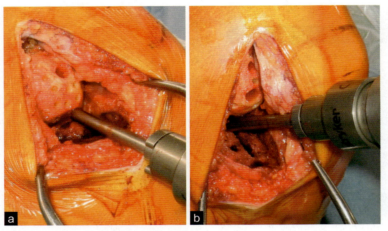

図26 セメントのアンカリングホール
a：大腿骨へのアンカリングホールを後顆骨切り面にもあけている．b：脛骨のアンカリングホールは骨を崩さないように，力を入れずにゆっくりとあけるのがコツである．

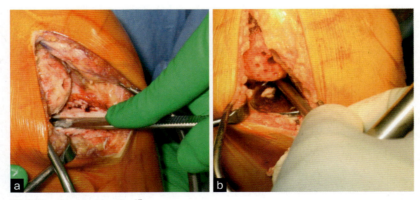

図27 セメンティング
a：脛骨側はメスの柄でグイグイとセメントを圧入していく．b：脛骨インプラント後方にはみ出したセメントは，T型フックを鍵のように回してこすり取る．

o｜セメンティング

　セメンティングは脛骨から行います．セメントを塗り込むには，メスの柄を使用しています．細くて扱いやすく便利です．グイグイと3〜4分かけてセメントを海綿骨に圧入していきます．脛骨インプラント後方にはみ出したセメントは，T型フックのフック部分を脛骨後壁に沿ってクルッと鍵を回すようにしてこすり取ります（図27）．

　大腿骨は，2つのペグホールや周囲のアンカリングホールにセメントを用指的に圧入して詰めて

いきます．カテーテルチップシリンジで注入，圧入するのもよいと思います．注意点としては，後顆骨面にはセメントは塗らずに，本物のインプラントの後顆面にセメントを 2 mm ほど盛って挿入してください．セメント塊の後方への迷入を防ぐためです．

p ベアリング挿入

セメントが固まったら，最終確認です．フィーラーゲージにて屈曲と伸展のギャップを測定して，ベアリングの厚さを決定してください．厚さで迷った場合は，「ゆるめ」のほうを選ぶことをおすすめします．洗浄後に，屈曲＋外反＋内外旋中間位として前方からベアリングを両母指で押し込みます．軽い抵抗でペコっと入るはずです．バチン！　となるのはきつすぎです．さあ，これで完成です．お疲れ様でした．

第3章 UKA

6 縫合・術後管理のコツ

Dr.Hamaguchi

　基本的にはp.113「第2章-8 縫合・術後管理のコツ」と同様です．本項では，UKAならではの処置について記します．

1　UKAならではの縫合

　展開時に縦に切った，膝蓋上嚢の関節包を修復します．切離時にマーキングした部分から縫合して，近位へ3針，遠位は脛骨粗面付近まで縫合します．遠位側は，膝蓋下脂肪体の切除などの影響で必ずしも最後まで閉じ切れない場合もありますが，可及的に縫合します．

　その後に筋層縫合，筋膜縫合，皮下縫合を行うのはTKAと同様です．OUKAは患肢を下垂させて手術をしますが，そのままでは縫合しづらいので，私は縫合時にメイヨー台に下肢を載せて伸展位として縫合しています．もしメイヨー台がなければ，「第2章-11 こだわりの道具」で紹介したフットキャプチャー®（p.135）を，縦にして器械台に載せて使用すると便利です（図1）．

2　ドレーン・止血操作

　術中の止血でとくに注意すべきポイントは，膝蓋下脂肪体です．私はligamentum mucosumを含めた内側2/3を切除しています．膝蓋下脂肪体は血流が非常に豊富なので，止血をしっかり行ってください．私の年間UKA数は約80膝ですが，UKA術後数ヵ月で急に関節がパンパンになって激痛で再来される方が，年間1〜2人ほどおられます（頻度としては1〜3％）．関節血症です．多くは2〜3回の穿刺と止血薬の投与で改善しますが，繰り返す場合は，関節鏡視下で出血点を凝固する必要があります．この場合，出血点をはっきりと同定できないことも多いのですが，疑わしい所見を示すのはほとんどが膝蓋下脂肪体です．予防としては，脂肪体切除時の点状出血部を確実に

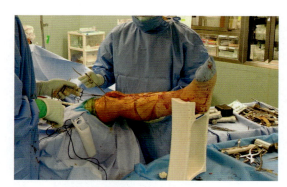

図1　OUKA縫合時の肢位と工夫
メイヨー台がなくても，器械台にフットキャプチャー®を縦にして，踵を載せて伸展位にすると縫合しやすくなる．

止血することです．隠れた出血点を見つけるために，体表から指で脂肪体をぎゅっと圧迫して，出血点をはっきりさせるのも有用です．

ドレーンは使用していません．代わりにトラネキサム酸 2,000 mg ＋トリアムシノロンアセトニド 8 mg を関節注射しています．

3 鎮痛処置

UKA の麻酔は，当院では硬膜外麻酔＋挿管もしくはラリンゲルマスク管理としています．また術中の鎮痛処置として，いわゆるカクテル注射を行っています．内容は，「第 2 章-8 縫合・術後管理のコツ」で記した内容（p.116）と同じです．注射のタイミングも TKA と同様，関節切開を行ってすぐの早い段階で行っており，末梢からの侵害受容器や神経終末からの信号を，より早い段階で遮断するようにしています．硬膜外チューブは術後 2 日目までには抜去します．内服やレスキューも含めた術後の疼痛対策は，TKA と全く同じです．

第3章 UKA

7 術中トラブル・ピットフォールへの対応

Dr.Hamaguchi

本項では，UKA（とくにOUKA）ならではの術中トラブルやピットフォールについて説明します．

1 femoral drill guide（FDG）がセンターラインよりかなり外側になってしまう

髄内ロッドとFDGをリンケージで接続して関節内に挿入したときに，FDGが外側に寄ってしまう場合があります．原因は，髄内ロッドの刺入点にあります．p.232「第3章-5-2-a 髄内ロッドの挿入」でも触れましたが，髄内ロッドを関節の中央寄りに入れると，膝蓋骨を圧排することによって，膝蓋腱を介して脛骨を外側に偏位させてしまいます．その位置のままFDGを脛骨縦切り面に合わせてしまうと，かなり外側にペグホールがあくことになります．髄内ロッドを抜くと脛骨がもとに戻りますので，ベアリングと縦壁が側方衝突を起こしてしまいます（図1）[1]．この髄内ロッドの有無による脛骨の偏位は2.1 mm[1]，ベアリングと縦壁の距離の変化は1.6 mm[2]と報告されています．これを避けるためには，髄内ロッドの刺入点を大腿骨内側顆の外側壁の延長線上で，ノッチから10 mm前方とすべきです．それでもまだFDGが外側寄りになる場合は，徒手的に1～2 mmFDGを内側に戻すことも可能です．その限度は，内側顆のセンターラインまでと考えます．

2 伸展ギャップを掘り込むと屈曲ギャップも広くなる

OUKAは屈曲ギャップを先に決めて，それと等しくなるように伸展ギャップを作成していきます．原理原則として「一度決めた屈曲ギャップは変わらない」ので，伸展ギャップだけを調整するために，スピゴットとspherical cutterでミリングをしていきます．ところが伸展ギャップを大きく掘り込むと，変わらないはずの屈曲ギャップがゆるくなったように感じることがあります．気のせいでしょうか…．

実は，気のせいではなく実際に屈曲ギャップは広がっています．#2～#3スピゴットぐらいだと明らかな違いがわからないかもしれませんが，#4以上になると屈曲ギャップが約1 mm大きくな

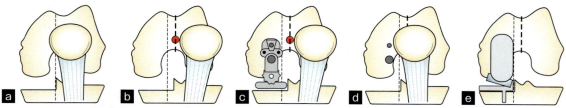

図1　ベアリングの側方衝突の機序
赤○は髄内ロッド，グレー○の大小はペグホールを表す．a：自然下垂位，b：滑車溝中央から髄内ロッドを挿入した場合，膝蓋骨の圧排とともに脛骨が外側に偏位する，c：そのままFDGを脛骨縦切り面に合わせてペグホールを開ける，d：髄内ロッドを抜くと脛骨がもとの位置に戻る，e：ベアリングと縦壁の側方衝突が起こる．
(Inui H et al：Impingement of the mobile bearing on the lateral wall of the tibial tray in unicompartmental knee arthroplasty. J Arthroplasty 31：1459-1464, 2016 を参考に作成)

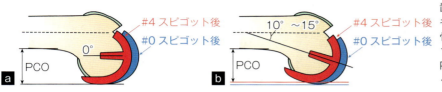

図2 伸展ギャップのミリングの方向と屈曲ギャップの関係
a：大腿骨インプラントを屈曲0°設置としてミリングする場合，屈曲ギャップに影響は与えない．b：大腿骨インプラントが屈曲10°または15°設置だと，掘り込むほど大腿骨のPCOは減少して屈曲ギャップも大きくなることがわかる．

るのです．そうなる仕組みは，大腿骨インプラントの屈曲位設置の角度によります．1ペグインプラントの時代は，骨軸と平行にペグホールを作りミリングしていましたので，これだと90°屈曲ギャップはミリングの多少によらず不変です．ところが10°もしくは15°屈曲位設置でペグホールを作りミリングしていくと，sin10°もしくはsin15°分だけposterior condylar offset（PCO）が減少して屈曲ギャップが拡大することがわかります（図2）．たとえば#4スピゴットを使用すると伸展面を4mm掘り込みますが，屈曲10°設置だと4mm×sin10°≒0.7mm，屈曲15°設置だと4mm×sin15°≒1.0mmとなり，約1mm屈曲ギャップが拡大することがわかります．もし1mm程度の屈曲ギャップの拡大が起きた場合には，もう1つナンバーの大きいスピゴットで3rdミリングをかけるとバランスがとれます．

私の視点

屈曲ギャップが広がることに対処するには，107°屈曲位で屈曲ギャップを測定するとよいです．なぜ107°かは，90°＋10°（大腿骨コンポーネントの屈曲角）＋7°（脛骨の後傾角）だからです．すなわち，ドリルをあけた方向と，脛骨骨切り面を平行にするのです．

3 ベアリングトライアルがクルっと回る場合（spin-out test陽性）はどうするか？

屈曲位でspin-out testを行い，ベアリングトライアルが抵抗なく回転する場合は，脛骨縦壁からベアリングまでの距離が広すぎる状態です．ベアリングが回転すると，脱臼の危険性が高まりますので危険信号です．対処方法は，脛骨トライアルを内側に寄せることです．具体的には，脛骨縦切り面と脛骨トライアルの縦壁の間にメスの柄（厚さ1～2mm）か大腿骨のスプーンゲージの柄（厚さ2.5mm）を挟んで，脛骨トライアルを内側に移動させます（図3）．その位置でベアリングが回転しないことを確認して，ピン固定してキール溝を掘ります．この操作で脛骨が1サイズ小さくなるかもしれませんので，これも確認してください．脛骨縦切り面と脛骨インプラント縦壁の間にできたすきまは，セメントで埋めます．

spin-out testでベアリングトライアルが引っかかるけど，少し力を入れると回ってしまうような「偽陽性」の場合はどうしたらよいでしょうか？ 本物のアナトミックベアリングにはlateral edge（外側の餃子の羽根のような出っ張り）が付いていますので，回転抵抗性が高まります．ゆえに，トライアルの状態で引っかかるなら，それ以上の処置は不要と思われます．

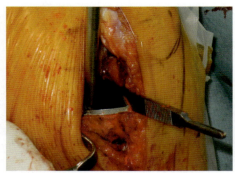

図3 ベアリングトライアルでspin-out test 陽性の場合
脛骨トライアルの縦壁と脛骨縦切り面の間にメスの柄などを縦に挟んで，脛骨トライアルを内方化する．良ければこの位置でキール溝を掘り，最終的にできた縦壁の間隙にはセメントを充填する．

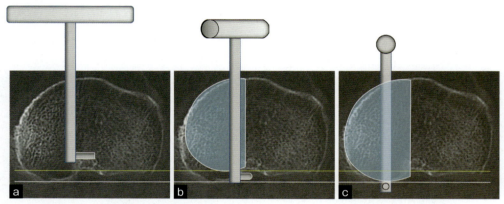

図4 T型フックの位置と脛骨サイズ
a：T型フックの形状，b：Tフックを脛骨中央部のPCL fossaに向けると実際の脛骨前後径よりも過小評価となってしまい，小さなインプラントサイズが選択される．c：内側顆後壁へフックをかけるようにする．

> **Column**
>
> ### spin-out testとは？
>
> 日本のOxfordのチャンピオンドクターである吉田研二郎先生が名付けたと記憶しています．患肢下垂の屈曲位において，ベアリングトライアルをエレバトリウムなどで回してみて回転するかどうかを確認するテストです．ベアリングは，屈曲90°で最も縦壁に近接します．ゆえに90°でspin-out test陽性の（回る）場合は，どの角度でも回る危険性があるということになりますので，何らかの処置が必要となります．

4 T型フックの使い方で脛骨サイズが変わる

T型フックは便利で汎用性の高い道具です．①髄内ロッドを抜いたり，②脛骨トライアルを抜いたり，③サイジングやセメント固定時に脛骨後方に引っかけて壁を作ったり，④後方の余剰セメントを取り除いたり，と何役もこなします．注意すべきは，③で利用する場合です．脛骨後方中央のPCL fossa（PCL付着部の陥凹）にフックが入ると，実際の脛骨前後径よりも小さいサイズ評価となってしまいますので注意が必要です（図4）．内側顆の真後ろの後壁にフックをかけるようにすると，正確な前後径がわかります．

5 合っていたはずの伸展ギャップが完成時にゆるくなってしまうのはなぜ？

最終的にインプラントとベアリングを設置したときに「あれ？　思ったより伸展がゆるいな…

フィーラーゲージでは伸展がきつかったから，しっかり調整したのに…．なんで最後ゆるくなったんだろう…．」と思ったことはありませんか．その原因は，術者であるあなたの足の持ち方かもしれません．

a 原因①：伸展ギャップ評価の難しさ

屈曲ギャップの評価は案外簡単です．理由は，下垂させて「開いた」膝の関節内を，「目視」しながらフィーラーゲージを入れるので，操作ミスや判断ミスはほとんど起き得ないためです．一方，伸展ギャップの評価は困難で，再現性が低くなります．理由は，伸展させて「閉じてしまいがち」な膝の，「見えない」関節内に，「手探り」でフィーラーゲージを入れようとするからです．

b 原因②：膝伸展－20°の難しさ

伸展ギャップの評価は，「膝伸展－20°」で行うように推奨されています．要は後方関節包の緊張を解けばよいわけですが，不慣れな術者は伸展－20°のつもりで，実際は伸展－40°ぐらい曲げてしまっています（図5）．私は毎月2組のオペ見学者をお迎えしておりますが，何も言わずに伸展ギャップを測ってもらうと，ほとんどの方が伸展－40°ほどで測定していました．膝伸展－20°は，距離にして12～13 cmほど踵を下ろすだけでよいので，ちょうど手のひら横1枚分となります．

c 原因③：膝の回旋中間位と内外反中間位の難しさ

膝伸展－20°にできたとして，その位置で足部をどのように保持するかも問題です．OUKAの肢位は股関節外転も屈曲も20°～30°ですので，この肢位から膝を伸展させると，つま先は自然と外を向いているはずです．これが回旋中間位です（図6）．そして，その足部を下から支えると，どうしても膝内反力がかかります．ゆえに，内外反中間位としてMCLに適度な張力を与えるためには，内反力を相殺する外反力を少しだけかけるとよいでしょう（図7）．

d 原因④：その肢位を保持する難しさ

上記の原因①～③の3つの条件がうまく保たれなければ，伸展ギャップは誤った評価となります．OUKAのギャップは，中間屈曲と内旋，内反できつくなる傾向があるからです．

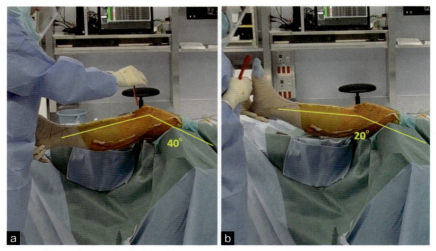

図5 伸展ギャップの評価—伸展－20°のつもりが－40°
a：多くの術者は，伸展ギャップの評価で曲げすぎてしまい－40°ほどになっている．b：－20°は約12～13 cmだけ踵を下ろせばよいので，ごくわずかな屈曲となる．

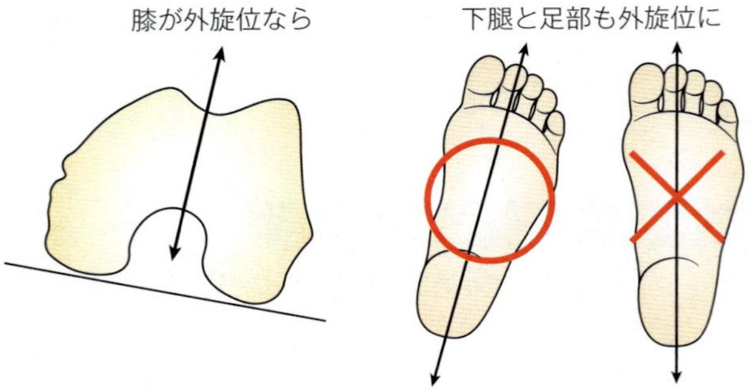

図6 回旋中間位
膝が外旋位なら下腿と足部も外旋位で保持すべきである.

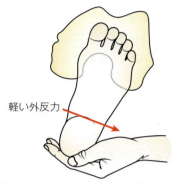

図7 内反を相殺するために軽い外反力を加える
外旋している下肢を下から保持すると，どうしても膝内反力がかかる．それを相殺するため外反力を軽く加える．

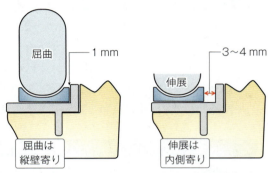

図8 伸展位のフィーラーゲージは内側寄りに挿入する
屈曲では縦壁とベアリングの距離は約1mmだが（a），伸展するとベアリングは3〜4mm内側に移動して壁から離れる（b）．このことを知らないと，伸展ギャップ評価のフィーラーゲージが挿入しにくくなる．

e 原因⑤：伸展位でフィーラーゲージを入れる難しさ

OUKAは，伸展位ではベアリングが前内側に移動します．つまり，伸展ギャップ測定時のフィーラーゲージは，思ったよりも内側を狙わないと挿入できないということです（図8）．これは，知っていないとなかなか気づかない事実です．しかも，伸展時には術者は関節内が見えませんので，さらに難しさが増します．なかなか入らないフィーラーゲージに焦り，足持ちが疎かになり，伸展ギャップの評価が狂う可能性があります．ベアリングは屈曲から伸展していくと3〜4mm縦壁から離れることがわかっており，その分フィーラーゲージも挿入位置を変える必要があるのです．

f 原因⑥：原因①〜⑤によって伸展ギャップをきつめに評価してしまう危険性

上記いずれの原因でも，伸展ギャップは狭く見積もられてしまいます．つまり，ナンバーの大きなスピゴットが選択される可能性が高くなるのです．

g 原因⑦：結果的に深いミリングになってしまう

下肢の肢位の保持がうまくいかないと，伸展ギャップがゆるくなる理由がおわかりいただけたかと思います．

文献

1) Inui H et al：Impingement of the mobile bearing on the lateral wall of the tibial tray in unicompartmental knee arthroplasty. J Arthroplasty 31：1459-1464, 2016
2) Tanaka T et al：Intramedullary rod insertion places the femoral component more laterally during Oxford medial unicompartmental knee arthroplasty. Knee Surgery & Related Research 34：43, 2022

8 境界症例への対応

Dr.Hamaguchi

　膝OAに対する私の基本方針は,「UKAができないかな?」という目で見ることです.UKAの数を増やしたい気持ちはあるのですが,私自身はUKAの適応拡大には慎重派だと思っています.

　UKAの適応を一言で表すと前内側型OA(AMOA)ですが,AMOAの境界線上の症例には原則としてTKAを選択する,というのが私の姿勢です.「迷ったらTKA」です.例外として,bone on boneではなくてもMRIで半月板損傷や関節軟骨損傷が明らかな場合や,骨髄内病変が認められる場合はUKA適応もありと考えます.MRIを当たり前に撮れる日本では精度の高い診断が可能ですが,それでも迷う症例があることは事実です.私の迷いどころの多くは,外側コンパートメントの状態です.

　以下に私の経験した境界症例を提示しますので,一緒に考えてみましょう.強調しておきますが,この本のコンセプトは「私はこう考える」であり,エビデンス的に正しいことを保証するものではありません.

境界症例1 ▶ 外側コンパートメントの状態(図1〜5)

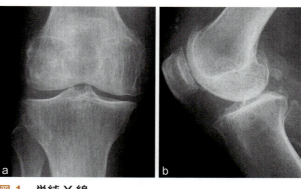

図1　単純X線
Kellgren-Lawrence分類(K-L分類)G3で,外側コンパートメントは保たれていそうである.

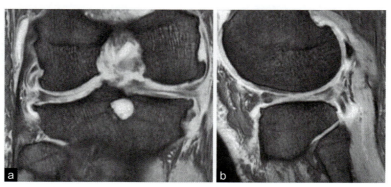

図2　MRI T2*
MRIでは内側の半月板や関節軟骨が欠損しているのは明らかだが,外側半月板も後節の変性と損傷があるようだ.

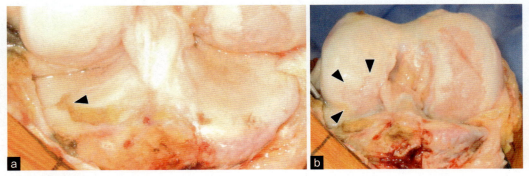

図3 術中所見
術中所見では，外側半月板の radial tear（a，矢頭）と，大腿骨外側顆の後方屈曲面に関節軟骨欠損があった（b，矢頭）．

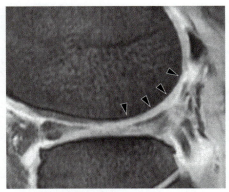

図4 MRI を再度確認
MRI を見直すと，T2* 矢状断にて関節軟骨が欠損しているのがわかる（矢頭で示した範囲）．当初は見落としていた．

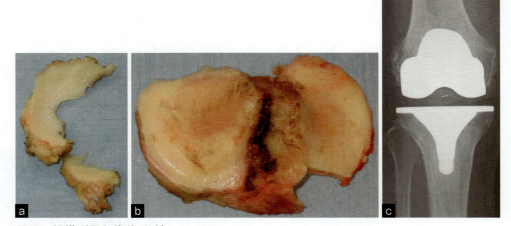

図5 組織所見と術後 X 線
外側半月板（a）と脛骨関節面（b）の所見．外側の関節軟骨も摩耗が進んでおり，TKA として正解であった（c）．

境界症例2 外側コンパートメントの状態（図6～8）

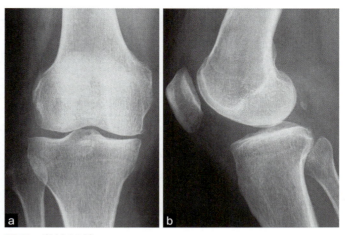

図6 単純X線
K-L分類でG3の内側型OA.

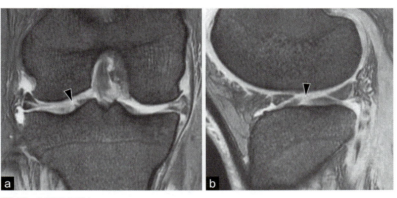

図7 MRI T2*
外側半月板に水平断裂を認め（a, 矢頭），脛骨外側顆の関節軟骨にも亀裂と思われる高信号が認められた（b, 矢頭）．

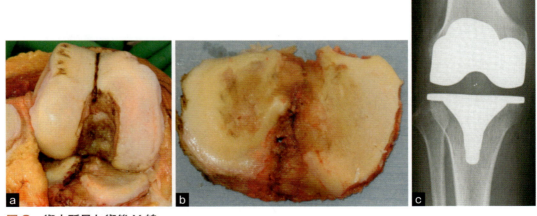

図8 術中所見と術後X線
MRI所見のとおり大腿骨外側顆の軟骨は保たれていたが（a），脛骨外側顆の関節軟骨損傷があり一部は軟骨下骨まで達していた（b）．TKAとして正解であった（c）．

境界症例3 外側コンパートメントの状態（図9〜11）

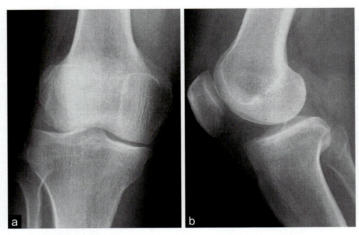

図9　単純X線
K-L分類G3の内側型OA．

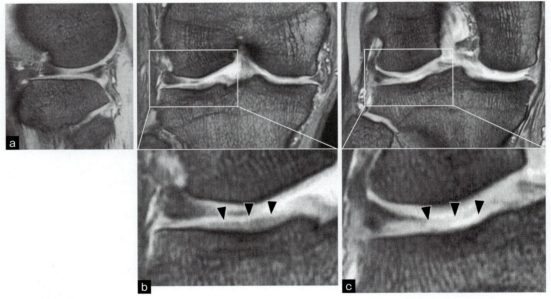

図10　MRI T2*
MRIでは外側半月板の自由縁の損傷に加えて，脛骨外側顆の後方に関節軟骨損傷を疑わせる所見があった（a）．1スライス差の画像を見比べると，後方のスライスの関節軟骨像が欠損しているように見える（b，c，矢頭）．

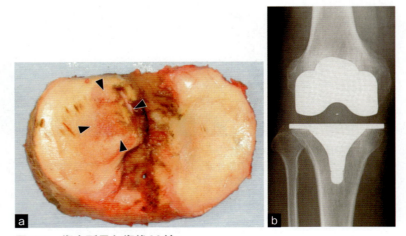

図11　術中所見と術後X線
やはり脛骨外側の関節軟骨に損傷があった（a，矢頭）．TKAとして無難であった症例である（b）．

境界症例 4 外側コンパートメントの状態（図12〜14）

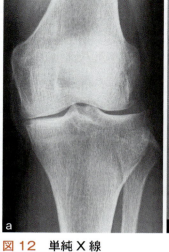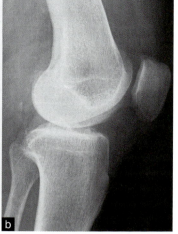

図12 単純X線
K-L分類G4のbone on bone症例.

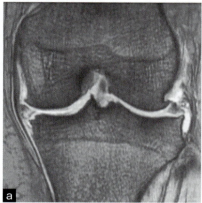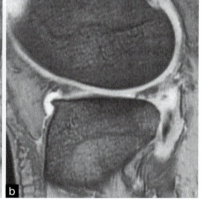

図13 MRI T2*
a：冠状断，b：矢状断．内側の半月損傷と逸脱ならびに関節軟骨欠損の所見に加えて，外側半月板の逸脱と中節から後節の損傷を疑った．

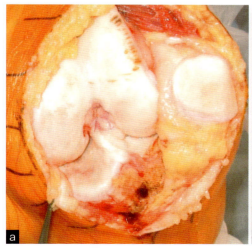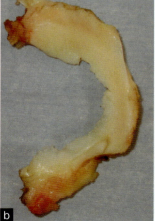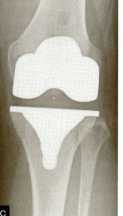

図14 術中所見と術後X線
術中所見では外側コンパートメントの関節軟骨には損傷がなく（a），外側半月板の自由縁の損傷があった（b）．この半月板の状態をUKA適応とするか否かは難しいところである．私はTKAを選択したが（c），UKAとしてもよかったかもしれない．

境界症例5　膝蓋大腿関節（PF関節）の状態（図15, 16）

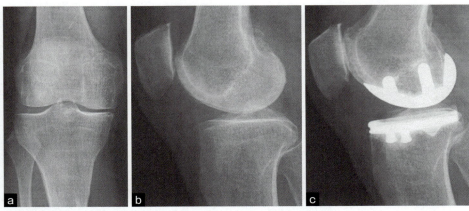

図15　単純X線
a：術前正面，b：術前側面，c：術後側面．他院で行われたfixed型UKAの術後痛症例（術後1年）．階段昇降と立ち上がり，しゃがみ込みで痛みが出るが，平地歩行では出ないという典型的なPF関節痛を示す．術後1年でPF関節OAは進行しているように見える（c）．

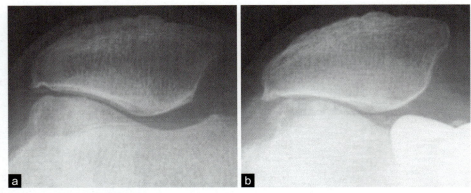

図16　単純X線（軸写）
術直後（a）と術後1年（b）の軸写．外側ファセットの関節裂隙の狭小化が明らかに進んでいるのが認められる．この症例はまだ経過フォロー中だが，患者と相談のうえでPF関節置換の追加もしくはTKAへの再置換になると思われる．

　Oxfordグループが示すPF関節のUKA適応は，「OA変化があっても，膝蓋骨の亜脱臼がなく，外側ファセットが骨欠損まで至らなければOK」です．しかし，私はこの基準には賛成できません．なぜなら，PF関節OA例に行ったUKAで，膝前面痛が残る例を少なからず経験しているからです．確率的には無視できるほど少なくても，その患者さんにとっては自分の人生で100％の発生率です．せっかく手術を受けたのに，痛みが残ってしまったのでは納得できませんよね．また，このPF関節OAの問題としては，PF関節OAがどれだけ疼痛に関与しているのか判断する手立てがないことが挙げられます．膝OAにおいて「どこが原因で痛いか」を「術前」に抽出して評価することは，ほぼ不可能です．たとえば，この痛みは内側関節が原因，その痛みはPF関節が原因，と厳密な区別が「術前には」できないのです．歩行時も階段昇降時も，荷重関節面も痛いしPF関節面も痛くなります．患者さんに「どこが痛いですか」と質問しても，漠然と膝の前面や内側を指し示す程度で，原因部位の特定まではできません．しかし，UKAかTKAの術後なら特定が可能となり得ます．UKAかTKAで荷重関節面の除痛が達成されて，「平地歩行は痛みなくできる」患者さんが「階段昇降や立ち上がりだけが痛い」場合は，PF関節の疼痛が抽出されている可能性が高くなります．加えて，PF関節のgrinding test陽性所見やX線でのPF関節裂隙狭小化があれば，さらに可能性が高くなります．このような症例を経験してきた結果，PF関節の所見も軽視できないと感じています．

境界症例6　ACLの状態（図17〜19）

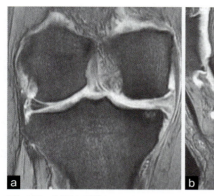
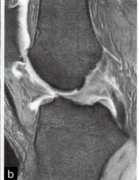

図17　MRI T2*
a：冠状断，b：矢状断．a，bともにACLを同定できるが，PCLに比べて高信号であり全体的にぼやっとしている．このACLはUKAの適応としてよいだろうか？

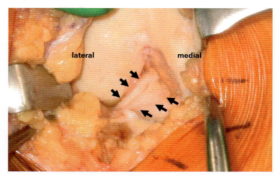

図18　術中所見
肉眼所見ではACLの滑膜は損傷され長軸方向にスプリットが入った状態だが，前内側束と後外側束の2束とも保たれており，十分に機能するACLと判断した（矢印）．

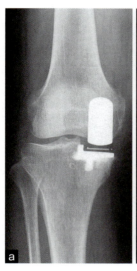
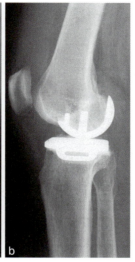

図19　術後X線
UKAで問題なかった．

　Oxfordグループからの発表では，ACLは滑膜ダメージがあったり長軸方向のスプリットが入ったりしていても，2束が残っていれば10年成績に影響はなかったとされています．この症例のようにACLの滑膜損傷が起きると，関節液が線維内部に浸透してMRIでは高信号を呈し，ACLの境界が不明瞭となり膨化して見えます．しかしよく見ると，ACLは2束の幅があることが確認できますし，ACL内部の線維の走行も確認できます．そして「目」のみならず，Lachman testやpivot-shift test，前方引き出しテストにてACLが機能していることを「手」で確認することがとても重要です．繰り返しになりますが，OA膝において機能的なACLかどうかを判断するときに「ストロークのあるhard-end pointのLachman test」を私は最重要視しています．ストロークのない（振れ幅のない）hard-end pointは，ACLが残っていても顆間部の骨棘とimpingeしている状態が予想され，機能的なACLではないと思われます．

■【まとめ】境界症例で悩んだときは…
　ファインプレーを狙って球を後逸して3塁打にするよりも，ワンバウンドで止めて単打にしたほうがよい場合もあります．UKAのほうがTKAよりも患者満足度や臨床成績に有利だと理解していながらも，TKAを選ぶべきときもあるのです．自分で考えて，本を見て，先輩に聞いて，それでも迷ったら…あなたができる最高のTKAを患者さんにプレゼントすべきです．TKAは「悪」ではありません．確信がもてない適応を良かれと思って当てはめてUKAをして，「TKAよりも劣る状態」にしてしまうことが問題なのです．自戒の念を込めて．

第4章

術後管理

第4章 術後管理

1 合併症対策

A TKA・UKAに共通の合併症　Dr.Hamaguchi

1 脱神経性皮膚炎（denervation dermatitis）

術後数ヵ月して，膝外側にかゆみを伴う皮膚炎が生じることがあります（図1）．特徴的な所見は以下です．
- 術後3ヵ月前後で発生する．
- 皮切瘢痕の必ず外側にできる．
- かゆみを伴う．
- 茶褐色の色素沈着を伴う．
- カサカサとした鱗屑を伴う．
- 500円玉大～地図状の皮疹．

a この皮疹の原因は？

この皮疹の正体は，伏在神経膝蓋下枝の損傷による脱神経性皮膚炎です．TKAでもUKAでもHTOでも，とにかく膝に「縦皮切」を入れたら起こる可能性があります．同一患者さんの右TKAと左UKAの両膝に，この皮疹が発生した例も経験しました．

数例の患者さんを個別に皮膚科にコンサルトしましたが，「慢性湿疹」「貨幣状湿疹」「うっ滞性皮膚炎」など，特異的病態の診断ではありませんでした．しかしこの皮疹を何例か経験していくにつれ，上記のような特徴的な所見が共通していることに気づきました．そこで，この同一パターンの皮疹の12膝をスライドにまとめて，皮膚科との合同勉強会で「これはなんでしょう？」と発表したところ，即答で「SVGDDに準じた脱神経性皮膚炎であろう」との示唆をいただきました．

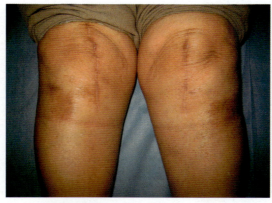

図1　両側同日TKA術後3ヵ月
左右対称に皮切の外側遠位に茶褐色の皮疹が発生した．

b │ SVGDDとは？

saphenous vein graft donor site dermatitis の略で，心臓の冠動脈バイパス手術に使用するために大伏在静脈を採取した下腿の手術瘢痕の周囲に発生する湿疹性病変を指し，脱神経性皮膚炎の一種と認識されています．大伏在静脈と並走する伏在神経を損傷すると皮膚障害が起きることは，心臓血管外科と皮膚科の領域ではよく知られていたようです．

c │ 膝の脱神経性皮膚炎の病態生理

なぜ膝外側に発生するのか？　なぜ数ヵ月経ってから発生するのか？　膝外側の解剖学的特徴と関係するのか？　という疑問点は，脱神経性皮膚炎ですべて説明がつきます．
①伏在神経膝蓋下枝は内側から外側遠位に走行する．
②皮膚の代謝や湿潤性には汗や皮脂の分泌が関与している．
③汗腺は自律神経に支配されている．
④皮切により膝蓋下枝が損傷される．
⑤膝外側の汗腺からの汗や皮脂の分泌が障害される．
⑥皮膚代謝が障害されて角質増生，色素沈着，乾燥が起きる．
⑦数ヵ月経過して瘙痒を伴う皮疹として発症する．

d │ 病理所見

病理で皮疹部の汗腺を特殊染色で調べてみると，交感神経の分布が著しく減少していることが確認されました[1]．

e │ 頻　度

自験例の連続した913人工膝関節のうち11人（15膝）に発症しましたので発生率は1.6％ですが，皮切の位置や大きさで変化すると思われます．ここ数年間は膝蓋下枝を温存するように気をつけているためか，この皮疹を経験しなくなりました．

f │ 治療と予後

とにかくかゆいので，保湿剤とともにステロイド軟膏を用います．発症後数ヵ月～1年で症状は改善し，皮疹自体も消退傾向を示します（図2）．皮膚科専門医に紹介する場合は一言「TKA後の脱神経性皮膚炎の疑い」と記しておくと，先方の診断と治療がスムースにいくかと思われます．

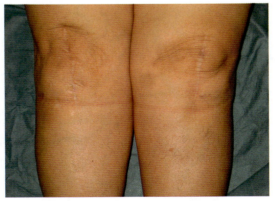

図2　ほぼ治癒した皮疹（図1と同一症例）
術後2年．かゆみもなく，皮疹自体もほぼ消失している．

2　深部静脈血栓症（DVT）・肺血栓塞栓症

　症候性と無症候性を含め，術後の血栓塞栓症はかなり高頻度で起こっているようです．術後一過性の SpO_2 の低下や下腿浮腫の持続はよく経験しますが，意識障害を伴う肺血栓塞栓症は一度起きると致死的で，すぐに処置を行ったとしても救命できる可能性は低くなります．これを防ぐには下肢深部静脈血栓症の予防が重要となりますが，現在は詳細な診断や対処法がガイドラインをはじめ専門の成書に記されていますので，そちらを参照してください．

　実際の臨床では，患者さんの出血リスクと血栓症リスクのバランスをみて予防法を選択します．私は TKA と UKA の全例に大腿部までの長い弾性ストッキング〔リハブワン®（メディ・ジャパン社）〕を使用しています．手術室入室前に非手術側の下肢に装着しておき，患肢は閉創後に包帯の代わりにリハブワン®を装着して帰室します．基本的に 24 時間装着として，非手術側は 3 日後に外しますが患側は術後 3 ヵ月まで装着するように指導しています（退院後は夜間は外して可）．この対処法を行ってから，たまに経験していた退院後の高度の下腿浮腫の発生がなくなりました．血栓リスクが高い患者さんには，弾性ストッキングに加えてエドキサバン 15 mg の内服を 1〜2 週間追加しています．30 mg では皮下出血と腫脹が増大する例を多く経験したので，予防投与としては 15 mg を採用しています．

　これらに加えて理学療法スタッフと共働して，帰室後からの足関節底背屈の自動運動の励行と，翌日からの歩行器歩行開始など，早期の運動療法と離床を図り血栓予防対策を行っています．

3　人工関節周囲感染（prosthetic joint infection：PJI）の予防と治療

　人工関節において最も忌避されるべきは感染です．患者さんはもちろん，医師にとっても身体的にも精神的にも消耗し疲弊する合併症です．感染を予防するためには努力を惜しんではいけません．費用対効果を考えつつも，できることは全部する姿勢が大事です．

a　術者側の予防対策

1）手洗い・手袋

　1991 年卒業の私は，術前手洗いについて先輩から「イソジンで痛いぐらいブラシで擦れ！」と教わりましたが，現在は過度な擦過洗浄は皮膚表面を傷めてかえって細菌の増殖を招くともいわれています．各施設のガイドラインに則った手洗い方法を遵守してください．手袋は 2 重装着を推奨します．表側の手袋を取り替えるタイミングは，①本物インプラント挿入前，②両側手術時の反対側開始前，③その反対側の本物インプラント挿入前として，術者・助手・器械出し看護師の全員が交換します．

2）いわゆる「宇宙服ヘルメット」

　宇宙服ヘルメットが PJI を減少させるという科学的エビデンスは示されてはいないようですが，誰でもわかる効果として①眉毛や睫毛の術野への脱落や口からのエアロゾルの直接拡散を防げる，②術者顔面への洗浄液や術中組織の飛び散りと跳ね返りによる術野汚染を防げる，③術者と助手の頭がぶつかっての塵芥落下による術野汚染を防げる，などがありますので，私と助手は宇宙服ヘルメットを装着しています．

b 患者さん側の予防対策

1）術野の術前処置・除毛

除毛は術直前に電動バリカンで行っています．範囲は術後にドレッシングテープを貼る範囲としています．女性の場合はほとんど不要ですが，男性では皮膚滅菌ドレープの粘着が悪くなることと，創内への体毛の混入を避けたいこと，術後ドレッシングテープが密着しにくくなることから除毛を行っています．

術前処置としては，駆血帯を巻いたあとに手術台上でポビドンヨード液と生理食塩水を1：1で薄めたものを大膿盆に入れて，患肢全体を術前洗浄しています．大まかな皮膚表面の汚れや，足部や足趾間の汚れを除去しています．

2）患肢の「細菌学的」密閉

私の個人的持論ですが，感染の発生は患者さんの「皮膚から」だと思っていますので術野と皮膚は「細菌学的」に隔離した状態にします．具体的には患肢の消毒後に下腿から足まで防水不織布の足カバーを履かせて紙性包帯で締めて，術野をポビドンヨード含有粘着ドレープで巻き込みます．これで患者さんの皮膚は密閉されたことになります（図3）．もし足カバーに防水ではない布製チューブなどを使用した場合は，洗浄した水などが内部にしみ込んで，患者さんの足趾をふやかして常在菌を含んだ状態で中に溜まっているかもしれません．TKAやUKAでは足部に触れることが多いので，術者の手が汚染されないように防水性の足カバーの使用をおすすめします．

インプラント挿入となる手術後半には，創縁の粘着ドレープが剥がれていることがよくあります．このドレープが剥がれた部位の皮膚は，不潔と考えます．なぜなら剥がれた粘着ドレープ側に表皮の角質層が少なからず張り付いているはずで，そうなると皮膚側には「消毒液に触れていない」数層下の角質が露出している可能性があるからです．毛根や汗腺，皮脂腺など，初期消毒が作用していない深部からの細菌再増殖も懸念されます．このドレープの創縁の剥がれを見つけたら，操作をいったん止めて，ぜひ再度消毒液で創縁を消毒してください．ドレープが剥離する原因の1つは，過度な皮膚の牽引です．小さな創で強く筋鉤を引いて，ドレープが剥がれている所に皮膚をこするようにインプラントをこじ入れるのは，非常に危険な行為だとご理解いただけると思います．感染は作らないことが第一です．

c 感染予防のその他の工夫

洗浄はパルス洗浄で，生理食塩水1.5Lに対し0.35％になるようポビドンヨードを調整して使用します．皮膚粘着ドレープは，必ずポビドンヨード含有粘着ドレープを使用してください．非含有ドレープの使用は推奨できません．縫合糸は抗菌薬配合の吸収性モノフィラメントを使用しています．抗菌性編み糸に比べて抗張力性が長期に発揮され，TKAやUKAに適しています．両側同日TKAの場合は，2膝目にいく前に新しい平ドレープを1枚下に追加して敷いています．

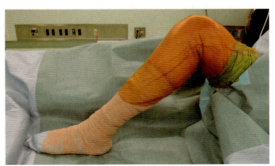

図3 「細菌学的に」密閉された患肢
下肢全体が滅菌不織布とドレープによって密閉されており，患者の皮膚と術野は隔離された状態になっている．

> **Column**
> ### 皮下縫合のときに粘着ドレープはどうしていますか？
> 本当はドレープを貼ったまま縫合したいのですが，実は創縁がわかりにくいんですよね．私は敢えて皮膚ドレープを剥がし，露出した皮膚のみならず剥がした術者の手もポビドンヨードで再消毒して，交差汚染が起きないように注意しています（図4）．グローブ交換まではもったいなくて…インプラント入れるときに取り替えたばっかりだし….

d｜PJIを疑った場合は？

術後順調だった患者さんの膝が，ある日痛みとともに腫れて，発熱し，CRPが上昇し，関節穿刺で黄色い濁った関節液が引けたら，残念ながらPJIです（図5）．この関節液を培養に提出します．滅菌スピッツまたは血液培養ボトル（嫌気性と好気性）を利用します．可能な限り2セットを提出します．絶対にやってはいけないのは「培養検体を採らずに，とりあえず抗菌薬を出す」ことです．これをやってしまうと感染かどうかもはっきりせず，感染だとしても感受性がわからず，今後何をどうしたらよいかの指標すら失われます．必ず培養検体を採ってください．

e｜PJIの診断基準

2セットの培養検体がともに陽性であれば感染確定ですが，培養が陰性の場合も多々あります．そのような場合の診断基準として，PJIに関する「国際コンセンサス ICM2018」を利用します（表1）．スコアリングシステムが導入され，大項目を1つ以上満たすか6点以上は感染，3〜5点は未確定，3点未満は非感染と分類されます[2]．

未確定または非感染と分類された場合は，現在の病態を説明可能である疾患を鑑別します．たとえばピロリン酸カルシウムによる偽痛風発作や，RAの発症や増悪，高尿酸血症からの痛風発作など炎症性疾患の可能性もあり得ます．

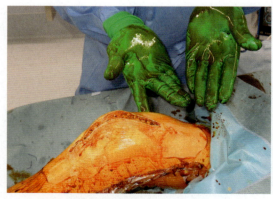

図4 皮下縫合前の処置
創縁をよく確認するためと創部ドレッシングを貼る範囲を確保するために，皮下縫合前のタイミングで粘着ドレープを丁寧に剥がす．皮膚が露出した部分と剥がした術者の手を消毒し直す．

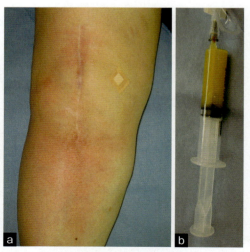

図5 TKA後感染の膝と関節液
a：膝全体に発赤と腫脹を認める．b：黄色濁の関節液．

表1　ICM2018のPJIスコアリング

大基準（以下の項目のうち少なくとも1つを満たす）	診断
培養で2ヵ所から同一菌株陽性	感染
関節に交通する瘻孔の形成	

小基準	閾値		スコア	診断
	急性[*1]	慢性		
血清CRP（mg/L） または Dダイマー（μg/L）	100 不明	10 860	2	術前・術後スコアの合計 ＞6：感染 3〜5：未確定[*3] ＜3：感染ではない
ESR上昇（mm/時）	関連なし	30	1	
関節液白血球数上昇（cells/μL） または 白血球エラスターゼ または αディフェンシン陽性（signal/cut off）	10,000 ++ 1.0	3,000 ++ 1.0	3	
関節液多核形好中球（PMN）上昇（%）	90	70	2	
培養陽性が1つ			2	
病理組織所見陽性			3	
術中の明らかな膿の存在[*2]			3	

[*1]：本基準は急性感染では検証されていない
[*2]：adverse local tissue reaction が疑われる症例では適応されない
[*3]：next-generation sequencing など分子生物学的診断法を考慮する
〔田中康仁ほか：整形外科感染対策における国際コンセンサス　人工関節周囲感染を含む筋骨格系感染全般．田中康仁，宋本充（編），メジカルビュー社，東京，2019を参考に作成〕

f　PJIの治療

1）早期感染や急性血行性感染の場合

　早期発見できた感染は，debridementと抗菌薬の適切な使用で攻略できる可能性があります．debridement, antibiotics, and implant retention（DAIR）にて関節内を郭清して，ポリエチレンを交換してインプラント温存を試みます．

　DAIRの適応は以下のとおりです．
①インプラントのゆるみがない．
②発症から2週間以内．
③軟部組織状態が良好．
④多剤耐性菌ではない．
⑤セメントレスではない．

　DAIRの成功の鍵は徹底した郭清ですが，前方からでは後方コンパートメントは死角となり，十分に郭清できないことが懸念されます．そこで私は，DAIRを行う場合は，まず関節鏡を用いて後方をシェービングしています．PS型TKAでポストがあるタイプだと，前方から後方の鏡視ができませんので，その際は後内側ポータルと後外側ポータルから鏡視とシェーバーを交互に入れて後方全体を郭清します．その後に前方の皮切を利用して関節をあけて，前方滑膜切除とポリエチレン抜去を行い，十分に洗浄します．その際にインプラント表面のバイオフィルムを除去するために，イソジン®小綿球を用いてインプラント表面をゴシゴシとこすり洗いします．インプラントの全表

面をこすり磨いたら，洗浄して新しいポリエチレンを挿入します．自験例の連続した2,111膝の TKAとUKAのうち，DAIRの適応と判断した7例にこの方法を行い，全例で感染鎮静化が得られました[3]．

抗菌薬は*S. aureus*，*S. epidermidis*であればレボフロキサシン（LVFX），クリンダマイシン（CLDM），ミノマイシン（MINO），ST合剤などを，耐性菌であればリネゾリド（LZD），テイコプラニン（TEIC），ダプトマイシン（DAP）などを軸に，上記を含む3剤併用から開始して，反応を見ながらde-escalationをかけていきます．リファンピシン（RFP）は感染組織や細胞への到達に優れ非常に有効な手段となりますが，単独では耐性化しやすいこと，CLDMとの併用は効果減弱をきたすことなど注意点もあります．いずれの薬剤も，単に感受性があるのみではなく，内服でのbioavailabilityが高く，骨組織への移行性も高く，細胞内到達性も高いことが特徴で，これが感染の制圧に非常に重要です．逆に，感受性があってもバンコマイシン（VCM）は骨組織移行性が低く，PJIに対する全身投与としては避けるべきです．

セメントレスTKA術後早期の感染に対するDAIRは，慎重に判断してください．理由は，起炎菌による汚染がインプラントの裏側まで進展している可能性があるからです．セメントレスTKAの早期感染なら全周性debridementを行い，いっそのことTKAインプラントそのものも抜去して，骨切り面を薄く切り直してリフレッシュし，セメント用の新品を抗菌薬含有骨セメントで一期的に再置換する選択肢もあります．一期的再置換に不安があれば，骨セメントスペーサーモールドによる二期的再置換とします．

2）慢性感染の場合

発症から数週間以上経過した場合や再発するPJIは，慢性感染として基本的にインプラント抜去を要します．インプラントの抜去は，骨温存を意識して丁寧にやり遂げましょう．薄刃ノミの使用が一般的ですが，「しなる」ために骨セメント層に弾かれて健常骨に食い込んでしまい，案外骨温存が難しいと感じます．私は，両切りのレシプロソーを用いて骨界面を切り離しています．ほぼ全体を切り離したら，メタルハンマーで表面をコンコンと軽く叩いて，最後に打ち込み器などを利用してインプラントを抜去します．大腿骨側も脛骨側も，外側の視野と展開が窮屈となり切り離しが疎かになりがちで，無理に引き抜こうとすると大きな骨欠損となる危険性があります．大腿骨外側顆の切り離しには，顆間部からノミやソーを入れてアプローチするのも一手です．インプラント抜去後は，後方滑膜切除が可能となります．全周性のdebridementと洗浄を終えたら，抗菌薬含有骨セメントスペーサーモールドを留置します．Zimmer Biomet合同会社のセメントスペーサーモールドと，日本エム・ディ・エム社のKASMが使用可能です．抗菌薬含有セメントは起炎菌の感受性によりますが，VCMを使用する場合は熱による活性低下を防ぐために重合熱の低いCemex®（Tecres社）を推奨します．抗菌薬の全身投与は急性期感染に準じます．

セメントスペーサーモールドを留置したまま可動域訓練を行い，関節の拘縮予防を図り，疼痛自制内の範囲で荷重歩行訓練も継続します．脛骨側のセメントスペーサーモールドだけですと，屈伸に伴って前後に動いてしまい，疼痛の原因になり得ます．ぜひ「ステム」を追加しましょう．先に作った大腿骨側セメントスペーサーモールドの残りで脛骨ステムを作っておきます．コツは，脛骨骨切り面から1cmほど飛び出る長さにしておくことです．脛骨側セメントスペーサーモールドを形成して，厚さを調整し関節裂隙を開いて，セメントスペーサーモールドが固まりきらないうちにキールが下から刺さるようなイメージで挿入します．セメントが固まるとステムが一体化します（**図6**）．この間，常に徒手的に関節に牽引力をかけてください．気を抜くと，セメントスペーサーモールドが圧迫されて薄く潰れて固まってしまうかもしれません．待ち時間中に，エレバトリウムなどでセメントスペーサーモールドの形状を整えつつ硬化を待ちます．

感染鎮静化の判断は簡単ではありませんが，原則として採血を週2回行い，CRPの陰性化が2回連続で得られて，かつ培養陰性の場合としています．そうしたら，再置換への準備に取りかかり

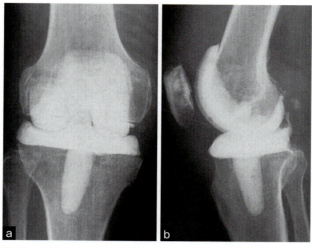

図6　骨セメントによるスペーサーモールド
上手に入れると非常にしっかりして，可動域訓練にも荷重歩行訓練にも耐えられる．

ましょう．

3 感染を防ぐために—作らない，起こさない，見逃さない！

　PJI を完全に防ぐことはできませんが，その発生率を低くすることはできます．皆さんと手術室スタッフの努力で，感染を限りなく少なくしていきましょう．その際に，大変役に立つわかりやすい本があります．山田浩司先生の『Ortho Support の整形外科手術部位感染対策』[4] です．非常に詳細かつ現場に即した説明が書かれています．私もたくさん勉強させていただきました．

4 関節血症

　人工膝関節の術後，とくに UKA の術後数ヵ月に突然の膝の腫脹と疼痛を訴えて来院されるケースがあります．膝がパンパンに腫れて緊満感があり，患者さんは疼痛のため膝を動かせなくなっています．穿刺すると膿性ではなく，pure blood の血性関節液が引けてきます．なぜ今更，関節血症が起きるのでしょうか？

a 関節血症の誘因と予後

　明らかな誘因はない場合が多く，あったとしても軽負荷の活動です．いったん穿刺や関節注射で軽快しても，また数週間か数ヵ月で繰り返す例も少なくありません．

b 出血源は？

　膝蓋下脂肪体が最も疑わしいと考えます．

c 対処方法は？

　初回の関節血症では，穿刺排液＋トラネキサム酸（トランサミン®）1,000 mg ＋トリアムシノロンアセトニド（ケナコルト-A®）4～8 mg の関節内注射を行い，消炎鎮痛薬を処方し安静を指示します．単回発症でおさまる方が半分，再発して繰り返す方が半分の印象です．繰り返す関節血症で

関節鏡を行った数例では，いずれも active な出血源は同定できませんでしたが，膝蓋下脂肪体に発赤と充血を伴う炎症性変化があり出血源として疑われました．この部分をシェービングして電気焼却することによって，その後の再発を防げています．

d　なぜ膝蓋下脂肪体から？

UKA では膝蓋下脂肪体の内側を切除します．膝蓋下脂肪体は血流が豊富なので，しっかり止血をしなければなりません．術後しばらく経つと，残された膝蓋下脂肪体が瘢痕化して硬くなり，膝の屈伸運動に伴い PF 関節や顆間部と擦れたり挟まったりして易出血性を呈してくると推察しています．TKA においても膝蓋下脂肪体への侵襲や顆間部への挟まり込みなどがあり得ますので，同様の発生機序が考えられます．

文　献

1) 浜口英寿ほか：TKA 術後の膝外側部の皮疹 Saphenous vein graft donor site dermatitis の疑い．JOSKAS **39**：739-742, 2014
2) 田中康仁ほか：整形外科感染対策における国際コンセンサス　人工関節周囲感染を含む筋骨格系感染全般．田中康仁，宋本　充（編），メジカルビュー社，東京，2019
3) 浜口英寿ほか：人工膝関節周囲感染のインプラント温存　後方滑膜切除とバイオフィルム処置の重要性．別冊整形外科 **81**：185-189, 2022
4) 山田浩司（著）：Ortho Support の整形外科手術部位感染対策．一般社団法人 Ortho Support（編），文光堂，東京，2022

B　TKA 特有の合併症　　　　　Dr.Hamaguchi

1　TKA 後の大腿骨顆上骨折（periprosthetic supracondylar femoral fracture: PSFF）

TKA 後の重大な合併症として感染と並ぶ顆上骨折ですが，早期にしっかり対処を行えば治せる合併症です．しかし発生率が 0.3〜2.5%[1〜3] と低いことから，とくに年間 TKA が 20〜30 例の一般的な術者は 4〜5 年に 1 例しか遭遇しない計算になり，対処方法の選択やコツがわからずに手探りの状態になってしまいます．この項では，TKA 後の顆上骨折を「予防」するための注意点と「治療」のコツを押さえていきましょう．

a　危険因子

①高齢（75 歳以上）
②高度骨粗鬆症
③ RA
④ Parkinson 病もしくは症候群
⑤大腿骨前方ノッチ形成
⑥大腿骨インプラント屈曲位（≒後方）設置
⑦乱暴なハンマー打ち込み

①〜④は患者さん側の要素で，いずれも易転倒性と骨強度の低下につながります．⑤〜⑦は術者側のテクニカルな要素となります．術前に患者さん側の要素を改善しておくことは難しいので，われわれができる予防としては⑤〜⑦を避けること，となります．

b　PSFFと大腿骨前方ノッチ形成

そもそも大腿骨前方ノッチ形成（anterior femoral notching：AFN）はPSFFの原因になるのでしょうか？　関連なしと関連ありの報告が混在していますが，2022年に発表された3,264例のTKAをもとにしたメタ解析[4]では150例にPSFFが発生しており，AFNあり群とAFNなし群ではodds ratio（OR）3.91（p=0.02）でAFNあり群の骨折リスクが有意に高かったと報告されています．またAFNが3 mm以上の群と3 mm未満の群に分けると，OR 4.85（p=0.00）でAFN 3 mm以上の群のPSFFのリスクが有意に高くなったが，ANF 3 mm未満群とAFNなし群では有意差なしであったとも報告されています．いずれの結果が真実かは別としても，大きなノッチ形成が生体力学的に不利になることは疑いようがありませんので，術者としては不要なAFNは作るべきではありません．

c　PSFFを防ぐために術者ができること

1）前方の骨切除は十分かつ必要最低限に！

カットガイドを通して，angel wing（通称カニ爪）で前方骨切りレベルを慎重に評価します．一度切り始めたら修正は困難です．セメントレスの場合は，初期固定性を得るために十分な広さの前方骨切り面が必要です．綺麗なグランドピアノサインを目指します．

2）カットガイドを屈曲位設置とする（セメント使用時のみ）

ノッチができそうだが，屈曲ギャップの関係でこれ以上ガイドを前方にずらしたくないし，サイズアップしようにもすでに横径が少しはみ出ているような場合に適用できます．四面カットガイドを一度ゆるめて，大腿骨遠位骨切り面とガイドの間に「前方だけ」カニ爪を挟み，その状態のままカットガイドを再固定します（図7）．これにより2°〜3°屈曲位設置となり，AFNを回避できます．遠位端にできるインプラントと骨のすきまは骨セメントで充填します．大腿骨遠位端を屈曲位に切り直すのも一法ですが，難易度は高くなります．

3）角をもつAFNを作らない

角張ったノッチは，そこに応力集中が起こります．どうしてもノッチができそうなら，せめて角を落として滑らかな斜面として骨幹部につなげていきます（図8）．

4）大腿骨インプラントの過度な屈曲位設置や後方設置を避ける

骨幹端部の屈曲が大きい膝には，ノッチを避けるために大腿骨インプラントを敢えて屈曲位に設置することがあります（p.107，図2参照）．これが過度になると，大腿骨インプラントが後方寄りに設置された状態になり，矢状面の荷重線が大腿骨骨幹部を通らずに後方にずれてしまいます（図9）．これによって大腿骨前面の引っ張り応力が増加するので，AFNがある場合は要注意です．私もこの機序でPSFFが発生したと思われる例を経験しました．TKA後2ヵ月で外傷機転を伴わずに疼痛が発生し，PSFFが発覚しました（図10）．とくに骨脆弱性が認められる患者さんには，

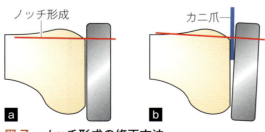

図7　ノッチ形成の修正方法
a：ノッチ形成が避けられない状態，b：カニ爪など薄めの物を前方部分に挟んでカットガイドを再固定すると，ノッチ形成を避けることができる．インプランテーション時には，このすきまを骨セメントで充填する．

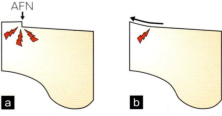

図8　ノッチ形成の修正
角張ったノッチは応力集中を起こすので（a），どうしてもノッチが残る場合はボーンソーなどで滑らかに修正しておく（b）．

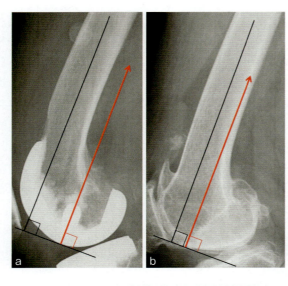

図9　大腿骨インプラントの設置と荷重軸の関係
黒線：骨軸．赤矢印線は立位荷重時の接触点とその矢状面荷重軸．
a：大腿骨インプラントの屈曲～後方設置によって矢状面荷重軸が後方に移動してしまう．b：術前の荷重軸は大腿骨骨幹部内を通過する．

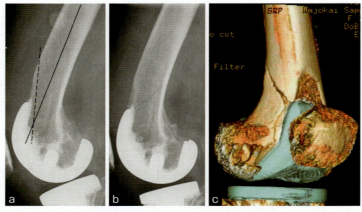

図10　TKAの2ヵ月後にPSFFが発覚した症例
a：大腿骨インプラントの屈曲後方設置．b：外傷機転なし，疼痛あり．骨折線を認める．c：3D-CTにて明瞭な骨折線と前方フランジの過剰な骨切り面が確認できる．

過度な屈曲位設置は避けるべきです．

5) ハンマーで乱暴に叩き込まない！

骨セメントが予想より早く硬化してきた場合に，慌てて叩き込む状況があり得ます．術中の顆部骨折や顆上骨折の危険性があることはもちろん，リスなどが入って後日に転位が発覚することもあり得ますので注意が必要です．

d　PSFFの分類

Lewis and Rorabeck 分類[5]が有名です（**図11**）．Type 1 は転位がないもの，Type 2 は転位があり，subtype として Type 2a は骨折線が前方フランジよりも近位にあるもの，Type 2b は骨折線が前方フランジよりも遠位に伸びているものです．Type 3 はインプラントにゆるみを伴う PSFF とされます．

e　PSFFの手術適応

保存療法が選択されるのは，生命の危険があるほど耐術性が低い場合のみです．Type 1 でも保存ではなく早期内固定を選択します．転位なしなら外固定だけでもよさそうに思われますが，顆上部は下肢の屈伸ストレス，回旋ストレス，荷重ストレスがすべて集中する部位ですので，待機中に

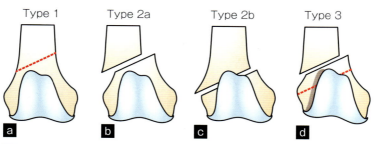

図 11　Lewis and Rorabeck 分類
a：Type 1（転位なし），b：Type 2a（転位あり．骨折線は前方フランジよりも近位），c：Type 2b（転位あり．骨折線は前方フランジよりも遠位に伸びる），d：Type 3（インプラントのゆるみを伴う PSFF で，転位の有無は問わない）．

転位してくる危険性が大です．実際に，前述の図10の症例の初診時は転位なしのType 1でしたが，装具固定2日後には完全に転位しておりType 2bとなっていました．また，PSFFを起こす患者さんは高齢で易転倒性のある方が多いので，可動域訓練や歩行訓練の可及的早期開始を目標として内固定をすべきと考えます．患者さんは，ベッド上での排泄や寝返りなどの体動時に襲ってくる骨折部の激痛で身動きがとれない状態となっています．1日も早く痛みから開放してあげましょう．Type 3の場合は，純粋なPSFFではなくインプラントのゆるみから波及した顆部と顆上部の骨破壊がベースになっていると思います．ここまでくると骨接合と再置換を同時に行うことは危険ですし，技術的に不可能です．ヒンジタイプTKAへの再置換か，腫瘍用インプラントの使用を考慮します．

f　PSFF の治療方法の選択

1）ロッキングプレートと逆行性髄内釘の選択は？

私の選択はロッキングプレート（locking plate：LP）の一択です．逆行性髄内釘（retrograde intramedullary nail：RIMN）を選択しない理由は以下のとおりです．
①顆間部 box の形状や幅によって RIMN の径や刺入点が制限される．
② RIMN 挿入時の整復位の保持が困難．
- 骨片間ラグスクリューを打てない．
- 骨幹部骨折と異なり骨把持鉗子で強固に固定できない．

③挿入後に骨折部の予期せぬ変形が起こる可能性がある．

2）外側プレートのみか？　ダブルプレートか？

真の Type 1 なら骨皮質同士の接触が保たれていますから，minimally invasive plate osteosynthesis（MIPO）法で外側プレートを1枚でもよいかもしれません．外側プレートのみの場合は，顆部のロッキングスクリューを対側の皮質骨までかかるように bi-cortical に挿入してください．シングルプレートで対側を抜かないと，矯正損失や癒合不全の可能性が高まります（図12）．

Type 2a, b には迷わずダブルプレートを選択します（図13）．内側プレートにはさまざまなバリエーションがあり得ますが，私はDePuy Synthes社のLCP Proximal Lateral Tibiaの同側用を上下逆にして内側に使用し，スクリューはすべてmono-cortical固定としています．これによって内側の柱を作り荷重ストレスの分散を図り，かつ術中の整復位を保持することが可能になります．外側用はZimmer Biomet合同会社のNCB-（periprosthetic）Distal Femurをメインのプレートとして使用しています（図14）．

3）皮切と展開の選択は？

皮切は前回TKAの皮切をそのまま利用して近位に延長します．深層は medial parapatellar

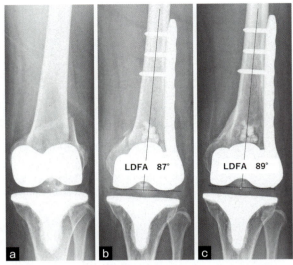

図 12 Lewis and Rorabeck 分類 Type 2b
a：受傷時，b：外側プレートの顆部スクリューが対側骨皮質まで届いていない，c：骨癒合時．術直後から 2°の矯正損失となったが無事に骨癒合が得られている．

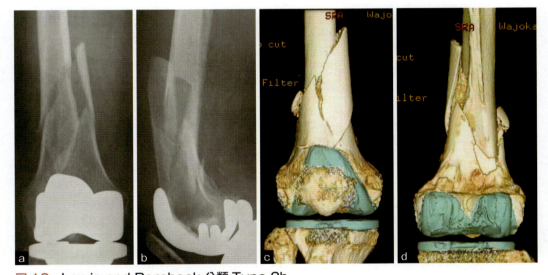

図 13 Lewis and Rorabeck 分類 Type 2b
近位側まで骨折が進展している．a：術前正面像，b：術前側面像，c：3D-CT 正面像，d：3D-CT 後面像．

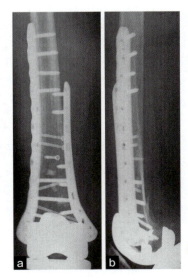

図 14 内側および外側のダブルプレート固定

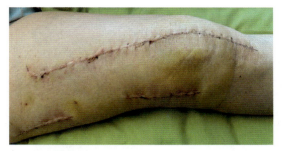

図 15　皮切と展開
前回の TKA の medial parapatellar approach の皮切を近位に延長して整復し，内側プレートの固定を行ったあとに外側プレートを設置して，外側の皮切を追加してスクリュー固定を行った．

approach を近位へ延長し，大腿直筋と中間広筋を分けていきます．この広い視野で前から見て骨折を整復し，骨片間ラグスクリュー固定と内側プレート固定まで行います．次いで外側用プレートを MPP 展開の外側谷から挿入して，外側広筋の下を潜らせていきます．この時点で，顆部用スクリューと近位骨幹部用スクリューのための 2 つの皮切を外側に作ります（図 15）．

イメージ X 線でプレートの位置を確認して皮切位置を決定し，近位と遠位の 2ヵ所を K ワイヤーなどで仮固定します．プレートが大きく浮かないように，セルフセンタリング骨把持器などで軽く挟んでおくのもよいと思います．イメージ X 線で確認する際の注意点は，骨幹部のプレート位置は骨の真横ではなく，やや前方寄りが最適になることです．理由は，プレートを顆部の形状に沿わせて設置すると矢状面に対してやや斜めになるので，骨幹部のスクリューもやや斜め前方から打つのが最適になるからです．イメージ真側面像で骨とプレートがぴったり！　の場合は「見た目」はよいのですが，スクリュー方向が後壁ギリギリになる危険性があることを理解しましょう．外側皮切を大きく 1 本で展開すると，前回の TKA 皮切と挟まれた範囲の皮膚が壊死を起こす危険性もあるので要注意です．

4）整復のコツは？

コツは MPP で大きく開けることです．前方から大腿骨の遠位 1/2 全体を直視下に把握できます．複数の骨片がある場合は，近位から順にパズルをはめていき cannulated screw で骨片間固定をしていきます．助手に牽引をかけてもらいながら，骨把持鉗子やエレバトリウムなどを梃子にして小骨片を整復していきます．最終的に骨幹部骨片と顆部骨片の 2 つになりますので，これを整復します．最終整復のコツは，軽度屈曲位で PSFF の主骨折線の両サイドに術者の指を入れて後壁の内外側を触知し，そのまま指で顆部骨片を遠位前方に引き出すようにすることです．こうすると後方骨皮質が整復されて噛み合いますので，その状態でゆっくりと伸展して助手に牽引を維持してもらい，正面の骨皮質の適合具合を確認しながら整復を調整し完成させます．よければ K ワイヤーや骨把持鉗子で仮固定して，内側プレートの設置に進みます．

5）骨がもろい場合の工夫は？

骨皮質自体が脆弱または髄腔内骨欠損が大きい場合は，骨セメントの利用を考慮します．PSFF を起こす患者さんは，もともと活動性が低く，易転倒性があり，骨脆弱性の高い方たちです．RA や片麻痺などで上肢の荷重支持性が期待できない方もいますし，認知症で計画的な部分荷重の理解ができず，いきなり全荷重になってしまう方もいるかもしれません．そのような骨脆弱性や荷重制限不可による再転位が危惧される場合は，髄腔内への骨セメント充填も選択肢となります．

a）骨セメントを利用した RIMN 固定（図 16）

スカスカの髄腔で，最も太いネイルでも固定性が得られない場合が考えられます．その場合，まずは本物ですべての横止めまでを完成させておきます．骨把持鉗子や K ワイヤーで転位しないよ

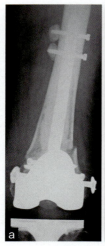
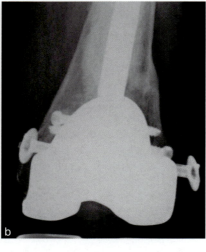

図16 骨セメントを利用したRIMN固定
a：術直後，b：術後3年．骨皮質の連続性が得られている．

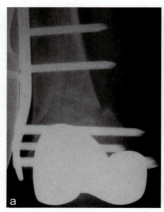
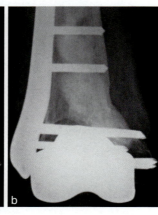

図17 骨セメントを利用したLP固定
a：術後3ヵ月．骨癒合はまだ得られていない．
b：骨セメント補強．骨癒合が得られ金属折損もなく経過した．

うに仮固定してから，いったんすべての横止めスクリューをネイルからギリギリ外れる所まで戻して，mono-cortical screwのような状態にして，ターゲットデバイスをつけたままのネイル本体を抜き取ります．THA用のセメントガンで髄腔内に冷やした骨セメントを充填させて，急いでネイルを挿入します．ターゲットデバイス越しに戻した横止めスクリューを，すべて締め直します．骨折部からはみ出した骨セメントは丁寧に除去します．最後に，リーミング時に採取した骨髄組織を骨折部に移植して終了します（図16）．

保険適用にはなりませんが，抗菌薬入り骨セメントの使用をおすすめします．図10の患者さんは15年前の症例で，90歳ですが独居のしっかりされた方でした．RIMNが出回り始めた頃だったので使用してみましたが，現在なら通常のダブルプレートで対処できたと思います．RIMNでは髄腔が広くて髄内釘の固定性が得られにくいことが予想されたため，骨セメント固定を追加しましたが，万が一にも感染したら大変なことになりますので容易に推奨できる方法ではありません．患者さんは翌日から全荷重歩行可能となり，2週間後にT杖で退院され術前のADLレベルに戻られました．

b）骨セメントを利用したLP固定（図17）

外側シングルプレートに骨セメント充填を追加した例です．術後3ヵ月でも骨癒合が得られず，プレートやスクリュー折損を危惧した症例でした．この症例はムチランス型RAで高度の骨脆弱性を有し，上肢の変形で荷重支持性が不可の患者さんであり術直後から全荷重となっていましたのでそれに耐えられるように行った追加手術です．骨折部の内側骨皮質を開窓して内部の瘢痕や脂肪髄を除去し，空いた髄腔にセメントガンにてロッキングスクリュー間を橋渡しするように骨セメント

を充填しました．これにより内側の不安定性を解決でき，金属折損なく骨癒合に至りました（**図17**）．内側プレート追加も選択肢としてありますが，即時的な荷重支持性が得られることを優先して骨セメントを利用しました．この方法も，感染などが起きた場合に抜去が困難になるなどの問題点もあり，広く推奨できる方法ではありませんが，困ったときの一法として提示しました．

■ PSFF のまとめ

医原性の骨折だけは作らないようにしましょう！

2　TKA で膝蓋骨は置換か非置換か？

TKA で膝蓋骨を置換する派と置換しない派で，いまだに論争が続いています．置換しないで済むのであれば，世界中の術者全員がそれに越したことはないと思うはずですが，「○○の条件を満たせば patella friendly と判断できるので非置換でよい」という基準は，残念ながらまだありません．学会でも，両派の話が噛み合っていないように感じます．パテラ論争の何が問題なのでしょうか？

a　TKA の PF 関節の問題点

- インプラントの顆間部ノッチの形状がバラバラ．
- インプラントの滑車溝の形状がバラバラ．
- 観察期間がバラバラ．
- 評価方法がバラバラ．

たとえば同じ膝蓋骨非置換でも，丸みのある低いノッチと解剖学的形状の滑車溝をもつ TKA で10 年間の経過を見た A 医師と，角張った高いノッチと非解剖学的形状の滑車溝をもつ TKA で 1年間の経過を見た B 医師とでは，両者とも「大丈夫でした」といっても内容には大きな差異があります．経験上，膝蓋骨非置換の運命は 10 年以上フォローしないとわからないことが多いと思います．30～40 歳代のバリバリと TKA を行っている医師たちは，医局人事によって数年で異動することが多いと思いますので，自分が行った TKA の「その後」を見る機会がありませんし，膝蓋骨非置換の患者さんたちのその後もわからないはずです．後任の医師が引き継いだとしても，その先生も数年で異動するでしょう．そうして膝蓋骨問題は時間のなかに埋もれていきます．幸いにも私は同じ地区に 19 年間いましたので，自分が行った膝蓋骨非置換のその後をフィードバックすることができました．その結果，PF 関節でわかったことと方針を以下に提示します．

b　TKA における PF 関節の方針

- 長期成績による裏付けで，膝蓋骨非置換が許容されるのは LCS（DePuy Synthes 社）だけ．
- 置換すべきか非置換でも許容されるかの最も重要な因子は滑車溝の形状．
- LCS の形状に準じた滑車溝をもつ TKA では膝蓋骨非置換の選択も可能．
- LCS の形状に準じた滑車溝<u>ではない</u> TKA では膝蓋骨置換をすべき．
- 膝蓋骨 OA は central ridge に起こる．
- 外側ファセットの適合性が重要．

c　膝蓋骨非置換の 10 年後は？

膝蓋骨非置換後，10 年以上経過した症例を示します（**図 18**）．3 例とも PS 型 TKA の膝蓋骨非置換例です．いずれも滑車溝の形状が解剖学的ではないため，外側ファセットの適合性が低く，central ridge で点接触している状況です．そのため，膝蓋骨 OA 変化が central ridge に起こって

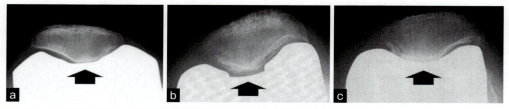

図18 PS型TKAの膝蓋骨非置換で10年以上経過した3例
a：自験例，b, c：他施設での術後症例．いずれも膝蓋骨のcentral ridgeで点接触となり，摩耗とOA変化をきたしている．

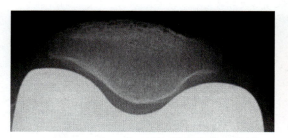

図19 Vanguard ROCC膝蓋骨非置換例
Vanguard ROCCは深い滑車溝を有するため，膝蓋骨非置換でも両側ファセットで面接触することからpatellar friendlyと判断し，膝蓋骨非置換の方針のもと2017年から使用を開始した．

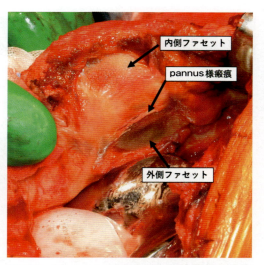

図20 Vanguard ROCCの膝蓋骨非置換例（術後6ヵ月，70歳男性）
初回術後半年で階段昇降時痛，屈伸時の疼痛出現．外側ファセットは茶褐色に変色しており，関節軟骨の変性と摩耗，pannus様瘢痕組織の介在を認めた．膝蓋骨のみ置換追加を行った．

いることがわかります．全員，膝蓋骨置換を追加して症状は改善しました．

非置換膝蓋骨OAの症状の特徴は以下のとおりです．とくに①と②が重要です．
①平地歩行は無症状．
②階段昇降や立ち座り動作で疼痛誘発．
③patellar grinding testで疼痛誘発．
④膝屈伸で疼痛を伴うクリックやノイズがある．

私のTKA第一選択はVanguard ROCC（Zimmer Biomet合同会社）ですが，これはCS型mobileで，LCSと似た構造をもっています．Vanguard ROCCのPF関節は滑車溝が深く，膝蓋骨非置換でもcentral ridgeが当たらず両側のファセットで接触しますので，patella friendlyと判断して2017年の導入当初は膝蓋骨非置換としていました（図19）．術後2～3年で屈伸時の違和感や疼痛が出てきたと訴える例に気づき，PF関節痛と思われる例が散見されるようになりました．疼痛が強く膝蓋骨置換を追加したのは2例のみですが，2例とも外側ファセットの軟骨面が摩耗しており，表面はpannus様の炎症性瘢痕が介在していました（図20）．置換後，2例とも症状は劇的に改善しました．現在は，基本的に全例膝蓋骨置換としています．私のVanguard ROCCの膝蓋骨非置換例のなかでは1％に満たない追加置換率ですが，明確に回避できる基準がないからには全例置換とすべきと考えています．

Column

膝蓋骨非置換のノイズと昭和のかき氷器

　膝蓋骨非置換の膝をベッド上で屈伸させると，central ridge が顆間ノッチに当たるときに「シャリ，シャリ」という特徴的な音がします．ちょうどそれが，私の子ども時代にあった氷塊を手動的にグリグリ回してカンナのような刃で削ってかき氷を作る器械の音に似ているのです．現在ではかき氷は電動式でウイーンとできちゃうみたいですね．

3 TKA の大腿骨外側の骨セメント取り残しによる膝外側痛

　現在までに 4 例を経験しています．全例とも他施設で TKA をされており，術後からずっと続く膝外側の運動時痛が主訴でした．この病態は案外多いのでは？　と思われます．改善可能な病態ですので，是非見逃さずに！

a 特徴的な経過と症状

- 術後から継続する膝外側の運動時痛．
- 安静時痛はあっても強くはない．
- 痛い部位を指さしてもらうと外側関節裂隙をさす．
- 医師に痛みを訴え続けても X 線では問題なしと言われ続けている．
- お互いの信頼関係が崩れて他医を受診する．

b 特徴的な所見

- 外側関節裂隙に母指を添えて軽く圧迫しながら屈伸運動を繰り返してみる．
- 屈伸に伴うゴリゴリ感を触知できるか？
- ゴリゴリ感とともに主訴の疼痛が再現されるか？
- ゴリゴリ感のある圧痛部の滑膜関節包に局所麻酔剤（＋ステロイド）注射をして，ブロック効果が確認できれば確定診断．
- 画像で同部に異物があるか確認．

　画像で骨セメントの突出を確認できることもありますが，同定できないこともあります．単純 X 線正面像と軸写像で，大腿骨インプラントの外側縁を注視します（図 21）．追加撮影としては，45° 屈曲位の Rosenberg view か 90° 屈曲の上顆軸撮影（金粕ビュー）で外側縁を詳細に確認するのも有効です．CT は金属アーチファクトのため判断不能です．

c 診断

　大腿骨インプラントの骨セメントがはみ出た分の取り忘れによる異物性の滑膜炎です．はみ出た骨セメントを除去するときに，膝蓋腱や膝蓋骨に隠れて最も確認しにくい膝屈曲 45°〜90° ぐらいの位置に残ってしまった骨セメントが，周囲の滑膜を擦過することで起きる病態です．

d 治療方法

　鏡視下に骨セメント除去を行います．関節内は，絨毛状の褐色のヘモジデリン沈着を伴う反応性滑膜増生を呈します．前外側ポータルと上外側ポータルから鏡視と cutting bur を入れて，突出したセメント塊を削ります（図 22）．ポータルの位置によっては窮屈で操作がしにくいこともありますが，そのときは 3〜4 cm の小切開で直視してノミで落としたほうが早いかもしれませんので，

1　合併症対策　B　TKA 特有の合併症

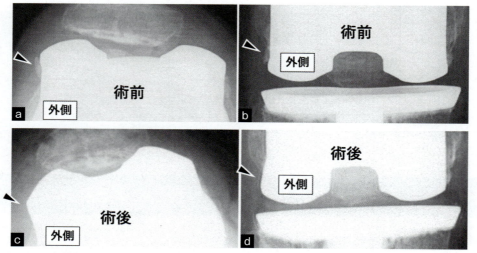

図21　大腿骨インプラント外側の骨セメントのはみ出し
a, b：術前．大腿骨インプラント外側縁に骨セメントと思われる異物が同定できる（矢頭）．c, d：術後．術前にあった骨セメントの突出はなくなっている（矢頭）．

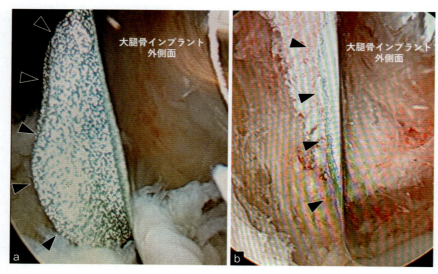

図22　骨セメント突出例
前外側ポータルから屈曲70°で関節鏡視．a：大腿骨インプラントの外側縁に青色の骨セメント塊の突出を認める（矢頭）．b：骨セメント除去後．関節鏡視下に掘削し突出を除去した（矢頭）．

患者さんには小切開の可能性についても説明しておきましょう．

4　TKAのゆるみ

　TKA後のゆるみは自然治癒せず，インプラントの不安定性と痛みは徐々に悪化していきますので，可及的早期に再置換を計画するべきです．高齢なので様子を見ましょう，というのは辛さを長引かせるだけです．

a　ゆるみの原因

　以下の5つが考えられます．
①設置アライメント不良
②セメント手技の不備
③セメントレスの骨切り面の不整
④ポリエチレン摩耗による骨融解

⑤骨強度の不足

　①〜③は術者の手技的ミスです．④は1〜2世代前のポリエチレンと，スクリューホールのあるセメントレスTKAでよくみられます．⑤は術者の判断ミスです．骨の問題だから術者の問題ではないと思われるかもしれませんが，「骨強度不足を過小評価してしまい，それに耐えられないTKAをしてしまった」のですから術者の責任です．

b　ゆるみの特徴的なサイン

1）症状
- 安静時痛はない．
- 荷重時痛（とくに1歩目など荷重開始時の痛み）．

2）画像所見
- インプラント周囲の透亮像とそれを囲む硬化線．
- インプラントの移動．
- 非荷重X線と荷重X線でインプラントの動きを比較．

c　症例供覧

1）症例1
　上記のゆるみの原因のうち④にあたる症例です（p.127，図2参照）．92歳の男性です．10年以上前から，疼痛を伴うゆるみとインプラントの移動を指摘されていましたが，「高齢」であることを理由に医師も患者さんも再置換を諦めていました．90歳を超えてもまだお元気であることから，再置換を決意されました．

2）症例2
　上記のゆるみの原因のうち⑤にあたる症例です．セメントレスTKAの術後6ヵ月で，大腿骨側も脛骨側もゆるみが進行しています（図23）．インプラント周囲に，骨硬化線に縁取られた骨透亮像が認められます．CTでは透亮像がより明確に確認できますが，特徴的なのは脛骨キール先端が脛骨骨皮質を圧迫して膨隆している像がみられることです（図24）．これを放置すると，骨折につながりますので要注意です．この症例は骨密度やX線所見からセメントレスでも大丈夫と判断しましたが，身長137 cmと小柄な方でインプラントサイズも小さいうえに，体重が80 kgと重く，糖尿病による骨質悪化もあり，その結果骨が圧力に耐えられなかったと判断しました．最初からセメントTKAにしておけばトラブルは防ぎ得たと思われますので，私の判断ミスです．

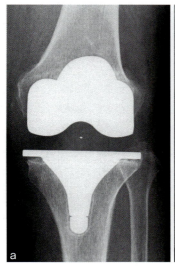 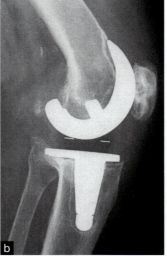

図23　セメントレスTKAの機械的ゆるみ
a：正面像，b：側面像．ともに大腿骨と脛骨の骨透亮像と周囲の骨硬化線を認める．

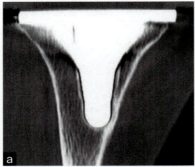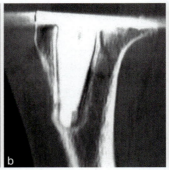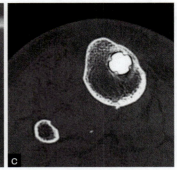

図24 脛骨インプラントのゆるみ
インプラントキール先端が脛骨内側壁に当たり，皮質骨を圧迫して膨隆しているのが確認できる．

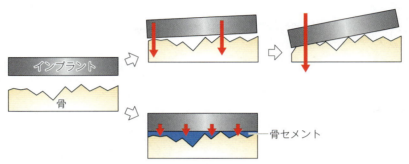

図25 骨セメントによる応力（赤矢印）の均一化
インプラントと骨切り面を合わせると，凹凸によって完全な面接触とはならない．一部の支持性が破綻すると，そこに応力集中を起こす危険性がある．一方，セメント固定では骨セメントが「界面スペーサー」となり圧力の分散や応力の均一化に役立ってくれる．

　ところで，なぜ同じ骨質が悪い骨でも，セメントレスに比べてセメント固定がゆるまないのでしょうか？　それは，骨セメントが応力の均一化と分散を担ってくれているからです．ミクロで見てもマクロで見ても，インプラントと骨切り面の接触面は限られています．セメントレスだと，この接触点のどこかがいったん崩れ始めるとそこに応力集中を起こし，さらに崩れが進み始めます（図25）．セメントはこの応力集中を均一化，分散化してくれるのです．では，すべてセメント固定でよいではないのか？　という疑問がわきます．すべてセメント固定でも悪くはありませんが，セメントは骨梁に浸潤して「物理的に」骨と絡み合い，術直後においては最強ですが，時間の経過とともに劣化してゆるみへと変化していきます．セメントレスでは最初の3ヵ月前後の固着を待つ期間はありますが，その後は骨との「生物学的固着」を得られるので，術後30年でもゆるみがないかもしれません．そして手術時間の短縮にも貢献します．

私の視点　Dr.Hiranaka

　TKAの合併症として，骨折は是非とも避けたいところですね．大腿骨コンポーネントの打ち込みに際して，顆上骨折も注意すべきですが，大腿骨頸部骨折も生じると聞いたことがあります．術後同側の股関節痛を訴えたためにMRIを撮影したところ，不全骨折が見つかったと！　私はそれ以来，ある程度打ち込んだあと，仕上げは完全伸展にて大腿骨コンポーネントを押し込むことにしています．

文献

1) Kim KI et al：Periprosthetic fractures after total knee arthroplasties. Clin Orthop Relat Res **446**：167–175, 2006
2) Paravizi J et al：Periprosthetic knee fractures. J Orthop Trauma **22**：663–671, 2008
3) Ricci WM et al：Periprosthetic femur fractures. J Orthop Trauma **29**：130–137, 2015
4) Stamiris D et al：Anterior femur notching ≥ 3 mm is associated with increased risk for supra condylar femoral fracture after total knee arthroplasty: a systematic review and meta-analysis. Eur J Orthop Surg Traumatol **32**：383–393, 2022
5) Rorabeck CH et al：Classification of periprosthetic fractures complicating total knee arthroplasty. Orthop Clin North Am **30**：209–214, 1999

C　UKA 特有の合併症

ゆるみ，骨折，ベアリング脱転，外側型 OA 進展，感染　Dr.Hiranaka

　UKA の合併症には，明らかなコンポーネントのエラーを除けば①ゆるみ，②骨折，③ベアリング脱転，④外側型 OA の進展，⑤感染があります．

1　ゆるみ

　原因は正直よくわかりません．ほぼ全例，セメント固定の脛骨に沈下として現れてきます．沈下は継続的で，セメント周辺の著明な radiolucent line およびその周辺骨の骨硬化として現れてきます（図 26）．セメント固定は初期固定としてはいいのですが，セメントと骨の間の mechanical bonding に依存するため，たとえば後に骨粗鬆化が生じたり，何らかの原因でその接続が離れると，二度と biological に bonding しません．もし骨皮質などで十分なサポートが得られており，全可動域において lift-off などが生じずに適度な圧迫力がかかっている場合は，その間が軟部組織で満たされ生理的 radiolucent line となりますが，不安定であると沈下・ゆるみとなると考えています．したがって，脛骨コンポーネントは後方や内側の骨皮質に乗っかっている必要があります．アンダーハンギングは避けなければなりません．

　先の章で述べたとおり，後方は pull and push でコンポーネントの後縁と骨皮質が一致している必要があり，また内方は Z レトラクター法でアンダーハンギングしていないか確認する必要があります（Z レトラクターを脛骨トレイに沿って滑らせていき，そこに骨が触れるとアンダーハンギングと判断するもの）．また，セメンティングに際しては，髄内吸引法でしっかりとした cement penetration を得る必要があります．

　他方，セメントレス UKA ではゆるみはほとんど生じないのですが，外反沈下が生じます（図 27）．しかし，多くの場合は半年程度で沈下は止まり安定します[1]．また，一時的にインプラント周辺に骨吸収像が生じて，同時に疼痛がみられることもありますが，自然にそのすきまが埋まり良好な接触が得られ，痛みも消失してきます（図 28）．セメントレス UKA では骨が remodeling して，背面にコーティングされたハイドロキシアパタイトと biological bonding が得られるため，ゆるみが少ないと考えています．

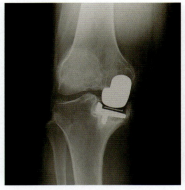
図26 脛骨コンポーネントのゆるみ

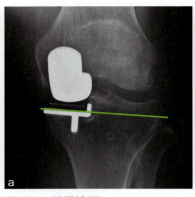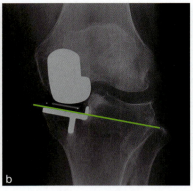
図27 外反沈下
a：術直後，b：術後1年．

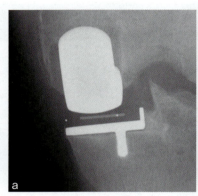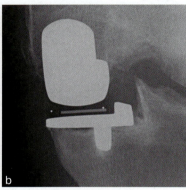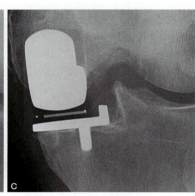
図28 セメントレスUKAでの一時的な骨吸収像
a：術直後，b：術後3ヵ月，c：術後1年．

> **私の視点** Dr.Hamaguchi
>
> **大腿骨インプラントのゆるみは？**
>　大腿骨インプラントのゆるみを疑ったときは，伸展荷重側面X線と屈曲非荷重フル屈曲側面X線を比較してみましょう．2本のペグに注目です．ゆるみがあれば，ペグ周囲の透亮像やピストン現象（ペグの移動）があるかもしれません．

2 骨折

　骨折の原因はさまざまですが，**表2**のようにまとめることができます．
　骨折の多くはテクニカルエラーです（**図29**）．とくに骨切りが内側や近位となると，キールが骨皮質に近づくため骨折が生じやすくなります．キールと骨皮質との距離は，骨折の頻度と大きく関係します[2]．また，縦切りに際してはまな板法，キール溝作成に際してはpull and pushテクニック，およびドルフィンテクニック[3]で適切に行う必要があります．また，ソーガイド固定のピンは最も外側のものを1つだけ使用し，内側のものを使用しないようにします．また，重いハンマーを使用したり，強く叩き込んだりはしないようにします[4]．軽いナイロンハンマーを使用して挿入します．時に，キールの方向とキール溝の方向を異なって刺入してしまうことがあるので，事前に方向を確認しておく必要があります．また，キール付きのトライアルがスムーズに入っていかないよ

表2 UKAによる骨折の原因

術者側の要因によるもの	・強すぎる打ち込み ・不適切（骨皮質に近い）なピン固定 ・内方すぎる，または下すぎる脛骨骨切り ・脛骨縦切りやキール溝作成時の後方骨皮質の破壊　など
インプラントの要因によるもの	・セメントレスインプラント
患者側の要因によるもの	・脛骨近位内反 ・小さな脛骨 ・女性

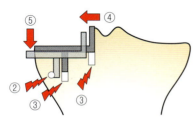

図29　テクニカルエラーによる骨折
①強いハンマー叩打
②不適切な（骨皮質に近い）ピンホール
③後方骨皮質の損傷（深い脛骨縦切り，キールスロットの後方への延長）
④内側すぎる縦切り
⑤低すぎる横切り

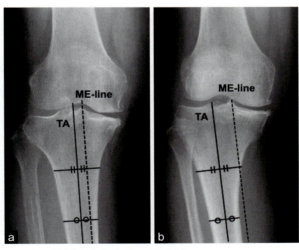

図30　骨折を生じやすい骨形態
a：髄内型，b：髄外型．
TA：脛骨解剖軸，ME-line：TAに平行で内側顆間隆起を通る線．

うであれば，キール溝が狭かったり，キール溝に骨片などが介在しているということなので，セメント用のガウジにて溝の掃除をしておきます．

脛骨の形態が，近位で内反しているもの（proximal tibia vara：PTV）または脛骨内顆が張り出しているもの（overhanging medial condyle）や，サイズが小さいもの（AAやA）では骨折を生じやすいので，とくに注意する必要があります[5,6]（図30）．われわれが行った多施設研究では，髄外型では髄内型より13倍（オッズ比，以下同様），AやAAのものではそれ以上のものより7倍，髄外かつAAやAのものでは実に21倍骨折を生じやすかったという結果が出ています[6]．これはセメントレスUKAの結果ですので，セメントを使用することでリスクは軽減すると考えられます．しかし，セメントレスUKAは骨折のリスクを顕著化しますので，セメント固定であっても注意してください．AAやAとなっていたものでは，内側寄りの骨切りとなっていないか再度確認してください．縦切りのリカットをしてでも，ワンサイズアップしたほうが安全です．

a 骨折の診断

骨折の多くは術後1～2週間以内に発生します．当院では術後1週目にCTと透視下での正確な前後撮影を行い，骨折がないか確認します．単純X線でははっきりしないことも多いので注意が必要です．骨折線はキール下方～後方の骨皮質に認められることが多いので，とくに注意して観察してください．骨折線が明らかでなくても，脛骨の縦切りの壁と脛骨インプラントの外側壁とのすきまが術後大きくなったもの（take-off sign，図31）では骨折を示唆し，骨折線が現れる前に生じることがあります[6]．

骨折は，時に術後1ヵ月以上してから明らかになることがあります．いったん元気に退院したのに急に痛みが強くなったときは，遅発性の骨折が生じている可能性があります（図32）．当院では術後6週にMRIを撮影して，不全骨折がないか確認しています．骨折線は内側下方に向かって走ることもありますが，時に真横に走ったり，外側に走ったりすることもあるので注意が必要です[7]（図33～35）．

b 骨折の予防

とにかく正確に骨切りを行うことに尽きます．縦切りを深くしない，内側にしすぎない．横切りをしすぎない，ピンは再外側のものを1つだけ用意する．キール溝作成時に脛骨のテンプレートをしっかり保持して，ドルフィンテクニックでソーを後ろに押さえつけない，ハンマーで強く叩きすぎないなど注意する必要があります．それからもう1つ，内反骨切りです．内反骨切りを行うこと

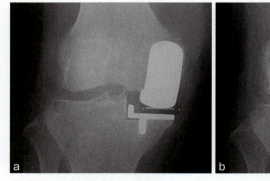 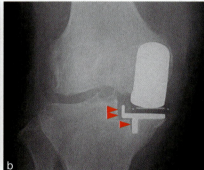 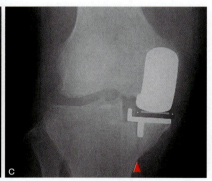

図31 take-off sign
a：術直後，b：術後1週，c：術後2週．

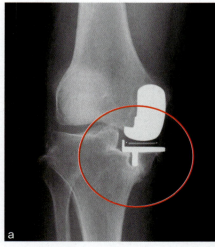 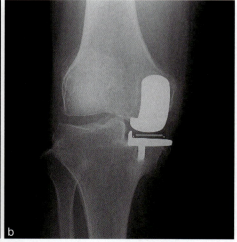

図32 術後3ヵ月で明らかとなった骨折（赤丸）
a：術後3ヵ月．take-off signとキール内方の骨に間隙を認める．b：術後1年．骨折部は治癒してリモデリングし，キールと骨の間隔も消失．

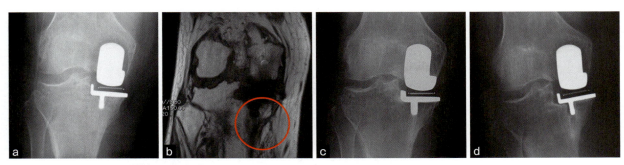

図33　下方に走る骨折線のMRI像
a：術直後，b：術後1週．MRIではキール下方に走る低信号域を認める（赤い円），c：術後2週，d：術後3ヵ月．軽度沈下を生じて骨癒合が得られた．

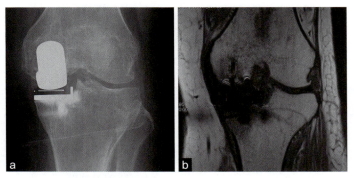

図34　側方に走る骨折線のMRI像

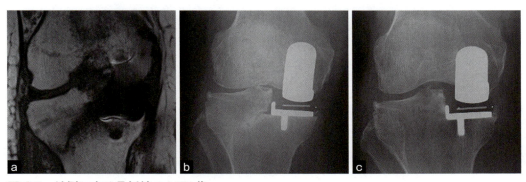

図35　外側に走る骨折線のMRI像
a：術後6週，b：術後6週，c：術後3年．とくに荷重制限を行うこともなく癒合した．

で，セメントレスUKAであっても大幅に骨折を予防することができました[8]．現在はカスタムメイドの骨切りジグを用いていますが[9]，近い将来，一般的に使えるようになると思います（図36）．それまでは内反骨切りはできないのですが，少なくとも外反にならないように，具体的にはソーガイドを正しく膝蓋腱の内側に設置して，少なくとも外反設置にならないように留意します．

c 骨折の治療

骨折の治療には，保存療法，骨接合術，TKA再置換の3種類が存在します．TKA再置換が確実ではありますが，侵襲が大きいので，できれば骨癒合を期待したいところです．

骨接合術かTKA再置換かの分かれ目は，転位の程度と骨癒合可能面積で考えています．キール下方の骨皮質が全くずれていなかったら，図32や図33のように一応保存療法は可能です．患者さんに十分に説明したうえで，強く希望されるようであれば骨癒合まで非荷重として経過観察します．途中少しでもずれたら，観血的骨接合術またはTKAに再置換します．

転位がわずかか全くない骨折であれば，経皮的スクリュー固定で治癒することもありますが（図

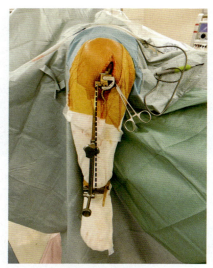

図36　内反骨切り可能なジグ

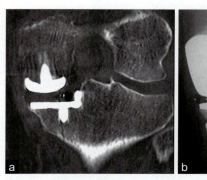
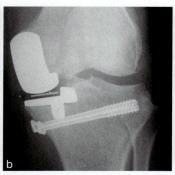
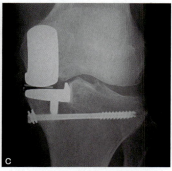

図37　経皮的スクリュー固定による骨接合
a：術後1週で骨折判明，b：ただちに骨接合，c：術後1年で骨癒合完成．

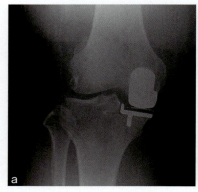
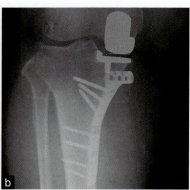

図38　バットレスプレート固定による骨接合①
a：術後1週で骨折判明，b：ただちに骨接合．

37），バットレスプレートを用いた観血的骨接合術を行うことが多いです（図38）．しかしながら，骨片が小さく骨癒合面積が少ないと予想されるときには，骨接合は諦めてTKAを行うほうが無難です．無理に骨接合を行っても，最終的に骨癒合が得られないことが予想されます（図39）．ほとんどの場合，骨折線はキールを含むため，骨癒合部の大部分をキールが占めることを考慮しなければなりません．セメント固定であれば，セメントと骨の間が離解してしまったら二度と癒合しないことも考慮する必要があります．セメントレスUKAであれば，いったん離解しても再度biologicalな癒合が期待できますので，その点では有利です．しかし，骨折頻度は高くなりますので判断が難しいところです．

　TKAを行う場合は，内側の骨のサポートは期待できませんのでmechanical alignment 一択とな

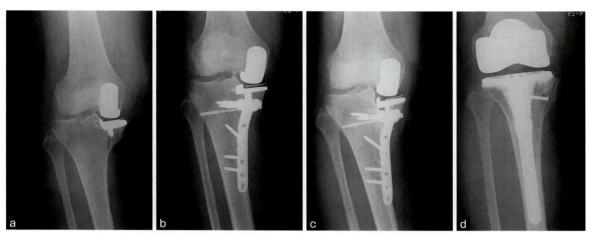

図 39　バットレスプレート固定による骨接合②
a：術後 1 週，b：ただちに骨接合，c：術後 1 年．この後 TKA へ，d：TKA 置換後 1 年（骨癒合は完成）

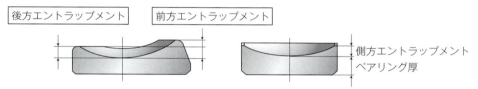

図 40　エントラップメント（jumping height）

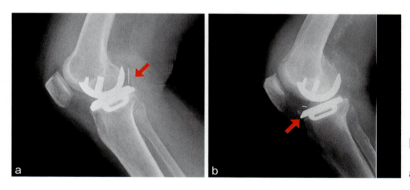

図 41　ベアリングの脱転（矢印）
a：後方脱転，b：前方脱転．

り，ステムと外側の骨切り面でインプラントを安定させます．内側の骨はとくに触らず，セメントで寄せておく程度で十分に骨癒合が得られます（図 39）．

3　ベアリングの脱転

　mobile 型 UKA には，中心部と端部分の高低差（エントラップメント）が脱転を防ぎ，大腿骨と脛骨の間を受動的に動くという特徴があります（図 40）．しかし，ここに何らかの原因で大腿骨コンポーネントがエントラップメントを越えて偏位すると脱転します（図 41）．脱転は前方および後方，時に側方に生じます．脱転の発生機序として，障害は上下，内外，前後方向に分けて考えると理解しやすいです．

　なお，エントラップメントは前で一番大きく，側方で小さくなっています（表 3）．

　脱転の原因を表 4 にまとめました．

　初回手術の際には，とにかくギャップを正しく合わせることです．ゆるすぎるのはもってのほかですが，きつすぎても（over stiffness）MCL に慢性的な伸長力がかかり，靱帯の elongation をきたして結果的にギャップがゆるくなります．初心者では，脱転を恐れるあまりきつめのギャップを

表3　各サイズごとのエントラップメント

大腿骨サイズ	前方	後方	内外側
XS	4.7 mm	3.0 mm	2.3 mm
S	5.1 mm	3.2 mm	2.5 mm
M	5.5 mm	3.5 mm	2.7 mm
L	5.9 mm	3.8 mm	2.9 mm

表4　ベアリング脱転の原因

上下方向（ギャップの不均衡）	・ギャップのアンバランス（不適切手技） ・MCL不全 　①急性（術中損傷） 　②慢性（over stiffness）
前後方向	・インピンジメント 　①前方：前方の骨縁の除去不足 　②後方：遺残半月・骨棘 ・急激な膝の動き（ベアリングの追随不足）
内外方向	・過度外方設置（ベアリングと脛骨コンポーネント外側壁との衝突） ・過度内方設置〔ベアリングの回転（スピニング），エントラップメントの減少〕

作りがちですが，かえってギャップをゆるめることになりますので注意が必要です．

インピンジメントの有無は，術中に完全伸展から完全屈曲までのベアリングの挙動を見て確認します．前方のインピンジメントは直視下に確認できますが，初回手術時には軽度屈曲拘縮が残っていることが多く，将来的に完全伸展が可能となることも見越して少し多めに切除しておきます．

Column

mobile型UKAではミリングにより前方の掘削を行いますので，ここの欠損・陥凹が気になるところです．しかし，この部分は線維性軟部組織で満たされるためあまり問題となりません．むしろfixed型では，コンポーネントの形状がオリジナルの形状と合わなければ，オーバーハンギングを生じて膝蓋骨や軟部組織と干渉することになります．mobile型のようにインレータイプのほうが安心だと私は考えています．

後方のインピンジメントは，屈曲した際のトライアルベアリングの挙動で確認します．ベアリングが前方に押し出される，もしくは回転する場合は，後方に何かあると考えて再度確認する必要があります．半月板は目視しやすいのですが，骨棘は指で触れる必要があります．3 mmのベアリングが入るギャップが確保されていたら指が入るはずですので，顆間窩や，顆部の内側縁に骨棘が残っていないか確認してください．

同時に，膝を速く動かしてベアリングの挙動を見ることも大切です．わずかなギャップの不均衡があっても，膝の速い動きにベアリングが追いつかず脱転することがあります[10]．ギャップを過小評価しているときに起こりやすいので注意してください．

また，トライアルベアリングでベアリングと脛骨コンポーネントの間の距離（wall-bearing distance：WBD）を評価することも必要です[11]．もし狭すぎてhittingを生じているようでしたら，縦切りのリカットを行うことを考慮します．とくに，ベアリングの内側縁が浮き上がったり，大腿

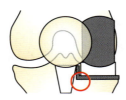

1mmのスペースが理想

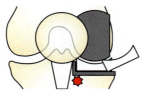

外側壁への衝突

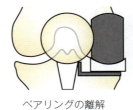

ベアリングの離解

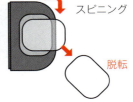

図42　wall-bearing distance
小さすぎても，大きすぎても脱転を生じる．

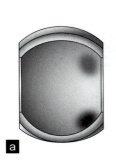

a

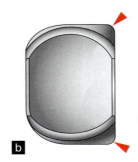

b

図43　anatomic bearing
a：meniscal bearing，b：anatomic bearing.
外側の角が張り出している（矢頭）．

　骨コンポーネントとベアリングの間にすきまができるときには必ずリカットを行ってください．逆にベアリングが離れすぎていると，スピニング（90°水平方向への回転）を生じ，エントラップメントが減少しますので脱転しやすくなります（図42）．

　スピニングが生じにくいように，外側の角が張り出したanatomic bearingが提供されていますが（図43），それでも計算上はXSで5.45 mm，Sで6 mm，Mで6.6 mm，Lで7.2 mm壁から離れるとベアリングのスピニングを生じます．キール溝の作成後はWBDを変えることができませんので，あまりにあきすぎている場合は脛骨コンポーネントを少し内方にずらします[12]（図44）．脛骨縦切りと脛骨コンポーネント外側壁との間に，ピンやロッドを挿入しておくとよいでしょう．また，伸展したときはscrew home movementによりWBDが開大することもあります．このようなときは，ノミなどで前方だけ内方移動させてコンポーネントを内旋させるとよいでしょう．脛骨の縦切り面と脛骨コンポーネントの間にすきまができますが，このすきまにはセメントや移植骨を詰めても，そのまま放置しても問題ありません（図45）．

a　ベアリング脱転時の治療

1）徒手整復

　徒手整復が時に奏効することがあります．前方脱臼のときはベアリングを皮下に触れることができますので，これを皮膚の上から押さえつつ膝を屈曲させます．そうしてベアリングを押さえながら，外反ストレスをかけつつ伸展させると整復できることがあります．逆に後方にベアリングがあるときは，外反させながら膝を深屈曲すると整復できることがあります．しかしながら，時に前後が入れ替わっていることがありますので注意してください．

2）ベアリングの入れ替え

　初回手術よりやや短めの皮切で行うことができますが，脛骨内方の骨膜をしっかり剥がさなけれ

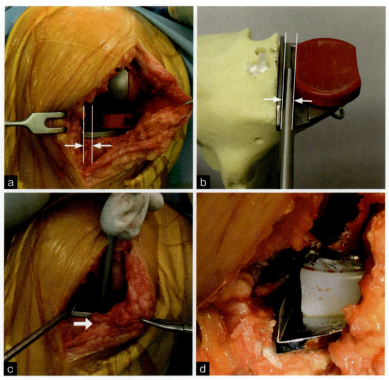

図44 キール溝作成前のWBD評価
a：トライアルによるwall-bearing distance（WBD）の評価（2本の白線の間），b：髄内ロッドが入るようならWBDが大きく，脱転する可能性がある．c：脛骨縦切り面と脛骨コンポーネントの間にロッドやピンを入れて内方移動させる．d：縦切り面とコンポーネントの間は，骨やセメントで充填することがある．

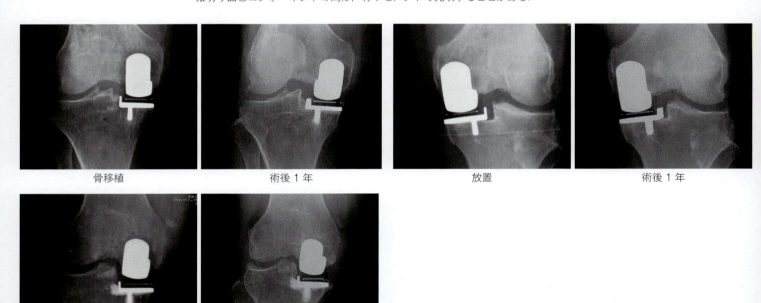

骨移植　　　　術後1年　　　　放置　　　　術後1年

セメント充填　　　　術後1年

図45 脛骨トレイの内方移動時に生じた間隙部の処理
骨移植やセメントで充填しても放置してもよい．

ば関節腔を確保できません．フィーラーゲージでギャップを計測し，大抵は1mm厚めのベアリングに入れ替えることが多いです．多くの場合，屈曲のギャップが当初より広くなっているからです．トライアルベアリングを入れて，その挙動で最終的な厚さを決定します．

3) fixed 型 UKA への再置換

技術的ハードルが高いのですが，理想的な方法ではあります（図46）．まずベアリングを摘出したあと，少なくとも5mmのフィーラーゲージが挿入できることを確認してください．Oxfordのfixed型の場合の最薄ベアリングが5mmであるからです．UKA → UKAの再置換では，いかに脛骨骨切り面を温存するかが重要です．セメント固定の場合は，脛骨コンポーネントとセメントの間が剥がれることが多くあります．残存セメントが安定している場合は，cement on cementとします．もしセメントが不安定で除去しなければならなかったり，セメントが骨との間で離れたりした結果，大きな骨欠損となることも考えておかねばなりません．このような場合は，TKAに再置換となるかもしれません．もし骨切り面が不整であれば，骨切り面と平行に1～2mm下方で骨切りすることもあります．キール溝は同じものを用い，脛骨のトライアルが問題なく入るか確認しておきます．時に脛骨コンポーネントを入れる空間が確保できず，大腿骨コンポーネントをいったん除去しなければならないこともあります．このときに大腿骨に大きな骨欠損ができると，結局TKAに再置換する必要があります．したがって，TKAのバックアップは必須です．

4) TKA への再置換

侵襲は大きくなりますが，安定した結果が得られます．脛骨コンポーネントをうまく除去することができれば，脛骨の骨皮質を温存できますので，kinematic alignment[13～15]，mechanical alignmentともに可能です．脛骨の骨欠損が大きい場合は，mechanical alignmentのみ可能です．

5) 治療方針の決定

徒手整復は容易ですが，脱転の原因を解決できたわけではありません．また，厚いベアリングに入れ替えた場合，その分MCLが伸長され次の脱転を生じやすくなる原因にもなります．結果，外反位となって外側コンパートメントのOAを助長することもあります．fixed型UKAへの再置換は理想的ですが，技術的ハードルが高く，脛骨の操作のためにいったん大腿骨インプラントを抜去しなければならないこともあります．TKAが一番確実に再脱転や再手術を防止できますが，手術の規模が大きく，正常なACLや外側軟骨を犠牲にすることになります．

それぞれ利点や欠点はありますが，ベアリングを入れ替えても次の脱転は初回より生じやすいです．明らかな骨棘などがある場合は別ですが，ほとんどは脱転の原因が同定できず，もしできたとしても解決できない場合もあります．典型的なのは，ベアリングの外側壁からの離開です．以上より当院では，初回脱転は徒手整復またはベアリングの入れ替えで対処しますが，2回目の脱転に対してはfixed型UKAとTKAの両方用意して，骨欠損なくインプラントを除去できて，ACLや外側軟骨が正常であればfixed型UKAへの置換を，少しでも危惧があればTKAへの置換を行うよ

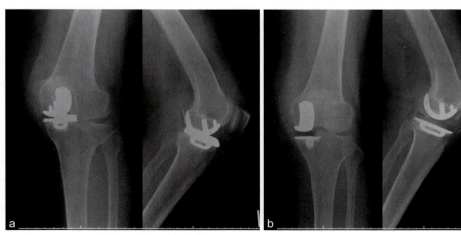

図46　ベアリング脱転例のUKA再置換
a：後方への脱転，b：fixed型UKA（fixed tibia Oxford）への置換．

うにしています.

4 外側型 OA の進展（lateral osteoarthritis progression：LOP）(図47)

　欧米諸国では多い一方，アジア諸国では少ないと報告されています．しかしながら，他の合併症と異なり経時的に頻度が増加するといわれています．通常の臥位の前後像では見つからないことが多く，外側型 OA は屈曲関節面に生じることが多いので，ある程度経過したもの（当院では3年以上経過した症例）に対しては Rosenberg view を追加することにしています．LOP が認められてもあまり疼痛がない症例もかなり存在しますので，このような症例では経過観察をしています.

　LOP の原因として，overcorrection による術後外反アライメント，外側病変，たとえば軟骨損傷（の見落とし），半月変性または断裂が考えられます．

　外反アライメントを避けるには，MCL 損傷に注意した手技を行い，またきつめのベアリングを避けるよう心がけます．また外側の軟骨損傷は屈曲ファセットや大腿骨顆部の最外側に存在することが多いので，屈曲位や膝蓋骨を十分外側に圧排して観察することが大切です．しかしながら，脛骨側の関節面は半月板に覆われてほとんど観察できません．MRI も有用ですが，病変が強調されて描出されるため判断に迷うことが多いです．現在 MRI の評価基準も作成しようという動きもありますので，エビデンスを積み重ねていくことが必要と考えています．また外側半月板の変性断裂も気になるところですが，われわれの過去の研究では，断裂がなく変性のみでは短期では影響がないという結果が出ています．

　さらにわれわれは，脛骨の外方亜脱臼，いわゆる lateral thrust が著しいものでは LOP が生じやすいという結果を得ています[16]．術後の亜脱臼の遺残は術前の外反ストレスで予想できますので，外反ストレスで亜脱臼が矯正されないものでは注意が必要です．亜脱臼により，外側顆間隆起が大腿骨外側顆と衝突して軟骨欠損を生じます．これが非荷重部に限局しているときは結果に影響しないと報告されていますが，亜脱臼が重度になるにつれ，軟骨欠損部分が顆部の中心部分に広がるために LOP を生じる危険性が高まると考えます．

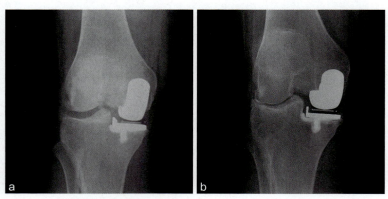

図47　外側型 OA の進行
a：術直後，b：術後5年．

> **Column**
>
> どれだけ留意しても，ある一定の割合でLOPが生じることは避けられません．なかには途中でRAを発症することもあります．また，外側を残しておくことに不安を感じる患者さんもおられます．LOPだけでなく，ほかの合併症もそうです．たしかに，どのnational registryを見てもUKAの再置換率はTKAを上回っています．それらを心配して，全例TKAを選択することも1つの選択肢ではあります．しかし，半分の手術で済ませたいと希望される患者さんも多いです．また，UKAの術後経過はTKAよりも圧倒的に良いことも実感しています．どちらが正しいではなく，どちらも良い手術ができるようにしておくことが大切であると考えます．患者さんの選択肢を増やしておくことが重要と考え，合併症を根絶すべく日夜格闘しています．

a 治療

有症状であれば，再置換を行います．TKAが一般的ですが，ACLが温存されていれば外側UKAの追加も選択肢です．内側の皮切をやや前方に伸ばして，皮膚を外側まで剥離します（図48）．その後は外側UKAの標準的な手技を行います．

5 感染

UKAの感染率はTKAに比較して低いといわれています．皮切が短く，骨の露出が少ないことや，

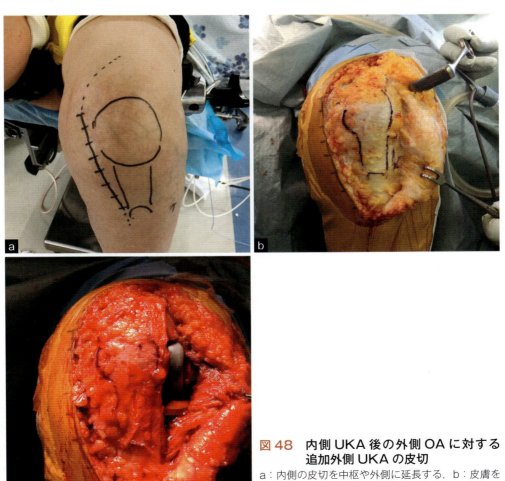

図48 内側UKA後の外側OAに対する追加外側UKAの皮切
a：内側の皮切を中枢や外側に延長する．b：皮膚を外側まで剥離する．c：外側関節包切開を行う．

そもそも手術時間が短いことが大きく関係しています．UKA を行うことそのものが感染対策になりますが，少しでも速やかな（しかし的確な）手術を心がけることが感染予防になります．その他の感染対策は TKA と同じで，ヘキザック®アルコール噴射＋イソジン®消毒，イソジン®添加生理食塩水での洗浄，縫合糸を皮膚の上に出さない，予防的抗菌薬投与などを行います．

a 早期感染の治療

術後早期に感染が生じたときには，金属インプラントを温存して洗浄を行います．初回手術と同じかやや大きめに切開して関節腔に達し，ベアリングを抜き取ります．そして 1,000 mL の生理食塩水に 5 mL のイソジン®を添加した洗浄液 10 本で時間をかけて洗浄します．TKA の感染であれば，1 L 洗浄の合間にイソジン®原液やオキシドール®液を関節内に満たすということをしばしば行うのですが，UKA では正常軟骨への影響を考えて 1〜2 回にとどめておきます．

洗浄が終わったら，セイラムサンプ™チューブを，外側の皮膚を貫いて関節内に留置します．このチューブはセイラムサンプ™チューブメインのチューブと，青いキャップの付いたピッグテイルチューブの二重構造となっています．当院ではメインのチューブを廃液用に，チェストドレーンバックもしくはウロバックにつなぎ，ピッグテイルから灌流液を流しています．灌流液は最初は2,000 mL/日とし，1 日 4 回側管から抗菌薬入りの生理食塩水 100 mL を流します．このとき 30 分ほどメインの灌流液を止めて，抗菌薬がすぐに流れていかないようにしています．灌流期間は 1 週間を目標としますが，灌流が悪くなりドレーンの横からの漏れが多くなるようでしたら，灌流液を少なくしてその中に抗菌薬を入れて流します．最終的には灌流液を止めてドレーンのみとし，膿性の廃液がなく，炎症所見が落ち着いたことを確かめて抜去します．

経験上，これで初期の感染が治まらなかったことはないのですが，もし遷延するのであれば，二期的再置換を考えます．

Dr.Hamaguchi

私の視点

早期感染の Debridement, Antibiotics and Implant Retention（DAIR）

UKA・TKA の早期感染の場合には DAIR の適応があります．その場合，私は後方コンパートメントの郭清を確実に行うために，まず関節鏡で後内側と後外側ポータルからシェーバーを入れて後方滑膜切除を行っています．UKA と CR 型 TKA なら前方鏡視で，PS 型 TKA なら post が邪魔なのでシェーバーと反対側の後方ポータルから鏡視します．その後に前方から関節切開を加えて全周性の郭清を行っています．

b ゆるみを伴う感染の場合

感染が遷延して，インプラントのゆるみも生じているときには再置換を行います．感染期間が短く，骨への侵襲がわずかであれば，一期的再置換も選択肢です．しかしながら，多くはインプラントを抜去してセメントスペーサーを留置した二期的再置換を行います．留意すべき点は，内側のみスペーサーを入れてはいけないということです．感染により残存軟骨がダメージを受けますし，セメントスペーサーの抗菌薬が十分に行き渡らないですし，セメントにより骨欠損がより大きくなる可能性があります．

後述する UKA から TKA への再置換を参考にしつつ，骨切りのみ行い，ここにそのサイズに合ったセメントスペーサーモールドを留置します．そして 4〜8 週後に炎症所見が落ち着いたら，セメントスペーサーモールドを抜去して実際のインプラントに置換します．骨切り時の大腿骨サイズを忘れないようにします．

文献

1) Liddle AD et al：Valgus subsidence of the tibial component in cementless Oxford unicompartmental knee replacement. Bone Joint J **96-B**：345–349, 2014
2) Kamenaga T et al：Short distance from the keel to the posterior tibial cortex is associated with fracture after cementless Oxford UKA in Asian patients. Knee Surg Sports Traumatol Arthrosc **30**：1220–1230, 2022
3) Inui H et al：A modified technique to reduce tibial keel cutting errors during an Oxford unicompartmental knee arthroplasty. Knee Surg Sports Traumatol Arthrosc **25**：710–716, 2017
4) Van Loon P et al：Periprosthetic fracture of the tibial plateau after unicompartmental knee arthroplasty. Acta Orthop Belg **72**：369–374, 2006
5) Yoshikawa R et al：The Medial Eminence Line for Predicting Tibial Fracture Risk after Unicompartmental Knee Arthroplasty. Clin Orthop Surg **12**：166–170, 2020
6) Hiranaka T et al：Tibial shape and size predicts the risk of tibial plateau fracture after cementless unicompartmental knee arthroplasty in Japanese patients. Bone and Joint Journal **102-B**：861–867, 2020
7) Tanaka A et al：Tibial Lateral Condyle Fracture After Cementless Oxford Unicompartmental Knee Arthroplasty（UKA）：A Report of Four Cases. Cureus **16**：e53228, 2024
8) Suda Y et al：Varus placement of the tibial component of Oxford unicompartmental knee arthroplasty decreases the risk of postoperative tibial fracture. Bone Joint J **104-B**：1118–1125, 2022
9) Hiranaka T et al：A Novel Technique for Varus Tibial Cutting for Oxford Unicompartmental Knee Arthroplasty. Clin Orthop Surg **12**：554–557, 2020
10) Bae J-H et al：Epidemiology of Bearing Dislocations After Mobile-Bearing Unicompartmental Knee Arthroplasty：Multicenter Analysis of 67 Bearing Dislocations. J Arthroplasty **35**：265–271, 2020
11) Hiranaka T et al：Bearing Separation From the Lateral Wall of the Tibial Component Is a Risk of Anterior Dislocation of the Mobile Bearing in Oxford Unicompartmental Knee Arthroplasty. J Arthroplasty **37**：942–994, 2022
12) Hiranaka T et al：Manipulation of tibial component to ensure avoidance of bearing separation from the vertical wall of tibial component in oxford unicompartmental arthroplasty. Clin Orthop Surg **13**：123–126, 2021
13) Shelton TJ et al：Revision of a Medial UKA to a Kinematic Aligned TKA: Comparison of Operative Complexity, Postoperative Alignment, and Outcome Scores to a Primary TKA. J Knee Surg **34**：406–414, 2021
14) Toliopoulos P et al：Anatomic Versus Mechanically Aligned Total Knee Arthroplasty for Unicompartmental Knee Arthroplasty Revision. Open Orthop J **10**：357–363, 2016
15) Hayashi T et al：Restricted Kinematically Aligned Total Knee Arthroplasty Following Failed Oxford Unicompartmental Knee Arthroplasty. Cureus **15**：e45104, 2023
16) Kamenaga T et al：Lateral osteoarthritis progression is associated with a postoperative residual tibiofemoral subluxation in Oxford UKA. Knee Surg Sports Traumatol Arthrosc **30**：3236–3243, 2022

術後前方インピンジメント　　　　Dr.Hamaguchi

　何をどう調べても原因が特定できない術後疼痛は，"unexplained pain"とよばれています．文字どおり「説明できない痛み」ですが，その正体と原因はしっかりとあるはずで，それが画像でわからないか，視診触診でわからないか，見えているのに医者が気づかないかのどれかです．この項では，unexplained pain の１つの解答となり得る術後前方インピンジメントについて紹介します．

1　特徴的な症状

　術後経過が順調だった患者さんが，ある頃から疼痛を訴え始めることがあります．腫脹も水腫もごく軽度で，屈曲も良好，X線も綺麗です．医者にしてみれば「ここまできて，悪いことは何も起きませんよ！」と言いたいところですが，次のような特徴的な所見がないか確認してください．

●Oxford UKA

●術後半年ぐらいから出現

●夜間痛

1　合併症対策　C　UKA 特有の合併症　293

- 伸展時痛
- 屈曲では痛みがない

上記を満たせば，術後前方インピンジメントを疑います．

2 術後前方インピンジメントの病態

　Oxford UKA では，完全伸展時にベアリング前縁から大腿骨関節面まで 3 mm 以上のクリアランスができるように骨溝を形成します（**図 49**）．術中に作ったクリアランス（骨溝）部に滑膜増生や軟骨化生が起こって埋まり，伸展時にベアリング前方と衝突するようになるのが術後前方インピンジメントの病態です（**図 50**）．この骨溝部は骨髄が露出していますので，骨髄幹細胞を含む創傷治癒機転が旺盛に作用して，滑膜増生や軟骨化生を起こすと推察しています．

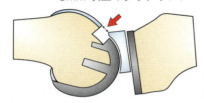

図 49　Oxford UKA の前方クリアランス
完全伸展で 3 mm 以上あくように，骨ノミなどでクリアランスを確保する．

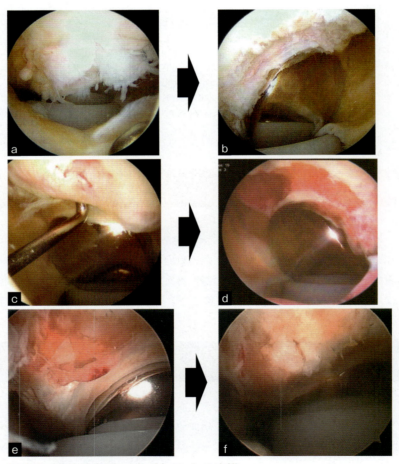

図 50　術後前方インピンジメントの病態
a：前方骨溝部に滑膜増生を認め，ベアリング前縁と衝突する，b：鏡視下滑膜切除後．衝突は解除された，c：前方骨溝部に軟骨化生と出血斑を認める，d：Bur にて掘削し衝突を解除した，e：前方骨溝部の滑膜増生と出血斑，f：滑膜切除後．

3 特異的な所見

a 過伸展強制テスト

患者さんの膝を他動的に過伸展させて，疼痛が誘発されるかを調べるテストです．陽性なら前方インピンジメントを疑います．

b 大腿骨インプラント前方のブロック注射

Oxford大腿骨インプラントの前方クリアランス部の骨溝部めがけて，局所麻酔剤を注射します．数分後に過伸展強制テストが陰性化すれば，ブロック効果ありで前方インピンジメントが強く疑われます．

c 夜間痛はなぜ起こる？

臥床時（とくに仰臥位）に無意識に膝を伸展してしまうことによる疼痛と思われます．自発的安静時痛と異なる点は，意識的に膝を曲げているときには痛みがないことです．

4 発生率と予後

現在までに3例経験しました．私が経験した約800膝のOxford UKAのなかの0.4％の発生率になります．いずれも術後にはなかった疼痛が術後半年ごろから発生し，過伸展にて疼痛が誘発されます．関節鏡視下での前方クリアランスの再作成で症状は劇的に消失しますが，1例だけ再手術の3ヵ月後に同様の伸展時痛が再発しました．剥き出しの骨髄面からの滑膜増生の再発と考え，患者さんにはもう一度手術をさせていただきたいことと，再発予防のために小切開にてボーンワックスか骨セメントで骨髄面をパッキングする手法を説明しましたが，残念ながらそのまま再来されていません．これ以後，Oxford UKAでは必ずボーンワックスを前方クリアランス部の骨髄面に塗り込むようにしており，それから術後前方インピンジメントは経験していません．

5 unexplained pain のなかの一病態？

術後unexplained painのカテゴリーのなかに埋もれていた「術後前方インピンジメント」が，説明可能な病態として抽出できた可能性があります．文献を検索してみても自験例[1]も含めて数件のケースレポートのみであり，病態をまとめて記したものはこれが初だと思われます．知らないと疑えませんから，是非覚えておいてください．

> ### 私の視点
>
> 私が経験したunexplained painの大半は，伏在神経膝蓋下枝の神経痛です[2~4]．手術創を上から下へ，または下から上に押さえながら動かしていくと，鋭い痛みを感じる点があります．しばしば放散痛を伴います．確定診断としては，圧痛部位の皮下に局所麻酔薬を3 mLほど浸潤すると一時的に疼痛が改善します．いったん生じるとかなり難治性で，局所ブロック，プレガバリン，デュロキセチンなどを併用しながら辛抱強く対処する必要があります．神経腫切除も数例に行いましたが，効果は限定的です．対策として横皮切なども試みましたが[5]，操作が

1 合併症対策　C　UKA特有の合併症　295

やや煩雑であるので，最近は小皮切，とくに関節面より下の部分をなるべく短くすることで対応しています．

　また，とくにセメントレスの場合，一過性の骨吸収とともに疼痛が増悪する時期があります．大抵は半年，長くても一年経過を見れば疼痛が軽減しますので，明らかな沈下が進行していない場合は経過観察しつつ，周辺の骨濃度変化を見るべきです．

　逆にコンポーネントが設置された内側顆全体の骨濃度が高くなるときは，ゆるみが生じていることが多いので注意が必要です[6]．X線で経時的に観察してください．いずれにしても，正確な前後像を撮る必要がありますので，ここぞというときは透視下に正確な前後像を撮影する必要があります．当院では，後の比較と早期の合併症の感知のため，術翌日と術後1週間で透視下撮影を行って保存しています．当院ではX線の技師さんが，このときのX線の撮る角度を記録してくれていますので，非透視下でも結構正確なX線を撮ってくれます．

　浜口先生の示された前方インピンジメントにしても神経障害にしても，unexplained painの何らかの原因は見つかると私は考えています．腸脛靱帯のGerdy結節付着部，鵞足も疼痛がよくみられる部位です．また，Hunter管部分に強い圧痛と放散痛を認めることがあります[7]．これらの部分に局所麻酔を浸潤させると著効することで判別できます．見つからないときは，股関節や脊椎疾患を疑う必要があります．私は，TKA術後2年で著明な疼痛が生じ再置換も予定していたが，念のため撮った腰椎MRIで腰椎の神経根障害が見つかり，手術を行うことで完全に疼痛が消失した症例を経験したことがあります．

文　献

1) 浜口英寿：滑膜増生による前方インピンジメント症状を呈したOxford UKAの2例．日人工関節会誌 **52**：365–366，2022
2) Giannetti A et al：Painful total knee arthroplasty：Infrapatellar branch of the saphenous nerve selective denervation. A case series. Knee **39**：197–202, 2022
3) Xiang Y et al：Neuroma of the Infrapatellar branch of the saphenous nerve following Total knee Arthroplasty：a case report. BMC Musculoskelet Disord **20**：536, 2019
4) James NF et al：Incidence of Encountering the Infrapatellar Nerve Branch of the Saphenous Nerve During a Midline Approach for Total Knee Arthroplasty. J Am Acad Orthop Surg Glob Res Rev **3**：e19.00160. 2019
5) Tanaka S et al：A Muscle-Preserving Short Transverse Incision for Unicompartmental Knee Arthroplasty：A Technical Note. Cureus **15**：e43662, 2023
6) Scott CEH et al：Nutton RW. Ten-year survival and patient-reported outcomes of a medial unicompartmental knee arthroplasty incorporating an all-polyethylene tibial component. Arch Orthop Trauma Surg **138**：719–729, 2018
7) 児玉隆夫ほか：UKA術後のハンター管症候群による慢性疼痛．日人工関節会誌 **43**：709–710, 2013

fixed型UKAのedge loadingとポリエチレン摩耗　Dr.Hamaguchi

　一昔前と違い，現在はTKAを持っているメーカーのほとんどがUKAも売り出してきています．UKAにはfixed型とmobile型がありますが，fixed型の最大の懸念事項は，関節接触面積の小ささとそれによるポリエチレンベアリングの摩耗でした．近年は，ポリエチレンの性能の進歩によって摩耗の問題は解決したとの認識もありますが，これは適切な関節面インターフェイスやアライメントが得られたうえでの話です．そして，TKAで注目を浴びているkinematic alignment（KA）を代表とするpersonalized alignmentの理論をUKAに適用して，究極の表面置換とする動きも活発です．この項ではfixed型UKAのedge loadingになり得る危険因子と，摩耗パターンについて提示します．

本題に入る前に，UKAには忘れてはならない大前提があります．それは「半月板がない」ことです．半月板の機能としては，以下が挙げられます．
①関節の適合性を高める．
②荷重ストレスを分散させる．
③関節の動きに伴い変位追従する．
④関節の動きを堤防となって制動する．

mobile型のOxford UKAにはmeniscal bearingのlipがあり，①～③までは対応していますが④の機能はありません．fixed型は①～④すべての機能がありません．つまり，半月板全切除の状態を模しているのがfixed型UKAなのです．

1 fixed型UKAの設置アライメントと接触面

fixed型UKAは"curve on flat"の関節面になっています．ゆえに大腿骨側と脛骨側の部品の相対的アライメントが変化すると，接触面積に大きく影響します．長期成績を期待するなら，冠状面において脛骨部品と大腿骨部品を平行に入れるべきです．では，KA法に則って脛骨部品の内反設置角度を大きくするとどうなるでしょうか．

a 日本人のmedial proximal tibial angle (MPTA) とKA法

欧米人に比べて日本人はMPTAが小さく，脛骨関節面の内方傾斜が強くなっています．KA法ではこのMPTAを再現することになりますが，膝全体とUKAの関係を見渡すといくつかの注意点が出てきます．

b 脛骨内反骨切りと大腿骨部品のアライメントの関係（図51）

多くのfixed型UKAは最初に脛骨骨切りを行い，そこに伸展位でスペーサーを挿入し大腿骨遠位端の骨切除を行います．このスペーサー法では大腿骨遠位端は脛骨骨切り面と平行に切れますの

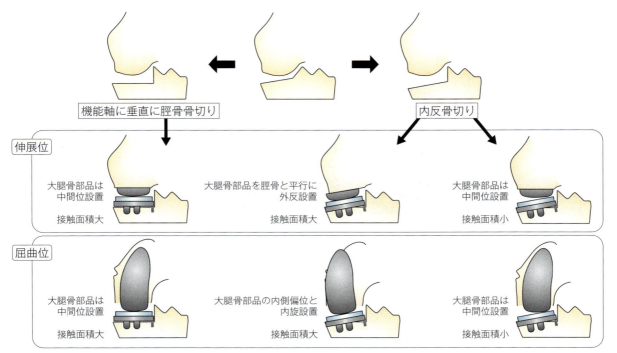

図51 fixed型UKAの脛骨内反に伴う設置アライメントの変化

1 合併症対策　C　UKA特有の合併症　297

で，KA法では大腿骨骨切り面は機能軸よりも外反になります．次いで膝を屈曲させて大腿骨骨切りの仕上げを行いますが，その際に基準となるのが脛骨骨切り面と大腿骨遠位骨切り面です．この2面と平行になるように大腿骨カットガイドを設置して，大腿骨の後面カットとチャンファーカットを行うと，大腿骨部品は外反＋内旋＋内側設置になります．その際に懸念されるのは，大腿骨部品前端の内側へのはみ出しです．過度なはみ出しは疼痛の原因となりますし，最も荷重が大きくなる伸展位での接触点が前内側になり，脛骨骨折や沈下の原因となり得ます．脛骨内反骨切りから導かれる大腿骨部品の設置位置を想像して，手術を進めることが重要です．これらのリスクを避けるために，脛骨骨切り面と独立して大腿骨を中間位（内外旋中間位，荷重軸に垂直）に設置した場合は関節接触面積が減少するため，早期摩耗やそれに由来するインプラントのゆるみが懸念されます．fixed型の場合は，この相対的アライメントの違いがedge loadingとなり摩耗へつながりますので注意が必要です．

最近のトレンドとして，ロボットTKA・UKAがあります．私にはロボットの使用経験はありませんが，fixed型UKAに最適な相対的アライメントを達成するにはロボットUKAが有用と思われます．

2 fixed型UKAの摩耗形態

fixed型UKAには特徴的な摩耗パターンがあります．フラットなポリエチレンが一様に摩耗するのではなく，伸展接触面と屈曲接触面の2面に分かれて摩耗が進み，雪だるまのような形状になるのがfixed型UKAの特徴です（図52）．fixed型UKAの年摩耗率は0.15 mm/年との報告があり[1]，10年を超えると2 mm弱の陥凹を呈します．この陥凹に大腿骨部品が「はまる」とhigh constraintとなり，脛骨部品のゆるみにつながる可能性があります[2]（図53）．この2面に分かれた摩耗は，たまたまではなくほかの複数の文献でも提示されており，fixed型UKAに特有な摩耗パターンと思われます．

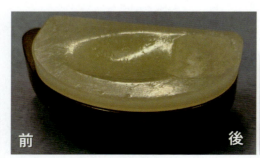
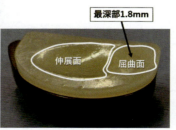

図52 術後11年のfixed型UKAの摩耗
雪だるま型に伸展面と屈曲面に分かれて摩耗が進んでいる．

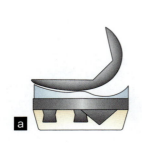
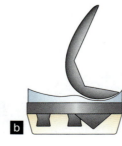

図53 fixed型UKAの摩耗パターンとconstraintの増加
伸展位では前方で（a），屈曲するとrollbackにより後方で摩耗が進み（b），それぞれの陥凹に大腿骨部品がはまり込む摩耗パターンを示す．

私の視点

　私には fixed 型 UKA の経験はあまりありません．Oxford UKA の際にギャップがうまく調節できなかったときに，脛骨側の fixed 型 UKA を使用することが時にあるだけです．そのなかには 10 年を経過したものも複数ありますが，今のところ明らかなポリエチレン摩耗を生じたものや，再置換に至ったものはありません．fixed 型 UKA に比較して大腿骨の曲率が大きいため，やや不利であるとも考えられますが，逆に多少の malalignment でも edge loading になりにくいという特徴もあります．KA で行うにしても，大腿骨は球体の一部で cylindrical axis を完全に再現できますので，理想的なコンポーネントであるといえます．ただし，浜口先生が指摘されているように，近年普及が著しい Robotics は，完全にオリジナルの関節面を再現でき，理想的なアライメントに設置できるため Robotics + fixed 型 UKA は game changer となり得る組み合わせと考えます．

文献

1) Ashraf T et al：polyethylene wear in a non-congruous unicompartmental knee replacement：a retrieval analysis. Knee **11**：177-181, 2004
2) 浜口英寿：ポリエチレン陥凹摩耗が機械的ゆるみの一因と考えられた Fixed ベアリング UKA の 1 例．日人工関節会誌 **52**：739-740, 2022

第4章　術後管理

2 UKA から TKA への再置換のコツ

Dr.Hiranaka

　あまり自慢できることではありませんが，私は UKA から TKA への再置換を多く経験しました．UKA から TKA への再置換は，要点を押さえると，ほぼ初回 TKA と同じようにできます．UKA から TKA への再置換には mechanical approach と kinematic approach の二種類があります（**表1**）．いずれの方法をとるにしても，大腿骨や脛骨コンポーネントをしっかりと除去することが基本です．

1　大腿骨コンポーネントの抜去

①周辺軟部組織の除去：大腿骨コンポーネントを覆っている軟部組織を除去します．ミリングで削り込んだ，大腿骨コンポーネントの前縁部分に軟部組織が形成されていることが多いので，これを注意深く除去します．側面もよく剥離して，後顆部分まで十分露出させます．

②ペグ周辺の剥離：薄刃のノミを使用して，インプラントを骨またはセメントから剥離します．ペグのある部分を想像して，その周辺を剥離するように水平にノミを入れます．内側から入れて，顆間窩に出てくるまでノミを入れます（**図1**）．

③大腿骨コンポーネントの叩打：ハンマーで大腿骨コンポーネント周辺を数十回～100回程度叩打して，ルーズニングを引き起こします（**図2**）．

④大腿骨コンポーネントの抜去：大腿骨抜去器を大腿骨コンポーネント遠位部にしっかりとかけて，引き抜きます．挟み込む部分をしっかりと保持したまま，また古いものであれば保持機構がないので，ハンマーの柄の部分を把持部分に挟み込みます．このような状態を保持しつつスライドハンマーで引き抜く，もしくはハンマー部分を叩打して引き抜きます（**図3**）．

⑤もし引き抜けない場合は，②～④を繰り返します．

表1　mechanical approach と kinematic approach の比較

		mechanical approach	kinematic approach
適応症例		全症例	内側骨皮質が正常
コンポーネントの配置	冠状面	大腿骨脛骨とも機能軸に垂直	本来の関節面と平行
	大腿骨回旋	上顆軸，whiteside line に沿うまたは後顆軸から3°または5°	後顆軸に平行
	脛骨後傾	インプラントの推奨に従う	原則本来の関節面と平行
補強部品		ロングステムもオーギュメントも使用可能	ショートステムのみ可能
骨折部の安定性		ステムと外側プラトー	骨切り面

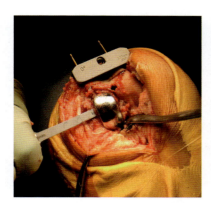
図1 大腿骨コンポーネント抜去のためのノミ入れ

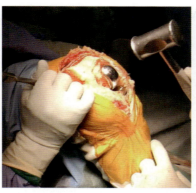
図2 大腿骨コンポーネントの叩打

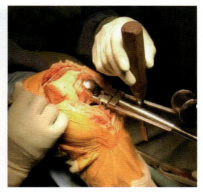
図3 大腿骨コンポーネントの抜去

2 脛骨コンポーネントの抜去

①脛骨の前面の骨膜を剝離して，脛骨コンポーネントの前縁を露出させます．
②次いで剝離を内側に進めます．エレバトリウムを脛骨コンポーネントに沿って挿入し，骨切り面の少し下まで剝離しておきます．
③脛骨コンポーネントの外側壁に骨や軟部組織が被っていることがあるので，リュエルやノミを用いて外側壁の外側までしっかり露出させます．
④片刃の細いノミ（5 mm程度）を，平な面を上にして，キールの外側に1 cm程度挿入します（図4a）．
⑤次に片刃のノミ（1 cm程度）を，平な面を上にして，キールの内側に1 cm程度挿入します（図4b）．このとき，内側にノミが出てMCLを傷つけることがありますので，しっかりとレトラクトしておかねばなりません．したがって，この分だけMCLを脛骨剝離しておく必要があります．
⑥④と⑤を繰り返すうちに，徐々に脛骨の前方が持ち上がってきます（図4c）．
⑦打ち込み棒のようなものを使って，脛骨の前縁を上に叩き上げます（図4d）．
⑧キールの前縁が下まで見えてきたら，ここを鉗子でつまみ上げて摘出します（図4e, f）．

大腿骨にしても脛骨にしても，セメントと骨の間ではなくセメントとコンポーネントの間を剝がすようにします．その後，不安定なセメントは除去して，しっかりと残っている所はcement on cementで固定します．

3 mechanical approach

どのような状態であっても安定した結果が残せる手術です．しかしながら，内側の骨のサポートは期待できませんので，ステムと，外側の骨切り面で安定性を得ます．

a 大腿骨遠位骨切り

コンポーネントを抜去したのちに，髄内ロッドを挿入し，外反角度を適切な角度に設定します．当院では一律6°です．次いでパドルを正常な外側に当てて，大腿骨外側関節面から9 mmで骨切りを行います．内側骨切りは無視しますが，大抵は薄く骨切りが行われます．著しい骨欠損があればオーギュメントで補強しなければなりませんが，そのようなことはまれです（図5）．

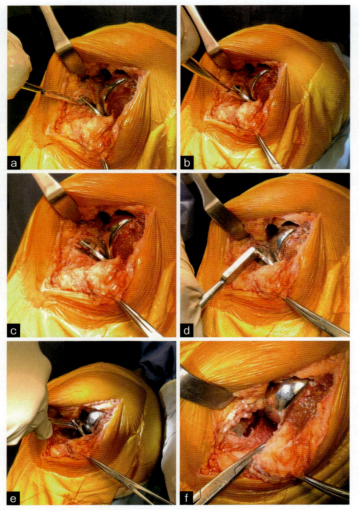

図4 脛骨コンポーネントの抜去

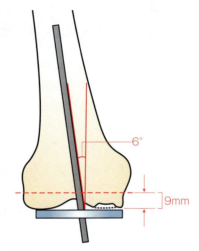

図5 mechanical approachでの大腿骨遠位骨切り

b 大腿骨後顆骨切り

　大腿骨の回旋アライメントは，whiteside lineを基準に行います．上顆軸を参照してもいいでしょう．ただし，コンポーネントを抜去したあとは後顆軸は使えません．代替的な方法として，コンポーネントを抜去する前にサイザーを装着して，目的とする角度であらかじめドリルで骨孔を作成しておく方法もあります．遠位の骨切りを行ったあとでも骨孔は確認できますので，骨切り面の目安とします．

　サイジングにて適切なサイズの四面カットブロックを装着し，四面カットを完成させます．内側後顆も通常2～3 mm骨切りできますので，結果的にprimaryと同様の骨切り面が得られることが普通です．

c 脛骨骨切り

　脛骨インプラントには，ステムを原則併用します．内側骨皮質が温存されている症例でも，インプラント抜去面で骨切りを行うと低すぎる骨切りになります．私は原則外側から10 mmで骨切りを行います．内側の骨欠損部分はオーギュメントを使用することもありますが，多くは骨移植で補っています．骨移植には外顆の骨を使用します．

　まず，脛骨の髄外ロッド（髄内ロッドでも構いません）を骨軸に平行に設置します．そして，カッティングブロックを外側から10 mm下のレベルで設置します．すると内側の人工関節抜去面が，

骨切り面からどの程度下に存在するか見当をつけることができます．その差が比較的小さいようでしたら，脛骨カッティングブロックのスリットの上でいったん骨切りを行い，その後スリットで骨切りを行います．すると，約2〜3mmの厚さのブロックが作成できます．もう少し厚いものが必要であれば，軟骨下骨辺りをめがけてフリーハンドで骨切りを行う，もしくは2mmのスタイラスを使用して，脛骨外側関節面から2mm下にカッティングブロックを設定し直して骨切りを行ったのち，スリットで骨切りを行うと，5〜6mmの厚さのブロック骨が得られます（ダブルカットテクニック，図6）．いったん外顆を骨切りしたのちに，その骨片からブロックを作成しようとしてもなかなかいい骨はできません．

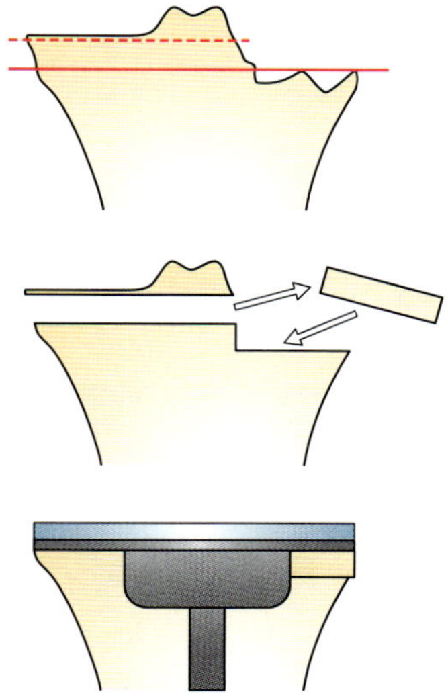

　ブロックが得られたら，それがちょうど入るようにコンポーネント抜去面の表面を整えます．骨癒合はおおむね良好ですので，あまり正確に作成する必要はありません．

　移植骨を置き，脛骨のトライアルを載せ，ステムの骨孔を作成します．ステムと外側の骨切り部の骨質で安定性を得ますので，内側は置いておくだけで十分な骨癒合を得られます．たとえ骨折であっても，固定せずに済ませることが多いです．それでも十分な骨癒合が得られます．

　あとは，機種の手順に従って固定していきます．その際のコツをいくつか示します．

● 移植骨にもキール溝を作成してください．

● 先にステムのためのリーマーを入れて，脛骨トライアルを置いてキールのための穴の中央にリーマーが来るように調節します．オフセット型ステムを使用する必要がありませんし，自然に外側寄りの設置になりますので，本来の骨で支持する部分が増えて安定します．

● トライアルを挿入したら，とくに外側の骨切り面とコンポーネントがしっかりと密着しているか確認してください．もし，すきまがあるようでしたら骨切りし直すか，すきまに薄い骨を入れます．

図6　mechanical approach での脛骨ダブルカットテクニック

---

4 kinematic approach

　kinematic approach とは，関節面の再現により，本来の自然な靱帯バランスや kinematics を獲得するものです．UKA ではコンポーネントがオリジナルの関節面を再現していると考えられますので，その表面に沿うように設置します．内反設置となることが多いので，ステムは使用できません．その代わりに本来の骨の上に設置することができます．したがって，内側の骨皮質の支持性が得られていることが前提となります．問題となるのは脛骨の処理ですが，内側のコンポーネント面から5°の角度を引いた線が，外側関節面の10〜12mm以内にとどまるようでしたら可能です．結果的に補強部品を使用しない（使用しても short stem）ので，ほぼ primary と同様の手技となり低侵襲で，靱帯バランスも整いやすいのが特徴です．普段 kinematic alignment に慣れている方であれば有効な選択肢となります[1〜3]．

a 大腿骨の回転軸の決定

　大腿骨コンポーネントを外す前に，もしくは外したものをいったん戻したうえで行います．この状態で回旋を0°に合わせた大腿骨サイザーを装着して，後方のパドルを外側後顆および内側のコンポーネントの上に当てます．そうしてコンポーネントを外して，後顆軸に平行な骨孔を2つ作成

2　UKA から TKA への再置換のコツ　　303

します．私は，前述したとおり角度可変式の前方リファレンスガイドを使用していますので，大きめのサイズに合わせて骨孔を作成します．kinematic alignment を普段行っている方であれば，多くは後方リファレンスで後顆軸に平行にドリル穴を開けられていると思います．この場合は骨孔作成部がコンポーネントにあたりますので，サイザーを参照して前方の関節面に電気メスやペンで後顆と平行な線を引き，ここにドリルで穴をあけておきます．大腿骨遠位骨切りを行っても認識できるように，ドリル孔は深めにあけておきます（図7）．

b 大腿骨遠位の骨切り

大腿骨滑車部分に骨孔を作成して髄内ロッドを挿入して，kinematic alignment で使用する遠位パドルを当てます．パドルは内外側とも UNWORN ですが，外側 OA のための再置換であれば外側は WORN を使用します．これらのパドルを使用しないときは，角度可変式のパドルを使用してパドルが両側顆部に接するように調節します．大体 5°〜7° ぐらいでぴったりいきますが，どうしても合わないときは骨孔を拡大すると合わせることができます．その状態で，大腿骨遠位カッティングブロックを装着します．その後，大腿骨コンポーネントを除去して骨切りを行います（図8）．

c 大腿骨四面カット

遠位骨切り面に作成された先の穴を見つけ，それに平行な線と垂直な線を骨の上に描きます（図9）．そうしてサイザーをその線に合わせます．内側のパドルは浮いたままなので不安定ですが，先の線を参照してカッティングブロックを装着する骨孔作成，またはピンを立てます．これに従ってブロックを装着して四面カットを完成させます．

d 脛骨骨切り

脛骨の髄外ロッドとカッティングブロックを装着して，angel wing（Persona® の場合はスロットに通したピン）をカッティングブロックの内側に通し，これが内側のコンポーネントを抜去した面に合うように後傾を調節します．この状況で 10 mm のスタイラスを，外側の骨切り面に合うように，ロッドの内傾を調節します．このときロッドの遠位端が外果を越えなければ，骨切り面の内反角が約 5.5°[4]であることを利用して角度調節を行います（図10）．よほど骨欠損が大きいものでなければ大抵はこの設定で大丈夫です．万が一 5° 以上の内反角度で骨切りを行わねばならないようであれば，mechanical approach に切り替える必要があります．遠位はともかく，大腿骨の回旋角度が変わってきますので，疑わしい場合は大腿骨の処理に先立ち骨切り角度の目安をつけておく必要があります．

カッティングブロックを装着したら，一度伸展させて，大腿骨遠位骨切り面と脛骨カッティング

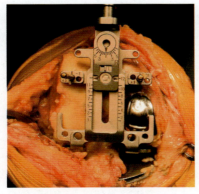

図7 kinematic approach での後顆軸を示すピン刺入

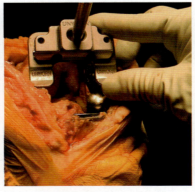

図8 kinematic approach での大腿骨遠位骨切り面

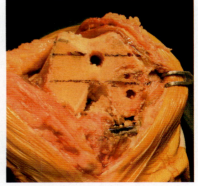

図9 kinematic approach での大腿骨回旋

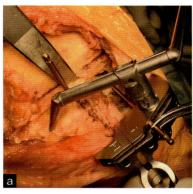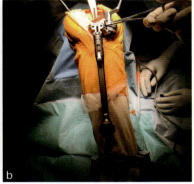

図10 kinematic approach での脛骨のレベル決定

ブロックが平行もしくは内側がやや狭くなっているか確認します．もし内側が開大しているようでしたら，少し外側の骨切り量を増やす必要があります．

　骨切りが完成したらギャップを評価しますが，大抵はピッタリと合っています．内側に比べて外側がゆるいのは許容できますが，内側がゆるいようであれば，脛骨の関節面を少し外反にリカットします．実際にこのようなことはほとんどありませんし，これが kinematic approach の利点だと考えています．

Column

CR 型か PS 型か

　私は，残っている靱帯はなるべく温存してもとの状態に戻そうという考えのもとに行っておりますので，CR 型（正確には PCL を温存した medial pivot）を使用しています．PCL は温存を心がけますが，内側の骨欠損が多いため，どうしても脛骨付着部が損傷されることが多いです．その場合でも medial pivot design であれば良好な安定性を確保できます．念のために PS 型もしくは CCK 型をバックアップで用意はしていますが，使用したことはありません．

私の視点

CR 型か PS 型か？　はたまた他の機種が必要か？

　私も UKA から TKA への再置換において大腿骨側はプライマリ用インプラントが使用可能と思いますが，脛骨は PS 型の MA 法にてステムとブロックを併用して対応することがほとんどです．その理由は，UKA の脛骨後傾が約 7°であることと，使い慣れているステム付き脛骨インプラントの後傾が 0°であることに起因します．UKA 抜去後の後傾 7°の骨欠損を後傾 0°で埋めるには，やはりブロックが必要になりますし，そうなると PCL 付着部も内側半分が犠牲になる可能性があるので，CR 型では不安が残ります．術中の選択肢は少なくしたいので，「PS 型，ステム付き，内側 5 mm ブロック，後傾 0°」を基準としています．「慣れない手術」をしなければならないときは「慣れている機種」で勝負するほうがリスクが少ないと思っているからです．後傾 7°のステム付インプラントだと，ブロック不要かつ CR 型も可能かもしれません．

文献

1) Shelton TJ et al：Revision of a Medial UKA to a Kinematic Aligned TKA: Comparison of Operative Complexity, Postoperative Alignment, and Outcome Scores to a Primary TKA. J Knee Surg **34**：406-414, 2021
2) Toliopoulos P et al：Anatomic Versus Mechanically Aligned Total Knee Arthroplasty for Unicompartmental

Knee Arthroplasty Revision. Open Orthop J **10**：357–363, 2016
3) Hayashi T et al：Restricted Kinematically Aligned Total Knee Arthroplasty Following Failed Oxford Unicompartmental Knee Arthroplasty. Cureus **15**：e45104, 2023
4) Hiranaka T et al：The tibial lateral axis is a novel extraarticular landmark for detection of the tibial anteroposterior axis. Surg Radiol Anat **42**：1195–1202, 2020

第4章 術後管理

3 後療法のコツ

Dr.Hamaguchi

A 疼痛対策

疼痛対策には2通りあります．1つめは発生した疼痛を抑制すること，2つめは事前に疼痛予防を図ることです．この項では，疼痛対策としての腫脹予防を中心に説明します．

1 疼痛抑制の対策

実際に起きた疼痛への対策と処置に関しては，p.66およびp.116と，p.183およびp.243にて詳述していますのでそれぞれ参照してください．

2 疼痛予防としての腫脹への対策

TKA・UKA術後は腫れるのが当たり前との認識があるかと思いますが，腫脹そのものが疼痛を増悪させたり，可動域の拡大を制限したり，血液やリンパ液の灌流を阻害したりと，それがまた悪循環を引き起こす原因となり得ます．では，腫脹予防の具体的な方法は何でしょうか？　これも当たり前ですが，整形外科医なら誰もが知っている「RICE療法」を徹底することになります．

a RICEのR：Rest

TKA・UKAは，医師が合法的に患者さんの膝に大ケガをさせている状態です．早期離床には賛成ですが，患者さんに疼痛を我慢させてまで動きを強制すべきではありません．とくに術後1週間は，疼痛抑制と腫脹抑制を優先させるべきと考えます．術後1週までに筋力訓練や可動域訓練などで注意すべき具体的な点は，p.311「Bリハビリテーションのコツ」で詳述します．

b RICEのI：Ice

クーリングは腫脹予防に重要です．専用の冷却灌流システムから，いわゆる氷枕的なものまで何らかのクーリングを行います．凍らせると硬くなるタイプの冷却剤では，接触面積が小さくなり十分な効果が得られにくいことや，腓骨神経圧迫への注意が必要です．術翌日からは，リハビリ後やシャワー後など1日数回に分けて1回15～20分間のクーリングを推奨しています．

c RICEのC：Compression

皆さんは患肢の圧迫手段をどうされているでしょうか．手術室では，ほとんどの施設で弾性包帯を巻くと思います．いわゆるJones包帯法です．その包帯は巻き直しますか？　いつ除去しますか？除去した途端に腫れてきませんか？　弾性ストッキングに履きかえますか？　弾性ストッキングは

下腿までですか，大腿までですか？　施設によってさまざまな方法があると思います．

1）Jones 包帯法の妥当性は？

　Jones 包帯法とは一般的に，ふわふわの綿包帯と弾性包帯を組み合わせて創部に圧迫力が加わるようにする包帯法を指します（図 1）．この Jones 包帯法の妥当性についてのメタ解析では，"Our study suggest the use of modified Robert Jones bandage may not be necessary after primary TKA" と明らかな効果が認められないとされました[1]．5 回の屈伸運動による圧迫力の変化について Jones 包帯と弾性ストッキングを比較した桑沢綾乃先生らの実験では，弾性ストッキングの圧迫力の減少率は 0〜6％ と変わらなかったのに対して，Jones 包帯では 27〜41％ と減少率が大きく，1 週後の大腿周径は Jones 包帯法よりも弾性ストッキングが有意に小さくなったと報告されています[2]．

2）弾性ストッキング（ロング）の使用

　当院では 2023 年春から圧迫包帯法を廃止し，腫脹と深部静脈血栓症の予防を兼ねて術直後からの弾性ストッキング持続装着を開始しました（図 2）．手術室で包帯を巻かずに弾性ストッキングを装着して帰室し，退院までの 2〜3 週間は終日装着してもらいます．退院後は，夜間は外しても OK としますが日中は 3 ヵ月間の装着をすすめています．履いたり脱いだりに慣れるまで患者さんも大変ですが，そのしっかりした圧迫力による腫脹予防効果が期待できます．

d｜RICE の E：Elevation

　挙上には枕を利用しています（図 3）．挙上による患肢の静脈血やリンパ液の還流を促進させるのが第一目的ですが，患者さんから見た利点は「夜間痛の改善」です．

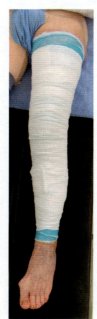

図 1　Jones 包帯法

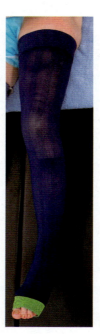

図 2　弾性ストッキング（ロング）

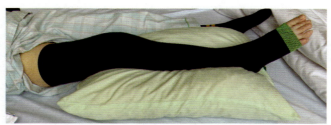

図 3　挙上枕と安静肢位の確保

1）なぜ夜間痛に有効か？

　各関節には「安静肢位」があります．膝では 10°～20°屈曲位とされており，関節周囲のすべての軟部組織が緊張せずにゆるんでいる状態を指します．たとえばベッドに仰臥位でまっすぐに寝ている状態は膝完全伸展の状態であり，ACL や後方関節包，ハムストリングスが緊張して，組織内レセプターが発火している状態になります．また，側臥位になれば膝内側同士が重なってしまい，侵襲を受けた内側の疼痛が惹起されます．これらを防ぐために挙上枕を使用します．患者さんが最も安楽な肢位をとることによって，夜間の鎮痛薬使用や不眠の訴えを少なくできる可能性があります．

2）挙上枕の実際の使用方法

　術後 1 週間は常時使用可としています．術後 1～3 週目は夜間のみ使用可として，側臥位のときは膝の間に挟んで使用してもらいます．

3）挙上枕を使うと「曲げ癖」がついてしまう？

　「挙上枕によって屈曲拘縮が起きてしまうのでは？」と危惧される方もいるでしょう．しかしながら，経験的には退院時に伸展不足の膝は術直後から伸展不足であり，つまりは伸展不足は術者の術中の責任によるところが大きいです．したがって，術後の挙上枕が原因で伸展不足になることはないと考えます．腫脹軽減に特化したリハビリプロトコールの報告では，術後 3 ヵ月間の挙上枕使用でも術後伸展角度は有意に改善し，その角度は術前 − 10.9°が術後 3 ヵ月 − 1.3°とほぼ完全伸展が得られていました[3]．挙上による腫脹軽減と，疼痛の少ない安静肢位の確保ができる挙上枕の使用を是非おすすめいたします．

> **Column**
>
> #### 術中に「伸展はリハビリで頑張ってもらおうね！」はアリか？
>
> 　「なし」です．麻酔下の弛緩した膝ですら伸びていないのに，術後伸展訓練で伸ばしきることはほぼ不可能だと思います．後方関節包の拘縮は，ちょっとやそっとのリハビリ努力では伸びてこないと思われます．それよりも，術者の責任において術中完全伸展を獲得しましょう．
>
> 　一方，術後完全伸展が得られていたにもかかわらず，徐々に屈曲拘縮が進む例があります．このような患者さんは，腰椎後弯と骨盤後傾の代償として膝屈曲位が定着してしまったのだと思われます．膝外科医としては残念ですが，患者さんの全身のバランスとしては最適化が図られているはずですので，この屈曲拘縮を必死になって矯正させる必要はないと思っています（図 4）．

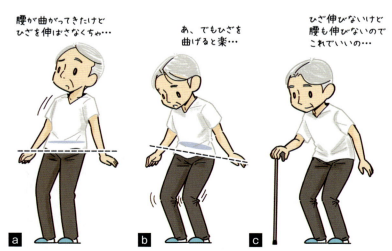

図 4 腰椎後弯（a）と骨盤後傾（b）と膝屈曲拘縮（c）

私の視点

Dr.Hiranaka

浜口先生は，かなり徹底した術後管理をされていますね．当院ではもう少し早く，術後3日目に圧迫包帯と膝蓋骨周辺のドーナツ型下巻きを除去して，膝下の弾性包帯だけとしています．圧迫の目的は，止血と，初期の腫脹を軽減することです．そうして比較的早期に活動性を上げていっていただいています．また，冷却もリハビリ後の30分のみ冷却パッドで行っています．

私は，腫脹や疼痛軽減のために手術侵襲軽減に重きを置いています．手術侵襲は手術時間と関係しますので，少しでも速やかに行うよう日々工夫しています．次に重視しているのは，関節包を完全に修復することです．このことにより，圧迫の効果も相まって関節内圧が上がり，止血に有利に働きます．さらに，全例 under vastus approach で筋実質に傷害を加えないことも，疼痛や腫脹緩和には大変有効です．

TKA において，OA では滑膜切除は行わず，フランジ部分の骨膜も剝離しません．MCL の剝離も，レトラクターが入る最小限だけにしています．要は必要最小限の操作のみを速やかに行い，軟部組織を解剖学的に修復することに力を注いでいるのです．さらに，筋肉内にステロイドを注射して腫脹を軽減し，関節内にトラネキサム酸を注入することで止血を促します．

術後の伸展障害に関しては，少々異なった印象をもっています．Oxford UKA であれば，術後の軽度の屈曲拘縮は経時的に改善するといわれています．屈曲拘縮は後方関節包の拘縮によるもので，MCL の緊張を戻して，関節面をもとの状態にすれば半年ぐらいで完全伸展可能になります．kinematic alignment では，UKA と同様に疾患前の関節面を再現する，すなわちコンポーネントの厚さだけ骨切りを行って関節面を再現する限り，UKA と同様に経時的に改善します．コンポーネント（と同厚のスペーサー）が入らないようであれば，原則脛骨の骨切り（平行または内反）で対処します．大腿骨は kinematics を規定すると考えますので，こちらをリカットすることはまれです．もし，大腿骨の骨切りで調節すると関節線が上昇して，中間屈曲位での不安定性を助長します[4]．一見屈曲拘縮が残っても，伸展矯正を加えて完全伸展までもっていければ，それが本来の姿であり，やがてはその状態に復すると考えています．どうしても硬いときは，金山先生らが報告されたように[5]，後内側の関節包を縦切りすることであと一歩得られなかった完全伸展が得られます．一方，mechanical alignment は非解剖学な位置にコンポーネントを設置しますので，術直後に残った伸展障害はもとに戻りにくいと考えています．したがって，このようなアプローチをするときは，屈曲状態のない膝に「作り上げる」という方針で行う必要があります．

伸展障害は overstuff と同義ではないと考えています．terminal extension では，大腿骨内側顆部はやや盛り上がった脛骨内側プラトーの前面に rock up するため，周辺の軟部組織が緊張して安定します．OA により軟部組織の拘縮が少しでも生じれば，完全伸展が得られにくくなるのは仕方のないことです．私は flexion facet で軟部組織に多少伸展障害が残っても患者さんからの愁訴はあまりありませんが，バランスがとれていれば，5°程度の伸展障害は残ってもいいと考えています．多くの先生方の叱責を受けるかもしれません．しかし，ゆるい膝だけは何としても避けたいと考えています．ゆるい膝は，即再置換となり得るからです．

文献

1) Xiaobing Feng et al：The efficacy and safety of modified Robert Jones bandage in total knee arthroplasty：A meta-analysis of randomized-controlled trials. Int J Surg **63**：22-33, 2019
2) 桑沢綾乃ほか：TKA 術後の腫脹予防法を考える～Jones 包帯法と下肢サポートソックスの比較検討～．日人工関節会誌 **53**：187-188，2023
3) 諸澄孝宜ほか：人工膝関節全置換術に腫脹軽減と膝関節可動域改善に特化した当院プロトコールにおける膝伸展

筋力の術後経過. 日人工関節会誌 **51**：631-632, 2021
4) Luyckx T et al：Raising the joint line in TKA is associated with mid-flexion laxity: A study in cadaver knees. Clin Orthop Relat Res **476**：601-611, 2018
5) 金山竜沢ほか：人工膝関節置換術における選択的伸展ギャップ拡大のための後方軟部組織処置法. 中部整災誌 **57**：1255-1256, 2014

B リハビリテーションのコツ

　もちろん，術後のリハビリは専任の理学療法士さんにお願いしています．TKA・UKA の術後リハビリは，それだけで分厚い本が1冊書けてしまうほどの内容になりますので，この項では医師の観点から「最初は飛ばしすぎないで，少し抑え気味のリハビリでもいいのでは？」という提案をさせていただきます．

1 TKA の筋層展開法と治癒期間

　筋層の展開は p.92「第2章-4 アプローチ：皮切と展開」を参照してください．展開部の組織治癒に要する期間は，一般には表皮が10日間，真皮・筋膜・筋・腱が6週間で，もとの強度の50%に復するまでに4週間を要するとされています[1]．展開法の違いと縫合糸の強度によって，リハビリの初期強度を調整するべきと考えています．

a 展開法と縫合部の張力

　縫合部にかかる筋力の張力（筋力ベクトル）を確認しましょう（**図5**）．
- subvastus approach（SV）：そもそも筋層縫合部がありません．
- midvastus approach（MV）：私が第一選択としている展開法です．縫合部には内側広筋の一部の張力がかかります．
- medial parapatellar approach（MPP）：縫合部に内側広筋のほとんどのベクトルがかかりますので，縫合部には強大な筋張力がかかります．

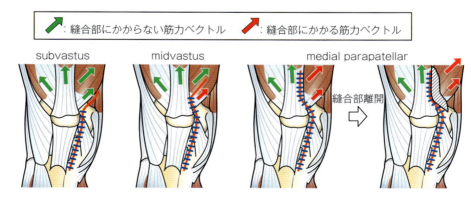

図5　筋層展開と縫合部への負荷（右膝）
subvastus は筋力ベクトルが縫合部にかからない．midvastus は内側広筋の一部のベクトルがかかるのみである．medial parapatellar は内側広筋全体のベクトルが縫合部にかかるため，過負荷では縫合部離開を起こす危険性がある．

表1 抗張力と吸収期間

週数	2	3	4	6	吸収期間 （中央値）
PDS®プラス	80%	→	70%	60%	30週
バイクリル®	75%	50%	35%	→	9週

（PDS®プラスおよびバイクリル®添付文書より引用）

b 縫合糸の種類と抗張力

　吸収糸か非吸収糸にかかわらず，筋層縫合には0号以上の太い糸をおすすめします．吸収糸であれば，モノフィラメントのポリジオキサノン（PDS®，Johnson & Johnson社，エチコン社）と，編み糸のポリグラクチン910（バイクリル®，同社）では抗張力の持続期間が違います．同製品の添付文書情報から，3-0号以上のPDS®プラスとバイクリル®の抗張力期間の比較を示します（**表1**）．モノフィラメントのPDS®プラスは，筋層が治癒する術後6週まで60%以上の十分な抗張力を示しますが，編み糸のバイクリル®は35%まで低下し，9週前後で加水分解されてしまうことから，筋層縫合には不向きと考えます．

c MPPの留意点

　MPPでは，筋層が治癒する以前の過負荷には筋層縫合離開の危険があります．細い糸では糸自体が切れたり，軟部組織がチーズカットされてしまうかもしれません．また太い糸でも，編み込み吸収糸では上記のとおり強度不足が懸念されます．これが，MPPにおいては早期の深屈曲や早期の階段昇降など大腿四頭筋に大きな力が加わる状況を避けたいと考える理由です．

2 術後リハビリテーションの強度と進行度

a 術後可動域と筋力訓練の考え方

　術後数日での深屈曲獲得は華々しく望ましいことに思えますが，術者ならではの心配もあります．「筋層縫合部が開かないかな？」という不安です．皆さんも閉創時に経験されたことがあると思いますが，屈曲したままでの筋層縫合は組織の緊張が高く，筋肉を寄せようと思ってもなかなか寄らずに糸が切れたり，組織が切れたりしてしまいます．麻酔下での筋緊張が解けた状態でもこれですから，意識下で筋緊張や随意性筋収縮が加わるとさらに張力が大きいはずで，これに糸だけで耐えていることに不安がよぎります．UKAやSVのように四頭筋に割を入れない場合は別として，とくにMPPでは何らかの制限を設けたほうが安全と感じます．

b 屈曲角度の目標

　TKA後の屈曲角度に最も強く影響する因子は，術前屈曲角度です．ゆえに目標も術前屈曲角度として患者さんごとに設定して，これを超えればなおよしというスタンスとします．

c 妥当な術後可動域設定は？

1) ～1週：0°～90°

　TKA・UKA含めて，展開の種類にかかわらず全員が0°～90°までででよいと思います．90°以上が禁止という意味ではありません．「できてしまう」患者さんはそのまま進めていきますが，疼痛に耐えさせながらの可動域拡大は不要と考えます．この時期は消炎鎮痛と腫脹軽減を優先します．

2) 〜2週：術前の90%

術後1週を超えたら，疼痛の範囲内で拡大を図ります．術前120°の患者さんであれば，108°前後の目標値になります．筋層縫合部の癒合はまだ得られていません．

3) 〜3週（退院）：術前の100%

退院予定の術後3週までに術前値を目指します．筋層縫合部の治癒が進んできている時期です．

4) 退院〜3ヵ月：100%以上の維持

退院後初回外来受診の3ヵ月後まで，自宅での自己リハビリを指導して可動域の維持を目指します．

3 筋力と階段昇降について

a TKA後の大腿四頭筋力の回復推移

大腿四頭筋の筋力の術前値を100%として，術後1ヵ月で約80%，術後3ヵ月以降で約110%まで回復し，術後6ヵ月〜2年で約140%まで改善します[2,3]．

術前値に復する術後1〜3ヵ月の筋力は，複数の報告から0.3〜0.7 Nm/kgで，平均0.5 Nm/kgになります[3-6]．

b 階段昇降に必要な筋力は？

片側TKAの術後1ヵ月で降段1足1段を可能とする膝伸展筋力のカットオフ値は，0.60 Nm/kgとの報告があります[7]．前出の文献3)〜6)を統合して分析すると，術後1ヵ月で0.60 Nm/kgを超える例は208膝中94膝で45%でした．つまり，退院時には半分以上の患者さんが降段1足1段は不可能という予測になります．

c 階段訓練の実際は？

①入院中には代償動作なしでの1足1段の「降段」は困難．

②MPPでの早期階段昇降訓練は，筋層縫合部離開や治癒遅延につながる危険性がある．

③入院中は2足1段の「降段」訓練を基本とする．

④退院前までに手すりなどを用いて1足1段の訓練も追加する．

4 退院後のリハビリテーション

退院後の通院リハビリは行っていませんが，理学療法士から退院前に自宅でのリハビリメニューの説明と指導を行っています．患者さんには，毎日の歯磨きと同じように膝磨きのつもりで自己リハビリを継続していただき，「日常生活そのものがリハビリですよ！」と鼓舞しています．

Column

術後は，歩いて筋力つけないとダメなんでしょ？

TKA・UKAは「痛みからの解放」を目指す手術です．歩けるなら歩いても構いませんが，どうも患者さんとしては「歩いて鍛えないと手術の効果が薄れてしまう」ように感じていらっしゃるのかな？　と思っています．そのようなニュアンスの質問があった場合には，こう答えています．

「痛くない範囲で歩くのはどうぞお好きに．でも，痛みを我慢してまで歩くのは本末転倒ですよ．楽しいことを，痛くなくできるようになってね，というのが目標です」

5 退院後の ADL の拡大

a 車の運転

退院後，すぐに可能であると患者さんには伝えています．ただし，術後は下肢全体の形や角度が変わっているので，ペダルの踏み損ないがないように広い所で練習してから公道に出てください，とお願いしています．

b ひざまずき

TKA や UKA の機種によらず許可していますが，実際にベッドや布団の上などやわらかい所で可能になるまで術後約3ヵ月，床など硬い所では半年～1年ほどかかる印象です．ひざまずき動作は女性であれば低いところの掃除や庭仕事で必要ですし，男性であればゴルフのパットのライン読みなどで必要かもしれません．PS型だと，ひざまずき動作で post に過大な負荷がかかる可能性はありますが，日常そう多くない動作だと思われますので「やれたらやってもいいですよ」と患者さんにはお伝えしています．

c 旅行，飛行機搭乗

長旅は，術後3ヵ月までは控えるようにおすすめしています．理由は，同一姿勢の維持による疼痛や下肢下垂による浮腫の悪化が懸念されることと，飛行機ではそれに加えて気圧の低下による浮腫の増大が心配されることです．靴がきつくなって辛くなり，旅行自体を楽しめなくなるかもしれないので無理しないでください，と説明しています．どうしても長旅をされる場合は，入院中に履いていた弾性ストッキング（ロング）を着けましょう，とおすすめしています．

文献

1) Chantarasak ND et al：A comparison of scar quality in wounds closed under tension with PGA（Dexon）and Polydioxanone（PDS）. Br J Plast Surg **42**：687–691, 1989
2) 上山秀樹：2 筋力強化．人工膝関節置換術，日本人工関節学会（編），p. 357–361, 南江堂，東京，2023
3) 高徳賢三ほか：両側同時人工膝関節置換術後の筋力回復．JOSKAS **45**：402–403, 2020
4) 諸澄孝宜ほか：人工膝関節全置換術後に腫脹軽減と膝関節可動域改善に特化した当院プロトコールにおける膝伸展筋力の術後経過．日人工関節会誌 **51**：631–632, 2021
5) Hiyama Y et al：Joint awareness after total knee arthroplasty is affected by pain and quadriceps strength. Orthop Traumatol Surg Res **102**：435–439, 2016
6) 飛永敬志ほか：人工膝関節全置換術による身体機能および健康関連 QOL の回復過程．理療科 **26**：291–296, 2011
7) 岸本吉裕ほか：人工膝関節全置換術後早期の降段方法に影響を与える機能因子について．日人工関節会誌 **52**：711–712, 2022

あとがきにかえて

　妻が師事する書道会派の長である杭迫柏樹先生がよくおっしゃる言葉の1つに，
「顕微鏡で観察して，望遠鏡で書く」
　というものがあります．同じく手を使うことを生業とする外科医についても，同様に当てはまる言葉だと思います．

　緻密な理論，精緻な手技は大変重要で，おそらく一生追求するべきものでしょう．本書では，私がこれまで考え，培ってきたものをなるべくわかりやすく言語化するよう努力いたしました．また，浜口先生にも，まるで学校の先生が語りかけるように表現していただきました．自分が行う手技すべてにおいて，理論的な裏付けを行うことは大切です．

　一方，細部に囚われ，全体のバランスを欠いては良い結果は得られません．常に全工程を俯瞰する視点をもって手術をまとめ上げていくことも必要です．そのためには，イメージトレーニング，頭の中でのバーチャル手術がとても有効だと思います．本書の内容（だと嬉しいです），ビデオ，ほかの先生の手技などを繰り返し見てください．そうして頭の中で自分の手術をイメージして，実際に手も動かしてみてください．きっと，次の手術では驚くほどの成果が得られるでしょう．

　若いみなさんには無限の可能性があります．私たちがしてきた回り道をせずとも，本書を踏み台にしていただくことができます．そこからさらなる飛躍を遂げ，患者さんの幸せに貢献していただければ，こんな嬉しいことはありません．もし，わからないことがあればいつでも，facebook や LinkedIn でコメント，メッセージをいただければ幸いです．本書を手に取っていただいた皆様のご活躍を祈念しています．

　2024 年初冬の神戸より

　　　　　　　　　　　　　　　　　　　　　　　　　　　　平中 崇文

INDEX

和 文

あ

アクアマンティス™……………80, 147
アセトアミノフェン………66, 118, 183
アドレナリン………………117
穴あきドレープ………………146
アライメント……………10, 61, 84
——，fixed 型 UKA………297
アンカー………………185
アンチインピンジメントガイド……174

い

インピンジメント………174, 286, 293
インプラント挿入………………58
インプラント抜去………………264

う

内側レトラクター………………51
宇宙服ヘルメット………………260

え

エドキサバン……………67, 183
エントラップメント…175, 176, 285, 286

か

回旋アライメント………………62
回旋角度………………44
回旋中間位……………247, 248
外側顆………………212
外側型 OA………………191, 290
階段昇降………………313
外反ストレス撮影………………3, 4
外反膝………………8
カクテル注射…………116, 223, 243
画像管理通信システム（PACS）
………………21, 84
合併症………………258
カテラン針………………109, 110
金山法………………105
冠状面脛骨軸………………86
関節血症………………223, 265
関節穿刺………………119
関節注射………………117, 119
関節内癒着………………126

関節の展開………………37
関節包切開………………34, 35
関節包縫合………………64, 181
関節リウマチ（RA）………2, 189
感染………………74, 291

き

キール溝………………176, 239
——作成………………199
キールソー………………177
逆曲がりエレベトリウム………77
逆行性髄内釘（RIMN）……269, 271
ギャップの評価………………53
挙上枕………………308
筋層展開………………311
筋層縫合………………113
金属アレルギー………………206
筋膜切開………………34, 149, 192
筋膜剥離………………35
筋膜縫合………………65, 114, 182

く

クーリング………………307
駆血帯………………90, 220
屈曲ギャップ
………172, 198, 199, 236, 244, 245
車の運転………………314

け

脛骨アライメント………………107
脛骨インプラント………………230
脛骨回旋………………107
脛骨後傾角………………215
脛骨骨片摘出………………161
脛骨コンポーネント…142, 193, 194
——抜去………………301
脛骨サイズ………………239
——決定………………170
脛骨軸………………25
脛骨髄外ガイド………111, 156
脛骨垂直骨切り………………161
脛骨水平骨切り………………158
脛骨縦切り………………229, 231
——リカット………………184
脛骨時計………………225
脛骨骨切り…47, 51, 53, 100, 226, 302, 304
——厚………………49

——ガイド………………227, 228
脛骨横切り………………228
——リカット………………184
脛骨 4 の字固め………………103
脛骨稜………………47, 61
月光（プレミアム）ドリル…42, 79, 157
血栓………………67, 183
ケトプロフェン………………223

こ

後顆の骨切除………………235
抗菌薬………………264
——含有骨セメントスペーサー
モールド………………264
後傾角………………47
後十字靱帯（PCL）………19
拘縮膝………………71, 127
骨壊死………………142, 187
骨棘………142, 188, 194, 225, 235
——切除………………47, 151
骨折………………278, 280

さ

サイザー………………43, 44, 80
サイサポーター………144, 145, 219, 220
サイジング………212, 213, 214, 215
再置換………………289, 300
参照線………………222, 223, 224

し

ジグ………………283, 284
止血………………242
膝蓋下脂肪体…38, 193, 223, 242, 266
膝蓋筋断裂………………133
膝蓋骨恒久脱臼………………72
膝蓋骨骨折………………131
膝蓋骨置換………………7, 54
膝蓋骨低位………………124
膝蓋骨の骨切り………………54
膝窩筋腱………………100, 102
四頭筋腱断裂………………131
手術時間………………33
手術瘢痕………………92
術後可動域………………312
術後管理………………66
術後疼痛………………117
術者の立ち位置………………30

術前計画 …………………………… 209
ジョイントライン上昇 ……… 121, 122
助手の立ち位置 …………………… 31
除毛 ………………………………… 261
神経痛 ……………………………… 295
神経ブロック ………………… 66, 183
人工関節周囲感染（PJI）……… 260
伸展ギャップ
　………… 172, 198, 199, 236, 237, 244, 247
深部静脈血栓症（DVT）…… 91, 260

す

髄外ガイド …………………… 108, 109
髄外ロッド ………………………… 47
垂直縫合 …………………………… 182
髄内ロッド …………… 23, 232, 233, 244
　──，エントリーポイント …… 164
　──，刺入点 …………… 106, 197
水平縫合 …………………………… 182
水疱形成 …………………… 114, 182
ステロイド ………………… 117, 182
ストレス撮影 …………………… 3, 14
スピゴット ………… 166, 168, 173
スピニング ………………… 175, 287
スプーンゲージ … 141, 154, 226, 227
スペーサーブロック ……………… 53
スポーツ …………………………… 209
スリット …………………………… 99

せ

セメンティング …………… 179, 240
セメント …………………… 178, 200
　──スペーサーモールド ……… 75
　──取り残し ………………… 275
セメントレス UKA ……………… 206
セレコキシブ ………… 66, 118, 120
　──薬疹 ……………………… 118
浅筋膜 …………………………… 94
浅層展開 ………………………… 94
前内側型 OA（AMOA）…… 2, 206, 209
前方レトラクター ……………… 77, 78

そ

ソーガイド ……………………… 184
外側 UKA ……………………… 191
外側レトラクター …………… 50, 72
ソフトベンダー ………………… 66

た

大腿骨アライメント …………… 106
大腿骨遠位端骨切除 …………… 100
大腿骨遠位骨切り ……… 41, 301, 304
大腿骨外旋角 …………………… 88
大腿骨外反角 …………………… 85
大腿骨顆上骨折（PSFF）……… 266
大腿骨後顆骨切り ……………… 302
大腿骨骨折 ……………………… 185
大腿骨コンポーネント
　……………… 59, 142, 151, 164, 179
　──抜去 ……………………… 300
大腿骨骨切り …………… 165, 232
大腿骨四面カット ……………… 304
大腿骨リカット …………………… 69
脱神経性皮膚炎 ………………… 258
タニケット ………………… 30, 144
弾性ストッキング ………… 260, 308

ち

中枢感作 ………………………… 119
腸脛靱帯（ITB）………………… 38
沈下 ……………………………… 279
鎮痛 ……………………………… 243

つ, て

2 フィンガーテクニック …… 48, 156
テープ負け ……………………… 115
デュロキセチン …… 118, 119, 120
電気メス …………………………… 52
テンサーデバイス ……………… 53
テンプレート
　……… 86, 140, 141, 177, 209, 211, 214

と

疼痛 ………………………… 183, 307
　──管理 ……………………… 66
トライアルベアリング …… 175, 286
トラネキサム酸 …………… 116, 243
トラマドール ……… 118, 119, 120
トリアムシノロンアセトニド … 117, 243
ドルフィンテクニック … 177, 199, 239
ドレーピング …………………… 91
ドレープ ………………………… 261
ドレーン ……………… 66, 115, 183

な

内側顆 …………………………… 212
内側型 OA ……………………… 100
内側膝蓋大腿靱帯（MPFL）… 35, 37
内反リカット ………………… 69, 70
軟骨石灰化 ……………………… 188
軟部組織 ……………… 32, 56, 103

に, の

ニードル法 ………………… 109, 110
ノッチ …………………………… 44
　──形成 ……………………… 267
　──幅 ………………………… 210

は

肺血栓塞栓症 …………………… 260
バットレスプレート …………… 284
パドル ……………………… 41, 42
歯ブラシソー …………………… 239
半月板切除 ………… 57, 170, 235
半月変性 ………………………… 188

ひ

皮下組織剝離 …………………… 34
皮下縫合 …………………… 114, 182
膝伸展機構損傷 ………………… 130
膝の血行支配 …………………… 93
皮膚切開（皮切）…… 33, 92, 149, 192
皮膚張力 ………………………… 93
皮膚縫合 ………………………… 65
肥満 ……………………………… 187

ふ

フィーラーゲージ ……………… 172
4 フィンガーテクニック ……… 146
ブーメラン ………………… 161, 162
伏在神経膝蓋下枝 ………… 94, 101
フットキャプチャー® … 90, 91, 135, 242

へ

ベアリング ………………… 180, 241
　──，側方衝突 ……………… 244
　──脱転 …………………… 285, 286
　──トライアル ……………… 245

INDEX　317

閉創 201
ペグホール作成 165
変形性膝関節症 2

ほ

縫合 242
　——糸 312
　——不全 113
ボーングレーター 78
ボーンソー 98, 226, 229
骨切り 24, 25, 194, 196
　——順序 45
　——ガイド 99, 121
　——レベル 195, 196
ポビドンヨード 261
ポリエチレン摩耗 296

ま

慢性感染 264
慢性疼痛 119

み，も

ミリング 168, 173, 185, 235, 237, 245
　——カッター 168
問診 13

や，り

夜間痛 309
リドカイン 223
リハビリテーション 311
リビジョン 73
リユースボーンソー 80

れ

レシプロソー 229, 230
レッグホルダー 144, 145
連続縫合 181

ろ

ロッキングプレート（LP） 269, 272
ロピバカイン 182, 223

欧　文

A

ACL 151
　——機能膝 18
　——不全膝 6, 18, 188
Akagi's line 62, 107
AMOA 206, 209
　——，診断 3
　——，要件 3
anatomic approach 18
anatomic bearing 287
angel wing 42
anti-impingement guide（AIG） 237, 238
arithmetic HKA（aHKA） 25, 26
ASIS 線 222, 224, 227

B

BKS TriMax® 83
bone on bone 3

C

cam 104
coronal plane alignment of the knee（CPAK） 26
CR 型 20, 48, 305
CS 型 20
CT 88, 215
curved gap gauge（CGG） 49, 136

D

debridement, antibiotics, and implant retention（DAIR） 263, 292
deep vein thrombosis（DVT） 91, 260

E

edge loading 296

F

FDG 233, 234, 244
fixed lateral Oxford（FLO） 191, 194, 195

fixed 型 UKA 203, 204, 207, 297
functional alignment 10
functional approach 18

G

Gerdy 結節 38
GMK® Sphere 83
G クランプ 154, 155, 157, 228

H, I

high tibial osteotomy（HTO） 128
HKA 84
IV3000 66, 182

J

joint line obliquity（JLO） 25, 27
Jones 包帯法 308

K

kinematic alignment（KA） 10, 23, 41, 61
kinematic approach 300, 303
Kozinn の strict indication 187

L

lateral cartilage defect 18
lateral cartilage intact 18
lateral parapatellar approach 96
Lewis and Rorabeck 分類 268, 269
locking plate（LP） 269, 272

M

MCL 45
　——切断 185
　——損傷 124
mechanical alignment（MA） 10, 23, 41, 61
mechanical approach 300, 301
medial parapatellar approach 71, 95, 124, 311
medial pivot motion 19
midvastus approach 96, 311
mini-vastus approach 223
mobile 型 TKA 8

mobile 型 UKA ·············· 204, 205, 207
MPFL ·· 149

N

NexGen® ·· 82
NSAIDs ·· 183

O

osteoarthritis（OA）·········· 2, 187, 189
Oxford UKA（OUKA）······· 6, 216, 217
　　──，脛骨インプラントサイズ
　　·· 215
　　──，肢位 ·································· 220

P, Q

patella auto lock ···················· 150
PCL ·· 32
　　──レトラクター ···· 39, 50, 58, 71
periprosthetic supracondylar
　femoral fracture（PSFF）········· 266
Persona® MC ······················· 18, 19
PF 関節 ····················· 188, 254, 273
pie crust ························ 68, 69, 71
prosthetic joint infection（PJI）····· 260
　　──，診断基準 ···················· 262

──，スコアリング ·················· 263
PS 型 ································· 19, 48, 305
pull and push テクニック ······ 171, 199
quadriceps turndown 法 ··············· 73

R

retrograde intramedullary nail
　（RIMN）······················· 269, 271
rheumatoid arthritis（RA）······· 2, 189
Rosenberg view ·························· 14

S

Scorpio® ···································· 82
skiving ···························· 43, 44
snip ·· 69
spin-out test ···················· 245, 246
subchondral insufficiency fracture
　of the knee（SIFK）·············· 15
subvastus approach ·········· 96, 311
superficial fascial layer ········ 94, 114

T

TKA
　　──，機種 ······························ 81
　　──，サーフェイス ················ 20

──，術前計画 ·················· 21, 84
──，セッティング ·················· 29
──，適応 ···································· 7
──，テンプレート ······ 21, 22, 23
──，ゆるみ ···················· 127, 276
──，両側 ································ 91
traction osteophyte ················ 52
T 型フック ·································· 246
T ハンドル ·························· 176, 178

U

UC 型 ·· 20
UKA
　　──，禁忌 ····························· 209
　　──，サイジング ··················· 140
　　──，手術体位 ··············· 144, 219
　　──，適応 ····························· 2
　　──，適応外 ·························· 5
　　──，ゆるみ ·························· 279
under vastus approach ···· 32, 37, 149
unexplained pain ···················· 293

V, W

Vanguard® ································ 83
Vanguard® ROCC ···················· 274
whiteside line ························ 302

INDEX　319

■ 著者紹介

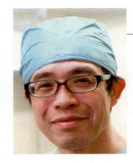

平中 崇文（ひらなか　たかふみ）

【経歴】
- 1963 年　大阪府生まれ
- 1988 年　神戸大学医学部卒業，神戸大学入局．神戸大学関連病院で研修
- 1988 年　愛仁会高槻病院
- 2010 年　高槻病院関節センター設立
- 2011 年　英国オックスフォード大学ナフィールド整形外科センター留学
- 2024 年 12 月現在　高槻病院整形外科主任部長，関節センター長

【資格】
- 医学博士，神戸大学臨床教授
- 整形外科専門医
- 日本整形外科学会専門医
- 日本再生医療学会再生医療認定医
- 日本人工関節学会認定医
- ベトナム，ミャンマー医師免許

【所属学会など】
- 中部日本整形外科災害外科学会
- 日本整形外傷学会
- 日本スポーツ整形外科学会
- 日本膝関節学会
- 日本再生医療学会
- 日本人工関節学会
- 日本医工ものづくりコモンズ

浜口 英寿（はまぐち　ひでとし）

【経歴】
- 1966 年　北海道生まれ
- 1991 年　旭川医科大学卒業
- 1991 年　旭川医科大学 整形外科入局
- 1992～1999 年　北海道内の研修病院にて修行
- 2000 年　膝関節外科医を志し旭川医科大学 整形外科下肢班へ
- 2004 年　歓生会豊岡中央病院 手術部長
- 2019 年　我汝会（わじょかい）さっぽろ病院
- 2024 年 12 月現在　我汝会さっぽろ病院 整形外科部長

【資格】
- 日本整形外科学会専門医
- 日本整形外科学会リハビリテーション医
- 日本人工関節学会認定医

【所属学会】
- 日本整形外科学会
- 日本人工関節学会
- 日本膝関節学会
- 北海道整形災害外科学会
- 北海道膝関節研究会（幹事）

TKA/UKA の匠－思考と技巧【Web 動画付】

2025 年 3 月 1 日　発行	著　者　平中崇文，浜口英寿
	発行者　小立健太
	発行所　株式会社 南 江 堂
	☎113-8410　東京都文京区本郷三丁目 42 番 6 号
	☎(出版)03-3811-7198　(営業)03-3811-7239
	ホームページ https://www.nankodo.co.jp/
	印刷・製本　シナノ書籍印刷
	装丁　渡邊真介

TAKUMI in TKA/UKA－Theory and Skill for a Mastery
© Nankodo Co., Ltd., 2025

定価はカバーに表示してあります.　　　　　　　　　　　　Printed and Bound in Japan
落丁・乱丁の場合はお取り替えいたします.　　　　　　　　ISBN978-4-524-21469-3
ご意見・お問い合わせはホームページまでお寄せください.

本書の無断複製を禁じます.

JCOPY 〈出版者著作権管理機構 委託出版物〉

本書の無断複製は，著作権法上での例外を除き禁じられています．複製される場合は，そのつど事前に，
出版者著作権管理機構（TEL 03-5244-5088，FAX 03-5244-5089，e-mail: info@jcopy.or.jp）の許諾
を得てください.

本書の複製（複写，スキャン，デジタルデータ化等）を無許諾で行う行為は，著作権法上での限られた
例外（『私的使用のための複製』等）を除き禁じられています．大学，病院，企業等の内部において，業
務上使用する目的で上記の行為を行うことは私的使用には該当せず違法です．また私的使用であって
も，代行業者等の第三者に依頼して上記の行為を行うことは違法です.

南江堂 好評関連書籍のご案内

仙腸関節の痛み
見逃される腰痛
（改訂第2版）

著 村上栄一

B5判・172頁　2024.6.
ISBN978-4-524-22745-7
定価 **6,930** 円（本体 6,300 円＋税 10%）

"腰痛革命"を起こした名著，待望の改訂！腰痛の原因の一つとして周知された仙腸関節障害．その病態と診療を，我が国の第一人者である著者が情熱をもって解剖学的基礎から徹底的に解説．バイオメカニクス，診断法，仙腸関節ブロック注射を含む治療法，リハビリ・予防法に関する新たな知見が加わり，充実のコラムとともによりわかりやすく学べる，実践できる．

苦手克服！速考！整形外科外来診療エッセンス
小児・腫瘍・スポーツ編

編集 中村博亮

B5判・296頁　2024.5.
ISBN978-4-524-20558-5
定価 **6,050** 円（本体 5,500 円＋税 10%）

整形外科外来診療において，特に"苦手"に陥りやすい小児整形外科疾患，骨・軟部腫瘍，スポーツ整形外科疾患の3つを取り上げて解説．"速考"をコンセプトに写真やイラストを多用し，外来診療に必要な部分のみを抽出したエッセンスを記載した．日常的に整形外科診療に携わっている医師はもちろん，若手医師や非整形外科医にも読んでほしい一冊．

人工膝関節置換術

編集 日本人工関節学会

A4判・488頁　2023.2.
ISBN978-4-524-23374-8
定価 **19,800** 円（本体 18,000 円＋税 10%）

日本人工関節学会による，本邦の人工膝関節の臨床，研究成果を集大成したものである．人工膝関節の歴史から，解剖，バイオメカニクス，手術手技，術後成績，難症例への対処，合併症対策まで，本邦で積み上げられた研究内容を俯瞰し総括した内容となっている．若手，非専門医なども含む全整形外科医必読の実践書．

人工股関節置換術

編集 日本人工関節学会

A4判・480頁　2023.2.
ISBN978-4-524-23373-1
定価 **19,800** 円（本体 18,000 円＋税 10%）

日本人工関節学会による，本邦の人工股関節の臨床，研究成果を集大成したものである．人工股関節の歴史から，解剖，バイオメカニクス，手術手技，術後成績，難症例への対処，合併症対策まで，本邦で積み上げられた研究内容を俯瞰し総括した内容となっている．若手，非専門医なども含む全整形外科医必読の実践書．

膝関節外科学

編集 津村 弘／三浦裕正／松田秀一／岡崎 賢

B5判・524頁　2021.8.
ISBN978-4-524-24944-2
定価 **19,800** 円（本体 18,000 円＋税 10%）

膝関節診療における必須の知識から診療の真髄まで，本邦のトップランナーが最新知見をもとに解説した，膝関節領域の「知る」「診る」「治す」を全網羅した一冊．教科書にありがちな単なる知識の羅列ではなく，本書を読むことで「自ら学び，考える」ことができるようにインストゥラクティブな解説を心がけ，初学者でもゼロから始めることができる．1,000枚以上に及ぶ精巧な解剖図，各検査画像，手術シェーマを収載した実践書でもあり，ベテラン整形外科医の要求も満たした内容．

整形外科医のための手術解剖学図説
（原書第6版）

監訳 川口善治／田中康仁／酒井昭典

A4変型判・898頁　2023.7.
ISBN978-4-524-20373-4
定価 **41,800** 円（本体 38,000 円＋税 10%）

約40年にわたり安全な整形外科手術を支えてきた，まさにレガシーというべき書籍の全面改訂版．手術手技の発展にともない新たな21の手術アプローチと文献が追加され，外科医の視点からわかりやすく解説された局所解剖図はその数圧巻の900点．基本的で確実なアプローチとテクニックのみならず，今改訂の訳本でも訳者らの手術時の工夫が掲載され，さらに充実した一冊となっている．